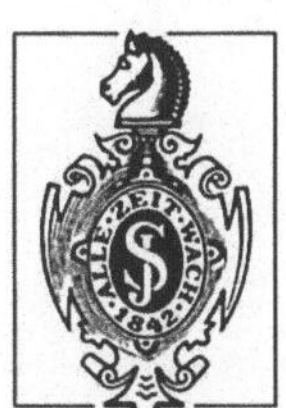

Martin Raguse

Kinderheilkunde für Kinderkranken- schwestern und -pfleger

Mit 43 farbigen Abbildungen und 11 Tabellen

Springer-Verlag
Berlin Heidelberg New York
London Paris Tokyo
Hong Kong Barcelona
Budapest

Martin Raguse
Philipsbornstraße 23
D-30165 Hannover

ISBN-13: 978-3-540-58129-1   e-ISBN-13: 978-3-642-79074-4
DOI: 10.1007/978-3-642-79074-4

Die Deutsche Bibliothek – CIP-Einheitsaufnahme
Raguse, Martin : Kinderheilkunde für Kinderkrankenschwestern und -pfleger / Martin Raguse. – Berlin ; Heidelberg ;
New York ; London ; Paris ; Tokyo ; Hong Kong ; Barcelona ; Budapest : Springer, 1994
   ISBN-13: 978-3-540-58129-1

Umschlaggestaltung: Struve & Partner, Heidelberg
Satzherstellung: Storch GmbH, Wiesentheid
Abbildungen: Bodentien und Dr. von Solodkoff, Neckargemünd
Herstellung: PROEDIT GmbH, Heidelberg

SPIN 10469426   23/3130-5 4 3 2 1 0 – Gedruckt auf säurefreiem Papier

Vorwort

Als ich im Frühjahr 1990 in der Kinderkrankenpflegeschule am Allgemeinen Krankenhaus Celle begann, das Fach Kinderkrankheiten zu unterrichten, hatte ich eigentlich keinerlei Vorstellungen davon, wie ich das machen sollte. Den Schülerinnen war ein Lehrbuch an die Hand gegeben worden, mit dem sie mangels medizinischer Vorbildung nur schwer zurechtkamen. Auch gab es Probleme mit der Auswahl dessen, was für den täglichen Alltag auf den Stationen relevant war.

So entstand die Idee, den Stoff zu sichten und ausgewählte Themen knapp, aber verständlich darzustellen. Als Grundlage dienten aktuelle Lehrbücher der Pädiatrie. Natürlich flossen aber auch persönliche Erfahrungen und klinikinterne Verfahrensweisen ein. Eine Orientierungslinie für die Auswahl und den Umfang stellte insbesondere auch die Zahl der zur Verfügung stehenden Unterrichtsstunden dar.

Die Resonanz bei den Schülern war gut; es ergab sich eine rege Rückkopplung, auf deren Basis Kapitel wie z.B. „Laborwerte – Basiswissen zur Interpretation" entstanden.

In den verschiedenen Kursen wurden die „unterrichtsbegleitenden Texte" ergänzt und überarbeitet; sie finden zur Zeit im 4. Jahr Anwendung im Unterricht.

Das vorliegende Lehrbuch entspricht der 4. Überarbeitung. Es ist natürlich weit entfernt von einer vollständigen Darstellung des Gebietes – aber das war auch nicht das Ziel.

Ziel ist es jedoch, mit diesem Buch den Einstieg in das Stoffgebiet zu erleichtern, zu seinem Verständnis beizutragen und damit den Spaß an der Arbeit zu erhöhen.

Mein herzlicher Dank gilt dem Springer-Verlag, besonders Herrn Dr. Dr. Volker Gebhardt für seine freundliche, beratende Hilfe, Frau Renate Schulz für die ausgezeichnete Betreuung durch ihr Lektorat sowie Frau Barbara Karg für die exzellente Ausstattung des Buches und ihre kompetente Beratung.

Im Herbst 1994

Martin Raguse

Inhaltsverzeichnis

1 Vorgeburtliche Schäden (einschließlich häufige Chromosomenabweichungen)

1.1 Normale Entwicklung vor der Geburt

Die normale Entwicklung vor der Geburt eines Kindes im Mutterleib hat folgende Voraussetzungen (siehe auch Lehrbuch Physiologie):

- Normale Keimzellen, also Eizelle und Samenzelle (Spermium). Diese enthalten den halben Chromosomensatz. Sie entstehen bei der sogenannten Meiose, der Reifeteilung.
- Normale Entwicklung der Blastula (Keimblase).
- Normale Entwicklung der 3 Keimblätter.
- Normale Organentwicklung.
- Normale Ausdifferenzierung der Organanlagen.

Störungen sind auf jeder Stufe möglich. Bei Fehlern in der Erbsubstanz spricht man von primären Fehlbildungen, werden sie später verursacht (z.B. durch äußere Einflüsse), nennt man sie sekundär.

1.2 Primäre Fehlbildungen
(Beispiele)

Meist lenken äußere Merkmale den Verdacht auf eine bestimmte primäre Fehlbildung. Dieser Verdacht muß dann durch eine Chromosomenuntersuchung bestätigt werden.

Die vorgeburtliche Diagnostik ist bei Chromosomenstörungen möglich. Es ergibt sich die Frage des Schwangerschaftsabbruchs bei schweren Störungen.

1.2.1 Trisomie 21 (Down-Syndrom)

Diese primäre Fehlbildung wird durch ein überzähliges Chromosom 21 ausgelöst.

Die Entstehung beruht meist auf einer Verteilungsstörung bei der Reifeteilung, die als freie Trisomie 21 bezeichnet wird (Abb. 1).

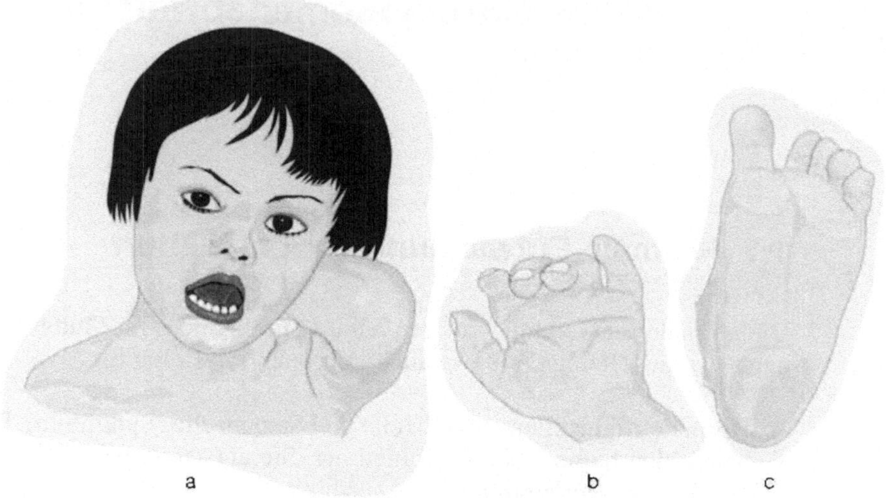

Abb. 1 a–c. Trisomie 21 (Down-Syndrom). Primäre Fehlbildung, ausgelöst durch ein überzähliges Chromosom, **a** Mongoloide Lidachsenstellung und große Zunge, **b** Vierfingerfurche, **c** Sandalenlücke

Symptome

Schädelumfang verkleinert, kurzer Schädel, Gesicht flach, mongoloide Lidachsenstellung (von innen unten nach außen oben), Hautfalte zwischen Ober- und Unterlid im inneren Augenwinkel (Epikanthus), weiter Augenabstand (Hypertelorismus), große Zunge, kurzer Hals, verminderter Muskeltonus (Muskelhypotonie), häufig Vierfingerfurche, weiter Abstand zwischen 1. und 2. Zehe (Sandalenlücke), lockeres Bindegewebe, häufig ist eine Rektusdiastase (Auseinanderweichen der beiden geraden Bauchmuskeln mit sich daraus ergebender Instabilität der mittleren Bauchwand). Nabel- und Leistenbrüche. Entwicklungsrückstand (Retardierung), verminderte Intelligenz (Oligophrenie) begleitende Fehlbildungen der inneren Organe (Herzfehler etc.).

> Die Häufigkeit der Trisomie 21 beträgt etwa 1:700 und nimmt bei älteren Müttern (>35 Jahre) drastisch zu.

Die Entwicklungsmöglichkeiten dieser Kinder sind sehr unterschiedlich. Bei entsprechender Förderung können sie sehr gute Fortschritte machen. Sie werden aber immer deutlich hinter vergleichbaren Kindern der Altersgruppe zurückstehen. Es sind in der Regel sehr fröhliche Kinder. Auffällig ist im weiteren Verlauf das frühere Altern.

1.2.2 Ullrich-Turner-Syndrom

Bei dieser Chromosomenanomalie, bei der der Gesamtchromosomensatz um 1 Chromosom vermindert ist, fehlt ein X-Chromosom (X0).

Häufigkeit: 1 auf 3000 weibliche Neugeborene. Dabei ist auffällig, daß 99% der befallenen Embryonen in der frühen Schwangerschaft ausgestoßen werden.

Symptome

Bei der Geburt fallen die Kinder durch folgende Symptome auf: Kleinwuchs, prallelastische Ödeme an Handrücken, Fußrücken, Unterarmen und Unterschenkeln und große, schlecht modellierte Ohren. Später entwickelt sich ein sog. Flügelfell am Nacken: Das sind quasi von den Ohren bis auf die Schultern reichende Hautfalten, die straff aufgespannt wirken. Es kommen Fehlbildungen an der Wirbelsäule vor. Häufig sind Aortenisthmusstenose und Mißbildungen an den Harnorganen. Die Keimdrüsen sind nicht funktionstüchtig, die Ausbildung sekundärer Geschlechtsmerkmale bleibt aus, die Menarche bleibt aus und die Mädchen sind steril. Es besteht Minderwuchs; mit einer Endgröße von im Mittel ca. 145 cm (Abb. 2).

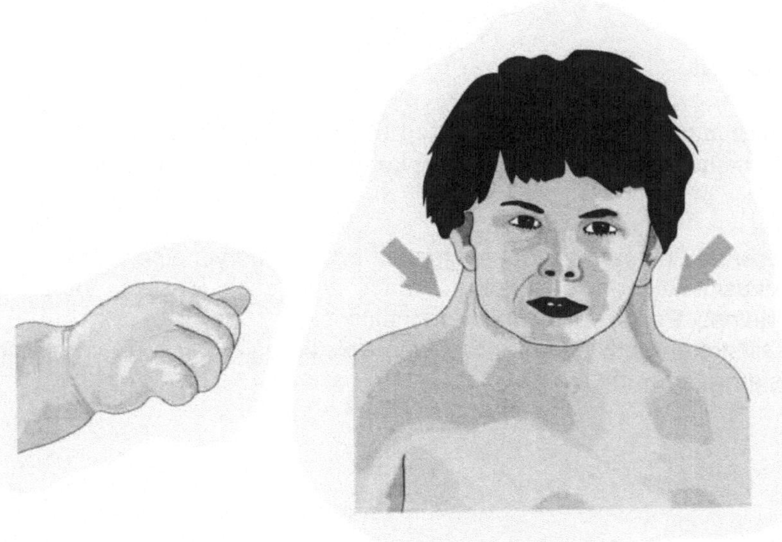

Abb. 2 a, b. Ullrich-Turner-Syndrom. **a** Ödem am Handrücken, **b** Flügelfell beim älteren Kind

Therapie

> Frühzeitig, spätestens zum Zeitpunkt der zu erwartenden Pubertät, muß eine Hormonsubstitution durchgeführt werden (weibliche Geschlechtshormone). Die zusätzliche Behandlung mit Wachstumshormon ist in der Erprobung (auch in Kombination mit Anabolika).

1.2.3 Klinefelter-Syndrom

> Hier enthalten die Zellen neben 2 X-Chromosomen noch ein zusätzliches Y-Chromosom. Das äußere Erscheinungsbild ist männlich.

Die Jungen sind sehr groß. Die Pubertät setzt verspätet ein, die sekundären Geschlechtsmerkmale, entwickeln sich nur spärlich, und in der Regel besteht keine Zeugungsfähigkeit.

1.3 Sekundäre Fehlbildungen
(Beispiele)

Bei Störungen in der Ausdifferenzierung der Keimblase (Blastula) stirbt der Keim (Zygote) in der Regel ab. Andernfalls entstehen totale oder teilweise Doppelmißbildungen, große Spaltbildungen, oder es fehlen ganze Körperabschnitte.

Embryonalzeit

Bei Schädigungen in der Embryonalzeit (1. bis 3. Monat) entstehen Organ- und Extremitätenfehlbildungen. Häufig kommt es jedoch zum Absterben der Frucht.

> Auslösende Faktoren für Schädigungen in der Embryonalperiode:
> - Virusinfektionen, besonders Röteln, aber auch Masern, Varizellen, Mumps, Poliomyelitis und Mononukleose;
> - Giftstoffe, Medikamente, Stoffwechselstörungen der Mutter und ionisierende Strahlung.

1.3.1 Rötelnembryopathie

Die Rötelnembryopathie entsteht bei Erstinfektion der Mutter mit Röteln in den ersten 12 Wochen der Schwangerschaft und Übertragung der Infektion auf das Kind. Zur Infektion des Kindes kommt es dabei in unterschiedlicher Häufigkeit.

Die Kinder fallen auf durch: Augenmißbildungen, Innenohrtaubheit, Herzfehler, Hirnfehlbildungen, neurologische Störungen, geistige Defekte, Zahnstörungen.

Sie scheiden noch mehrere Monate nach der Geburt das Virus aus. Diese Tatsache ist wichtig für Schwestern und Ärztinnen, die diese Kinder versorgen, wenn sie im gebärfähigen Alter sind und keinen sicheren Rötelnschutz haben.

Die Auswirkungen der anderen Infektionen sind ähnlich, es kommt dabei jedoch viel seltener zu einer Embryopathie.

1.3.2 Alkohol (Alkoholembryopathie/ embryofetales Alkoholsyndrom)

Schädigungen durch Alkohol sind häufiger als die Trisomie 21. Sie stellen auch die häufigste durch äußere Ursachen ausgelöste Mißbildung dar.

Verantwortlich hierfür ist der hohe Alkoholspiegel, dem das Kind viele Stunden am Tag ausgesetzt ist. Sehr große Gefahr besteht ab 60–80 g reinem Alkohol pro Tag (entsprechend 1,5 l Bier oder 0,5 l Wein).

Symptome

Niedrige Geburtsmaße, kleiner Schädelumfang bei hoher Stirn, kleiner Unterkiefer, aufgebogene Nase, evtl. Gaumenspalte, Epikanthus, Strabismus, kleine Augen, Trichterbrust, evtl. Herzfehler, große, tief angesetzte Ohren, Mündung der Harnröhre an der Unterseite des Penis (Hypospadie), Unterentwicklung der Hüftpfanne (Hüftdysplasie, s. auch 36.1), unterentwickelte Nägel (Nagelhypoplasie), geistige Entwicklungsverzögerung unterschiedlichen Grades, motorische Störungen, insbesondere der Feinmotorik.

Oft sind Geschwister betroffen. Dabei sind die jüngeren meist stärker geschädigt, weil der Alkoholkonsum der Mutter im Lauf der Jahre steigt. Beendet die Mutter den Alkoholmißbrauch, so treten bei den anschließend geborenen Kindern keine Schädigungen mehr auf.

1.3.3 Nikotin

Die Kinder sind zu klein und untergewichtig, häufig sehr unruhig und zittrig. Sonst gibt es keine besonderen Probleme. In letzter Zeit gibt es jedoch Hinweise darauf, daß die Kinder doch einen etwas niedrigeren Intelligenzquotienten als Kinder von Nichtraucherinnen haben.

1.3.4 Medikamente

Verschiedene Arzneimittel können während der Schwangerschaft Schäden beim Kind verursachen. Die Liste ist sehr lang. Es empfiehlt sich immer, möglichst wenig Medikamente einzusetzen. Bei notwendiger Therapie muß in entsprechenden Verzeichnissen nachgesehen werden. Dort gibt es auch Hinweise für die Stillzeit.

1.4 Stoffwechselerkrankungen der Mutter

1.4.1 Diabetes mellitus/Fetopathia diabetica

Leidet eine Schwangere an Zuckerkrankheit (Diabetes mellitus), so wird dem sich entwickelnden Kind vermehrt Traubenzucker (Glukose) angeboten. Dieses Überangebot führt dazu, daß das Kind größer wird, es wird im Grunde genommen gemästet. Es entstehen sog. Riesenkinder (Makrosomie; laut Definition Kinder > 5000 g). Jedoch sind auch schon Kinder > 4000 g verdächtig, oder allgemeiner: Kinder, die deutlich über der Altersperzentile liegen. Besonders wichtig ist dies bei Frühgeborenen.

Das Kind reagiert aber neben dem offensichtlichen Mehrwachstum v.a. dadurch, daß seine Bauchspeicheldrüse (Pankreas) dem Glukoseangebot entsprechend vermehrt Insulin produziert und in das Blut abgibt. Es entsteht eine Überproduktion von Insulin (Hyperinsulinismus) beim Kind. Das zuviel produzierte Insulin wird z.T. an die Mutter abgegeben. Der Diabetes der Mutter ist während der Schwangerschaft häufig besser einzustellen. Sie benötigt weniger Insulin.

Bei der Geburt fällt das vermehrte Traubenzuckerangebot mit der Durchtrennung der Nabelschnur plötzlich weg. Da die Überproduktion von Insulin aber nicht ebenso abrupt beendet wird, weil die Bauchspeicheldrüse so daran gewöhnt ist, zuviel zu produzieren, ergibt sich nach der Geburt für das Kind die Gefahr einer Unterzuckerung (Hypoglykämie). Diese ist für das Kind lebensbedrohlich, denn ein Traubenzuckermangel ist für das Gehirn genauso schwerwiegend wie ein Sauerstoffmangel.

Für das Kind ergibt sich deshalb nach der Geburt (postnatal) auch eine besondere Gefährdung, ein Atemnotsyndrom, Krämpfe, Apnoeanfälle, Hyperexzitabilität oder Apathie zu erleiden.

Intrauteriner Fruchttod (Absterben des Kindes vor der Geburt) und Herzfehler treten gehäuft auf.

Therapie

> Sofort Traubenzuckerinfusion (Glukoseinfusion), evtl. Kalziumsubstitu-
> tion. Engmaschige Blutzuckerkontrollen beim Kind.
> Vorbeugung durch strenge Einstellung des mütterlichen Diabetes mit
> Insulin.

1.4.2 Schilddrüsenerkrankungen

Werden Mütter in der Schwangerschaft mit Thyreostatika behandelt (Unterdrücken der Aktivität der Schilddrüse/Ausschüttung von Schilddrüsen-
hormonen), so können die Kinder bei Geburt einen Kropf mit Unterfunktion
der Schilddrüse aufweisen (Struma mit hypothyreoter Stoffwechsellage).
(Abb. 3). Die Struma läßt sich in diesem Fall durch Behandlung der Mutter
mit Schilddrüsenhormon vermeiden. Diese Ursache für eine Struma ist eher
selten.

In der Regel beruht sie auf einem Jodmangel. In der Schwangerschaft ist
der Jodbedarf der Mutter deutlich höher. Da Deutschland ein Jodmangel-
gebiet ist, kann der vorher vielleicht gerade noch kompensierte Jodmangel
ausgeprägter werden. Ohne zusätzliche Jodgabe an die Mutter erleidet auch
das Kind den Jodmangel. Die Schilddrüse reagiert darauf mit Wachstum: Das
Kind kommt mit einem Kropf zur Welt, der mitunter sehr groß ist.

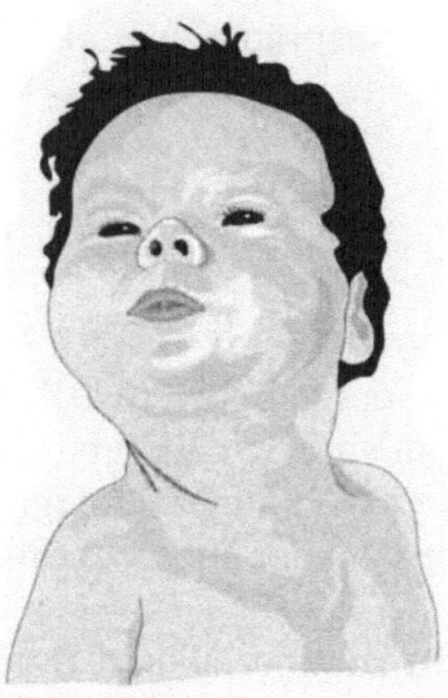
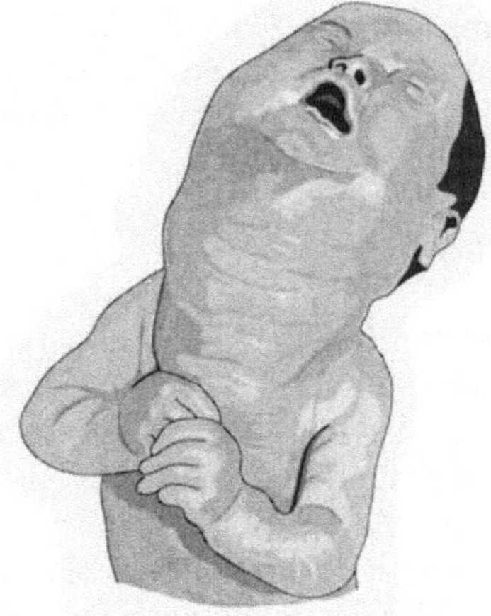

Abb. 3. Struma neonatorum

Therapie

> Nach Gabe von Jod wird die Struma nach der Geburt rasch kleiner.

1.4.3 Röntgenstrahlen und radioaktive Strahlung

Röntgenstrahlen oder radioaktive Strahlung schädigen die Frucht. Besonders sind Gehirn, Augen und Skelett betroffen.

Solche Störungen sind bei uns selten, nach starker Strahlenbelastung treten sie aber gehäuft auf. Die Embryonen sterben auch oft ab.

1.5 Fetalzeit

In der Fetalzeit (4. bis 9. Monat) kommen Schäden vor durch:
- Infektionen, besonders auch bakterielle, z.B. Lues (s. 26.14) und Listeriose,
- Giftstoffe,
- Arzneimittel,
- Blutgruppenunverträglichkeit (s. 7.6),
- Plazentainsuffizienz (nachlassende Funktion des Mutterkuchen).

1.6 Plazentainsuffizienz

> Eine Unterfunktion der Plazenta führt je nach Ausprägungsgrad zum Absterben der Frucht, zu Frühgeburt, Dystrophie, postnataler Unterzuckerung (durch mangelnde Glykogenreserven), Asphyxie.

Mögliche Ursachen

- Gestose der Mutter (Schwangerschaftserkrankung durch mangelnde Toleranz des Kindes durch den mütterlichen Organismus), dadurch Minderdurchblutung der Plazenta mit daraus resultierender Unterversorgung des Kindes, Plazentainfarkte, z.B. bei Nikotinabusus oder Bluthochdruck (Hypertonus) der Mutter.
- Vorzeitige Lösung der Plazenta mit Blutung führt zu einer akuten Unterversorgung des Kindes, die je nach Schweregrad bis zum Tod des Kindes führen kann. Meist entsteht dabei auch ein massiver Blutverlust beim Kind.

2 Geburt, Anpassung

2.1 Das Neugeborene

2.1.1 Definitionen

Reifgeborenes Kind: vollendete 37. SSW bis einschließlich 42. SSW; 259–294 Tage.
Frühgeborenes: weniger als 37 vollendete SSW.
Übertragenes Neugeborenes: mehr als 42 SSW; > 294 Tage.
Perinatalperiode: Ende der 28. SSW bis 7. Tag nach der Geburt.
Neugeborenenperiode: die ersten 4 Wochen nach der Geburt.

(SSW = Schwangerschaftswochen)

2.1.2 Reifebestimmung

Die Reifebestimmung erfolgt anhand äußerer Merkmale. Dazu gibt es mehrere Schemata, die eine Zuordnung zur Schwangerschaftsdauer erlauben, (z.B. Farr-Schema, s. auch spezielles Lehrbuch, z.B. M. Obladen: „Neugeborenenintensivpflege"; Springer-Verlag).

Äußere Merkmale

Falten an den Fußsohlen (s. Abb. 4)

Bei sehr unreifen Kindern sind die Fußsohlen völlig glatt. Mit fortschreitender Ausreifung treten zunächst an den Ballen und letztlich an der ganzen Fußsohle tiefe Falten auf, die nicht verschwinden, wenn man die Haut anspannt.

Ausformung der Ohren

Die Ohrmuscheln sind bei Frühgeborenen zunächst weich und faltbar. Da noch kein Ohrknorpel vorhanden ist, gleichen sich die Falten nicht oder nur langsam aus. Je reifer die Kinder sind, um so besser sind die Ohren ausgeformt (modelliert) und um so stabiler ist der Knorpel (Abb. 4).

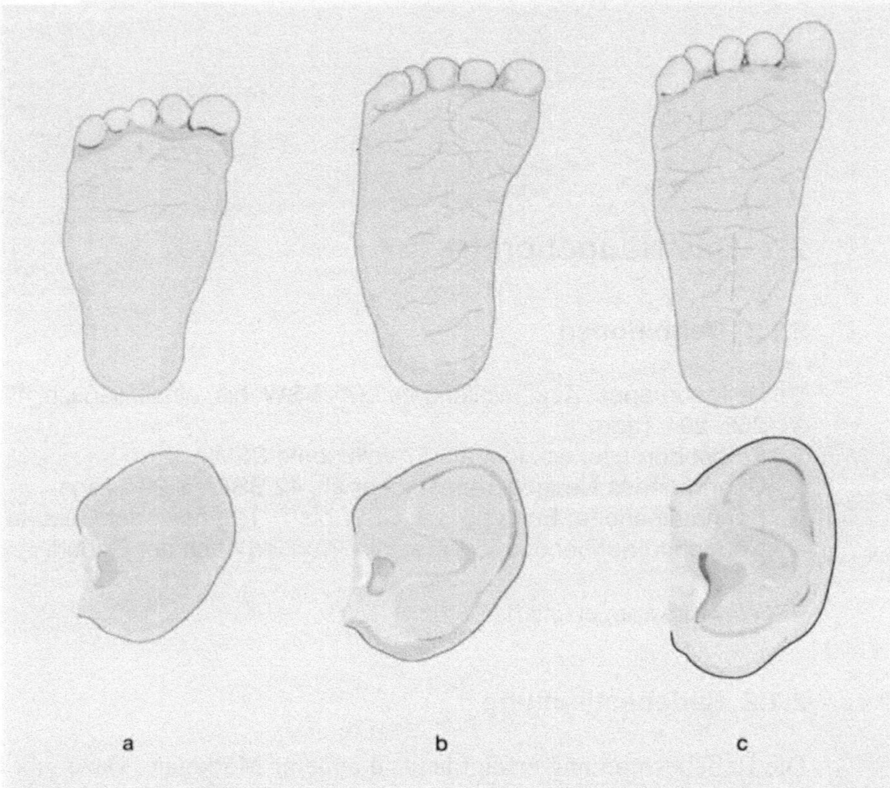

Abb. 4 a–c. Reifezeichen (Auswahl); Fußfalten und Ausformung der Ohren. **a** 28. SSW, **b** 34. SSW, **c** 40. SSW

Hautbeschaffenheit

Die Haut des sehr unreifen Frühgeborenen ist gelatineartig dünn, selbst kleinste Blutgefäße sind zu erkennen. Je reifer das Kind ist, um so dicker wird die Haut. Es können sogar oberflächlich Hautlamellen abschilfern. Bei Übertragung quellen die äußeren Hautschichten auf. Das zeigt sich besonders deutlich an Händen und Füßen. Man spricht von Waschfrauenhänden.

Behaarung (sog. Lanugobehaarung)

Diese beim Fetus bestehende flaumartige Behaarung verschwindet mit fortschreitender Schwangerschaftsdauer.

Größe der Brustdrüsen

Anfangs sind bei sehr unreifen Kindern weder Brustwarzen zu sehen noch Brustdrüsen zu tasten. Die Brustwarzen entwickeln sich bis zum Ende der Schwangerschaft bis zu einer Größe von etwa 1 cm, auch die Brustdrüsen sind dann meist tastbar.

Ausbildung der äußeren Geschlechtsmerkmale

Mädchen: Zunächst überragen die kleinen Labien die großen Labien. Zum Ende der Schwangerschaft wird das Genitale insgesamt größer, und die kleinen Labien werden von den großen verdeckt.

Jungen: Zunächst ist der Hodensack (Skrotum) leer, und die Hoden sind auch nicht in den Leistenkanälen zu tasten. Ab der 25. bis 26. SSW tauchen sie im Leistenkanal auf und wandern in den Hodensack.

Es werden noch einige kleinere Zeichen herangezogen, ihre Wertigkeit ist aber nicht so hoch. Eine Reifebestimmung läßt sich auch an neurologischen Zeichen sowie mit dem EEG (Hirnstromkurve) durchführen.

Je nach verwendetem Schema wird die Ausprägung der unterschiedlichen Merkmale mit einer bestimmten Punktzahl bewertet. Die Summe der Punkte läßt dann eine Zuordnung zur Schwangerschaftsdauer, also zur Reife des Kindes, zu.

2.1.3 Apgar-Index

Die Vitalität eines Kindes wird zusammenfassend direkt nach der Geburt anhand des sog. Apgar-Indexes beurteilt.

Für jedes bewertete Merkmal sind 0–2 Punkte zu vergeben. Für das in Tabelle 1 jeweils oben stehende 0 Punkte, für das unten stehende 2 Punkte. Ein vitales, lebensfrisches Kind hat 7–10 Punkte, ein mäßig beeinträchtigtes Kind 4–6 Punkte. Bei schwerer Beeinträchtigung werden 0–3 Punkte erreicht. Bewertet wird das Kind nach 1–5 und 10 min. Da der Wert nach 1 min keine sehr große Aussagekraft hinsichtlich der Prognose für das Kind besitzt, hat man sich in neuerer Zeit darauf verständigt, den „1-min-Apgar" nicht mehr anzugeben. Im klinischen Alltag wird er aber der Gewohnheit folgend meist noch aufgeführt.

Tabelle 1. Apgar-Index: Punktsystem zur Vitalitätsbeurteilung des Neugeborenen

Funktion	Beurteilung	Punktzahl
Atmung	Keine	0
	Schnappatmung /Unregelmäßig	1
	Regelmäßig/Schreiend	2
Kolorit	Blau/Weiß	0
	Periphere Zyanose	1
	Rosiges Kind	2
Tonus	Schlaff	0
	Träge Bewegungen	1
	Heftige Spontanbewegungen	2
Reflexe	Keine	0
	Grimassieren	1
	Niesen/Husten	2
Herzfrequenz	Keine	0
	<100	1
	>100	2

2.1.4 Anpassung

Nach der Geburt muß sich das Kind anpassen. Darunter versteht man, daß es verschiedene Funktionen, die ihm im Mutterleib „abgenommen" wurden, aufnehmen muß.

Entsprechend müssen also folgende Funktionen im Rahmen der Anpassung vom Kind geleistet werden:

- Atmung,
- Kreislaufumstellung,
- Wärmeregulation,
- Nahrungsaufnahme,
- Ausscheidung,
- Infektabwehr.

2.1.5 Atmung

Das wichtigste ist zunächst das Einsetzen der Atmung. Es ist ein enormer Kraftaufwand erforderlich, um die Lunge das erste Mal aufzublähen (ähnlich dem ersten Aufblasen eines Luftballons). Bis das Kind „richtig durchschreit", können aber ohne weiteres 2–3 min vergehen.

In der Lunge verbleibendes Fruchtwasser wird resorbiert, meist sind direkt nach der Geburt noch feuchte Rasselgeräusche (RG) zu hören.

2.1.6 Herz-Kreislauf-System

Die Abb. 5 soll die Verhältnisse der Blutzirkulation veranschaulichen.

Während der Schwangerschaft wird die Lunge nur unwesentlich durchblutet, da sie ihre spätere Funktion ja noch nicht ausübt. Es erreicht nur die Blutmenge das Organ, die zur Versorgung der Gewebe selbst erforderlich ist. Das Blut fließt, von der Aorta kommend über die Nabelarterien zur Plazenta,

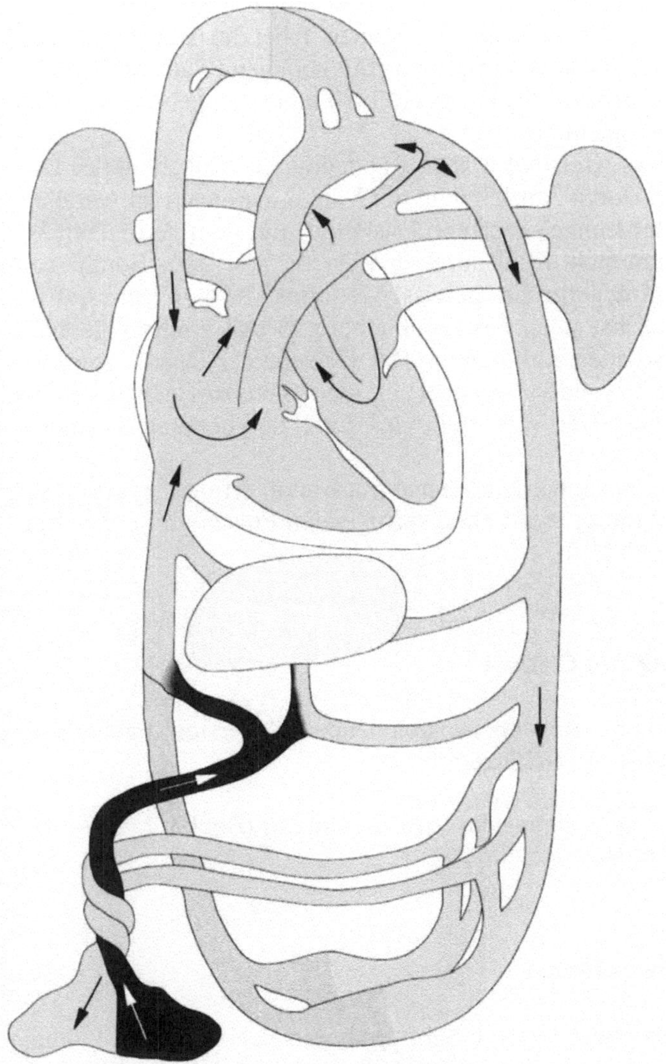

Abb. 5. Fetale Herz-Kreislauf-Verhältnisse

wird dort mit Sauerstoff und Nährstoffen angereichert, Kohlensäure etc. werden abgegeben. Der Rückfluß erfolgt über die Nabelvene, teils über den Ductus venosus Arantii direkt in die untere Hohlvene, teils in die Pfortader. Es kommt zur Mischung mit dem Blut aus der unteren Körperhälfte. Das Blut strömt dann in den rechten Vorhof. Hier mischt sich zusätzlich noch das venöse Blut aus der oberen Körperhälfte hinzu. Ein großer Teil fließt über das Foramen ovale in den linken Vorhof. Das Blut, das den rechten Ventrikel erreicht, wird in die Lungenarterie gepumpt. Da aber die Lungengefäße eng sind, fließt es über den Ductus arteriosus Botalli in die Aorta und nur zum geringen Teil in die Lunge. Aus der Aorta fließt es in den Körperkreislauf und erreicht wieder die Nabelarterien, die von den Beckenarterien abgehen.

Der Fetus muß also mit Mischblut auskommen. Aber die Gewebe sind darauf eingestellt, dem relativ sauerstoffarmen Blut genügend Sauerstoff zu entziehen. Der rote Blutfarbstoff des Kindes (Hb-F) kann den gebundenen Sauerstoff auch besonders leicht abgeben.

Anpassung des Herz-Kreislauf-Systems bedeutet v.a. Verschluß des Ductus arteriosus Botalli. Durch Ausdehnung der Lunge wird auch ihr Gefäßbett (alle Blutgefäße in der Lunge) geöffnet. Das Blut folgt dem geringeren Widerstand und fließt nun nicht mehr durch den Ductus arteriosus Botalli, sondern durch die A. pulmonalis. Ein gewisser Restfluß mit nun sauerstofffreichem Blut kann zunächst noch bestehenbleiben, so daß ein Herzgeräusch während der ersten Stunden zu hören ist. Das Gewebe des Ductus arteriosus Botalli reagiert aber besonders sensibel auf den Sauerstoffgehalt des ihn durchströmenden Blutes. Der Verschluß wird durch den höheren Sauerstoffgehalt stimuliert.

Bleibt der Verschluß aus, wird die Lunge mit Blut überflutet, es ergibt sich eine Herzinsuffizienz mit großer Leber, springenden Pulsen und hoher Blutdruckamplitude (s. auch 29.10).

2.1.7 Herzfrequenz bei Geburt

Die Herzfrequenz ist in der Regel bei ausreichendem Sauerstoffangebot rasch stabil, meist nicht >140–150 Schläge/min.

Bei Bradykardie <100: Stimulation, evtl. Beatmung (Beutel, Maske, Intubation); evtl. Herzdruckmassage.

2.1.8 Temperaturregulation

Diese ist anfangs noch etwas instabil. Sehr problematisch ist die Auskühlung eines Neugeborenen (NG). Andererseits wird die Atmung aber wohl durch den Kältereiz nach der Geburt in gewissem Maße stimuliert. Kältereize dürfen aber nicht absichtlich zur Stimulation eingesetzt werden.

Die Anpassung der Wärmeregulation bei Frühgeburten erfolgt langsam parallel zur weiteren Ausreifung des Kindes. Es benötigt dann immer weniger Wärme von außen.

In der Praxis heißt das, daß die Inkubatortemperatur gesenkt werden kann. Bei entsprechender Stabilität kann das Kind in ein Wärmebett gelegt werden. Wenn die Wärmeregulation des Kindes nachgereift ist, kann die Heizung des Bettes ausgeschaltet werden, und das Kind muß nur noch vor Auskühlung geschützt werden (Kleidung, Decke).

2.1.9 Magen-Darm-Trakt

Der Magen-Darm-Trakt des reifen Kindes ist darauf eingestellt, Muttermilch zu verdauen und die angebotenen Nährstoffe aufzunehmen. Er bedarf keiner besonderen Anpassung. Die Ernährung über den Darm kommt aber nur langsam in Gang. Bis sich alles eingespielt hat und die Nahrungsaufnahme des Kindes ausreichend ist, reichen in der Regel die Energiereserven des Kindes aus.

Ein Gewichtsverlust von etwa 10% ist in Ordnung. Den Tiefpunkt erreicht die Gewichtskurve häufig am 3. bis 5. Tag, anschließend erfolgt Gewichtszunahme.

Bei frühgeborenen Kindern ist die Situation grundsätzlich anders. Je unreifer die Kinder sind, um so empfindlicher ist der Darm. Er muß vorsichtig an die Verarbeitung von Nahrung gewöhnt werden. Dazu gibt man häufig kleine Mahlzeiten. Zur Schonung des Darmes darf die Nahrung nicht zu konzentriert sein (niedrige Osmolarität), man beginnt deshalb mit verdünnter Nahrung, z.B. Alfare 7%ig.

Bei Frühgeborenen kommt es erst später zu einem Gewichtsausgleich. Die Gewichtszunahme erfolgt häufig erst ab dem 14. Tag.

> Größtes Problem von seiten des Magen-Darm-Traktes ist die nekrotisierende Enterokolitis. Dabei kommt es zu einer massiven Entzündung des Darmes (NEC) mit Ileus. Es droht die Perforation. Der Bauch ist stark gebläht, gerötet und glänzend. Das Kind ist allgemein schwer krank.

Die genaue Ursache ist ungeklärt, Infektionen spielen eine Rolle, wohl auch schwankende Blutversorgung.

Therapie

> Man macht eine Nahrungspause, versorgt das Kind parenteral mit Nährstoffen und gibt Antibiotika. Bei Perforation muß operiert werden, wobei häufig große Darmanteile reseziert werden müssen. Regelmäßig wird zumindest vorübergehend ein künstlicher Darmausgang (Anus praeter) angelegt.
> Die Folge ist ein Kurzdarmsyndrom mit entsprechenden Störungen in der Resorption von Nährstoffen.

2.1.10 Erste Darmentleerung (Mekonium)

Sie sollte während der ersten 24 Stunden erfolgen. Bei Frühgeborenen können auch bis zu 4 Tage vergehen.

2.1.11 Erste Blasenentleerung

Sie sollte innerhalb der ersten 24 Stunden erfolgen. Die Nierenfunktion ist zunächst noch insuffizient. Es sind deshalb relativ große Mengen Flüssigkeit erforderlich, um die Stoffwechselabbauprodukte und Salze auszuscheiden.

2.1.12 Immunsystem

Schon im Mutterleib hat das Kind ein funktionierendes Immunsystem, aber es ist noch nicht so leistungsfähig, wie es später erforderlich ist. Deshalb ist das NG relativ infektgefährdet. Unter dem Schutz der mitgegebenen mütterlichen Antikörper (Nestschutz) reift das Immunsystem nach.

3 Anpassungsstörungen, Asphyxie

3.1 Anpassungsstörungen

Als Anpassungsstörung bezeichnet man die Situation, daß eine der erforderlichen Leistungen vom Kind nach der Geburt nicht ausreichend selbst übernommen wird. Wichtig sind dabei vor allen anderen die Störungen der Atmung und der Kreislaufanpassung. Diese bedrohen das Kind akut und bedürfen sofortiger Maßnahmen.

3.2 Asphyxie

Asphyxie bedeutet wörtlich Pulslosigkeit. Der Begriff Asphyxie bezeichnet einen Zustand schwerer Beeinträchtigung.

Dabei können die Ursachen unterschiedlich sein. In der Neugeborenenperiode unterscheidet man zwischen angeborener und erworbener Asphyxie.

3.2.1 Angeborene Asphyxie

Ursachen

Diese Asphyxie wird meist durch einen Sauerstoffmangel vor oder bei der Geburt ausgelöst. Es gibt aber auch andere Gründe:

- Nabelschnurumschlingung (um den Hals),
- Nabelschnurknoten,
- Plazentainsuffizienz,
- vorzeitige Plazentalösung,
- Plazenta praevia mit Blutung, wörtlich: Plazenta vor dem Weg, das bedeutet, daß die Plazenta innen vor dem Muttermund ihren Sitz hat;
- Infektion des Kindes (über die Blutbahn der Mutter, d.h. hämatogen-septisch, oder vom Geburtskanal her aufsteigend);
- Geburtsstreß, z.B. durch Mißverhältnis zwischen der Größe des Kindes und dem Geburtsweg.

3.2.2 Erworbene Asphyxie

Als erworbene Asphyxie bezeichnet man die Beeinträchtigung, die durch folgende Erkrankungen hervorgerufen wird:

- Atemnotsyndrom,
- Allgemeininfektion (Sepsis),
- Apnoeneigung bei Unreife oder zerebralen Anfällen,
- Hirnblutung,
- Stoffwechselentgleisung (Hypoglykämie, Hypokalzämie),
- Krämpfe,
- Herzfehler können auch zu einer Asphyxie führen, die sich aber erst später zeigt. Die Ursache dafür ist jedoch, im Unterschied zu den oben schon genannten, angeboren.

> Führendes Problem bei der Asphyxie ist unabhängig von der Ursache die Atemstörung.

3.3 Atemstörungen beim Neugeborenen

Ursachen

- Idiopathisch (Surfactantmangel, auch hyaline Membranenkrankheit genannt).
- Aspiration (z.B. Mekonium),
- Pneumonie,
- nasse Lunge,
- Pneumothorax,
- PFC-Syndrom,
  u.a.

Idiopathisches Atemnotsyndrom (ANS)

> Vom sog. idiopathischen Atemnotsyndrom spricht man, wenn andere Ursachen für eine Atemstörung ausgeschlossen sind. Es kommt in der Regel bei Frühgeborenen vor.

Es können aber auch reife Kinder betroffen sein. Durch einen Mangel an alveolenstabilisierendem Surfactant fällt die Lunge nach jedem Atemzug wieder in sich zusammen. Das Kind muß vermehrt Atemarbeit aufbringen und erschöpft sich in der Folge.

Aspiration

> Bei einer Aspiration werden Fremdstoffe bei der Einatmung in die Lunge
> gesogen, z.B. bei der Mekoniumaspiration.

Es kommt zu Verstopfung der Luftwege und Schädigung des Gewebes. Beides führt zum Symptom der Atemnot.

Pneumonie

Durch Aspiration, z.B. von infiziertem Fruchtwasser, kommt es zur Entzündung des Lungengewebes. Das entspricht einer Lungenentzündung (Pneumonie). Größere Lungenabschnitte werden durch die Infektion nicht belüftet. Als Folge treten Zeichen der Atemstörung auf.

Nasse Lunge

Dieser Begriff beschreibt folgende Situation: Der Gasaustausch ist durch zuviel in der Lunge verbliebenes Fruchtwasser behindert. Das kann z.B. bei durch Kaiserschnitt geborenen Kindern infolge mangelnden Auspressens des Fruchtwassers aus der Lunge geschehen.

Die Atemstörung bessert sich, wenn das Wasser resorbiert wurde, d.h. in die Zellen des Lungengewebes aufgenommen wurde.

Therapie

> Meist reichen symptomatische Maßnahmen wie Lagerung und
> Sauerstoffbehandlung aus.

Pneumothorax

> Ein Pneumothorax wird durch das Geburtstrauma, durch Infektionen oder
> durch die Beatmung hervorgerufen.

Durch einen Riß im Lungengewebe gelangt dabei Luft in den Raum zwischen Lunge und Brustkorb (Pleuraraum). Der dort für die Kraftübertragung notwendige Unterdruck im Pleuraspalt wird aufgehoben, und die Lunge fällt in sich zusammen. Sie kann dann nicht mehr durch die Bewegungen von Brustkorb und Zwerchfell belüftet werden (Abb. 6).

Therapie

Bei geringer Ausprägung lagert man das Kind auf der betroffenen Seite und gibt Sauerstoff. Bei starker Ausprägung und bei Beatmung des Kindes muß man einen Pneumothorax immer drainieren (das Vorgehen wird in 4.16 beschrieben). Eine Sonderform ist der sog. Spannungspneumothorax. Dabei wird durch einen Ventilmechanismus verhindert, daß die Luft aus dem Pleuraspalt bei Überdruck auch wieder entweicht. Es sammelt sich immer mehr Luft auf der betroffenen Seite an. Dadurch wird zunächst das Herz zur gesunden Seite verlagert, die gesunde Lunge wird zusammengedrückt und kann dann nicht mehr ausreichend aufgebläht werden. Die Folge ist eine schwere Asphyxie mit plötzlich dramatisch ansteigendem Sauerstoffbedarf.

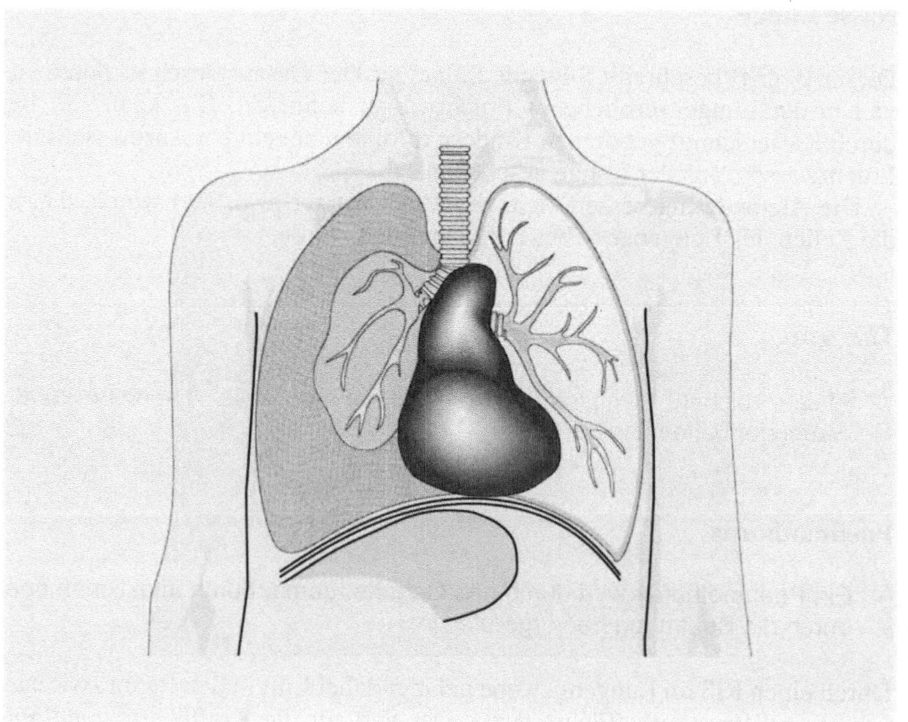

Abb. 6. Pneumothorax

Symptome bei Atemstörung

● Einziehungen bei der Einatmung (interkostal = zwischen den Rippen; jugulär = im vorderen Halsbereich; sternal = am Brustbein; xyphoidal = an der Brustbeinspitze).
● Häufig Stöhnen/Knörren.
● Zyanose.
● Nasenflügeln (betontes Aufweiten der Nasenlöcher bei der Einatmung).
● Bradykardie (niedrige Herzfrequenz).
● Schlechte Belüftung der Lunge.

Allgemeine Therapie der Atemstörung

> Unabhängig von der Ursache der Atemstörung ist die Therapie zur Sicherstellung der Sauerstoffversorgung des Kindes in der Regel ähnlich. Bei leichter Störung wird das Kind gelagert, erhält Sauerstoff und wird v.a. in Ruhe gelassen. Eine gute Beobachtung und Kontrolle der Blutgase sind nötig.
> Ist die Störung ausgeprägter, oft erkennbar am lauten Knörren und Einziehungen, so kann zunächst eine Atemhilfe mit einem nasalen CPAP gegeben werden (s. 4.6).
> Erschöpft sich das Kind, so muß es intubiert und beatmet werden.
> Wichtige Entscheidungshilfe ist neben der Symptomatik die Blutgasanalyse (s. auch 18.7).

3.4 Blutgasanalyse

Die Blutgasanalyse (BGA) wird normalerweise mit Kapillarblut oder arteriellem Blut durchgeführt. Arterielle Blutgasanalysen sind grundsätzlich genauer, insbesondere bezüglich des Sauerstoffgehaltes (pO_2 und O_2-Sättigung). Die pCO_2-Werte sind bei arteriellen und kapillären BGA sehr ähnlich. Bei schwerkranken Kindern wird man immer arterielle Blutgasanalysen vorziehen.

Die Blutgasanalyse gibt Aufschluß über die Atemsituation vor der Intubation, und es läßt sich der Effekt der Beatmung daran ablesen, wenn man später kontrolliert.

Wichtig hierfür sind neben dem pH-Wert v.a. der pCO_2 und der pO_2. Ist die Atemstörung sehr ausgeprägt oder die Beatmung nicht ausreichend, so wird das Blut schlecht mit Sauerstoff versorgt, der pO_2 ist niedrig.

Gleichzeitig wird das Kohlendioxid (Kohlensäure) nicht abgeatmet. Der pCO_2 steigt an – das Blut wird saurer und der pH-Wert wird $<7{,}30$.

Durch die mangelnde Versorgung mit Sauerstoff wird in den Geweben vermehrt Glukose zur Energiegewinnung ohne Sauerstoff verwendet (Glykolyse). Dabei entsteht viel Milchsäure (Laktat). Diese führt zusätzlich zu einer Übersäuerung des Blutes. Das Bikarbonat sinkt ab, die Basenabweichung wird also negativ (in Relation zum Sauerstoffmangel).

Bei Atemstörung mit Sauerstoffbedarf und anhaltend hohem pCO_2 (>60 mm Hg) sollte eine Atemhilfe gegeben werden.

Bei Kindern >1500 g Geburtsgewicht kann in dieser Situation zunächst der Versuch mit einem nasalen CPAP („continious positive airway pressure") gemacht werden. Bei anhaltender Atemstörung und hohem pCO_2 muß intubiert und beatmet werden.

Kinder mit einem Gewicht <1500 g sollten sofort bei entsprechender Konstellation intubiert und beatmet werden.

3.5 Beatmung

Funktionen

Die Beatmung
- nimmt dem Kind die Atemarbeit ab,
- führt im idealen Fall zu einer ausreichenden Aufblähung der Lunge,
- führt dem Kind Sauerstoff zu,
- sorgt für den Abtransport der Kohlensäure und
- führt letztlich zu einer ausgeglichenen (normalen) Blutgasanalyse.

Bei der Beatmung sind verschiedene Einzelparameter zu beachten, die individuell auf jedes Kind abgestimmt werden müssen. Am Beatmungsgerät lassen sich diese Einzelparameter einstellen.

Die Geräteeinstellung zu Beginn ergibt sich aus einer gewissen Erfahrung, wie ein Kind mit dem entsprechenden Gewicht zu beatmen ist. Durch weitere Blutgasanalysen wird die Beatmung dann dem Kind angepaßt.

Die Beatmungsfrequenz ergibt sich aus der Inspirationszeit und der Exspirationszeit.

Die Inspirationszeit muß ausreichend lang sein, um den Gasen genug Zeit zu geben, ausgetauscht zu werden.

Die Exspiration muß so lange dauern, bis die Lunge sich vollständig entleert hat. Es drohen sonst eine Überblähung und unzureichender Abtransport von CO_2.

Der Beatmungsdruck bestimmt, wie weit die Lunge aufgebläht wird. Je höher der Druck, desto weiter die Aufdehnung. In gleichem Maß nimmt die innere Oberfläche der Lunge (Lungenbläschen) zu, die für den Austausch der Gase zur Verfügung steht. Ist der Austausch noch nicht ausreichend (pCO_2 weiter hoch), so muß der Druck erhöht werden, aber stets in kleinen Schritten, d.h. um 2–4 cm Wassersäule pro Schritt.

Sind sehr hohe Drücke erforderlich, so kann es passieren, daß Lungenbläschen platzen und ein Pneumothorax entsteht. Dieser stellt eine relativ häufige Beatmungskomplikation dar. Er muß bei beatmeten Kindern immer drainiert werden. (s. 3.3.3 und 4.16).

Die Gasflußgeschwindigkeit (Flow) bestimmt die Geschwindigkeit, mit der die Lunge aufgebläht wird. Je größer der Flow, um so ruckartiger wird die Lunge aufgebläht.

Der PEEP („positive end exspiratory pressure") verhindert, daß die Lunge nach jeder Ausatmung wieder vollständig zusammenfällt. Es wird ein gewisser Blähungszustand aufrechterhalten, vergleichbar mit dem CPAP.

Der Sauerstoffgehalt der Beatmungsluft kann angehoben werden, bis sich in der Blutgasanalyse eine ausreichende Versorgung zeigt.

Eine Besserung der Erkrankung des Kindes zeigt sich meist daran, daß die Beatmung verringert werden kann. Das Kind atmet vermehrt selbst, und es benötigt weniger Sauerstoff. Die vermehrte Eigenatmung zeigt sich in der Blutgasanalyse dadurch, daß der pCO_2 sehr niedrig liegt. Das Kind ist überbeatmet. Es können dann der Druck und die Frequenz reduziert werden. Wenn eine Frequenz von 4–6 Maschinenhüben/min erreicht ist, kann das Kind versuchsweise am CPAP über den Trachealtubus atmen. Wenn es nicht zu einer erneuten Zunahme der Atemstörung kommt, kann die Extubation erfolgen.

Die Extubation erfolgt am besten morgens oder vormittags, denn eine erneute Verschlechterung der Atemsituation ist immer möglich. Diese ist in den ersten Stunden nach der Extubation eher zu erwarten und fällt bei früher Extubation noch in die Zeiten einer besseren personellen Besetzung der Station.

3.6 Reanimation

Bei der direkt postpartalen Reanimation ist häufig allein eine Stimulation des Kindes ausreichend. Die Atmung setzt ein, wenn sich eine gewisse Azidose entwickelt hat. Erscheint die Spontanatmung nicht ausreichend, so wird zunächst eine Beatmung mit Maske durchgeführt. Setzt die Atmung dann nicht bald ein, wird eher großzügig intubiert.

Die Maßnahmen sind natürlich abhängig von der Reife des Kindes, über die man sich während der ersten Augenblicke orientieren muß. Einem ausgetragenen Kind wird man mehr Zeit geben als einem kleinen Frühgeborenen. Letzteres wird man wahrscheinlich sofort intubieren, unabhängig von der Symptomatik, die es bietet. Denn erfahrungsgemäß entwickelt sich bei den kleinen Kindern ein Atemnotsyndrom, auch wenn sie nach der Geburt sehr vital sind und kräftig schreien.

Oft besteht auch eine Schocksituation (weiße Asphyxie). Im Rahmen der Reanimation ist deshalb frühzeitig eine Volumenzufuhr mit Humanalbumin (5%ig) durchzuführen. Dies erfolgt notfalls über einen Nabelvenenkatheter. Man gibt 15–20 ml/kg KG. Das Gewicht wird in dieser Situation geschätzt.

Bei Herzstillstand erfolgt die Herzdruckmassage parallel zu den übrigen Maßnahmen. Die weiteren Maßnahmen sind für die einzelnen Gewichtsgruppen in Kap. 5 beschrieben.

3.7 Störungen der Anpassung des Herz-Kreislauf-Systems

Es gibt neben den eigentlichen Herzfehlern, die nur selten direkt nach der Geburt eine Asphyxie verursachen, insbesondere 2 Störungen im Bereich des Herz-Kreislauf-Systems, die Früh- und Neugeborene bedrohen.

3.7.1 Persistierender Ductus arteriosus (PDA)

Bei der Beschreibung der fetalen Kreislaufverhältnisse wurde darauf hingewiesen, welche Funktionen der Ductus arteriosus Botalli hat und auf welche Weise es zu seinem Verschluß kommt.

Gerade bei Frühgeborenen kommt es zu Verschlußstörungen (s. auch 29.4). Der Ductus arteriosus Botalli ist bei ihnen sehr empfindlich. Bei Schwankungen des Sauerstoffgehalts des ihn durchfließenden Blutes bleibt er häufig offen. Dadurch fließt in unterschiedlichem Maße Blut aus der Aorta in die A. pulmonalis ab. Um die Durchblutung des Körperkreislaufs aufrechtzuerhalten, muß das Herz entsprechend mehr pumpen. Diese Mehrarbeit führt zu besonders starken Pulsen („springende Pulse"). Diese drücken sich auch in einer großen Blutdruckamplitude aus. Das ist der Unterschied zwischen systolischem und diastolischem Blutdruck.

Ist der Ductus arteriosus Botalli über längere Zeit offen, so entsteht eine Herzinsuffizienz (Erschöpfung des Herzmuskels) mit großer Leber und Ödemen, bedingt durch das sich vor dem Herzen stauende Blut. Die Ödeme sind klinisch mitunter nicht zu erkennen. Ein guter Parameter ist dabei das Körpergewicht. Es nimmt inadäquat zu.

Bei manchen Kindern drückt sich der offene Ductus arteriosus Botalli allein über eine verschlechterte Beatmungssituation aus.

Therapie

Zunächst wird konservativ versucht, das Flüssigkeitsangebot zu reduzieren. Bei ausbleibendem Erfolg wird zuerst mit Indometacin behandelt. Dieses Medikament hemmt den Aufbau von Prostaglandinen. Das sind

Stoffe, die beim Fetus dafür sorgen, daß der Ductus arteriosus Botalli offen bleibt. Wenn sich die Symptomatik dann nicht bessert, muß operiert werden. Dabei wird der Ductus arteriosus Botalli meist mit einem Metallklipp verschlossen. An manchen Kliniken wird bei Kindern <1000 g ohne vorherigen Versuch mit Indometacin sofort operiert.

3.7.2 PFC-Syndrom

PFC bedeutet: „persistant fetal circulation", also bestehenbleibende fetale Kreislaufverhältnisse nach der Geburt.

Im wesentlichen bleiben dabei die Blutgefäße der Lunge enggestellt. Das Blut kann nur in geringem Umfang durch die Lunge fließen, und entsprechend besteht beim Kind ein Sauerstoffmangel. Neben einer Beatmung mit Sauerstoff ist durch Verabreichung von Arzneimitteln eine Weitstellung der Lungengefäße möglich. Als Nebenwirkung tritt eine Absenkung des Blutdruckes auf, die der Situation des Kreislaufs bei der Surfactantgabe ähnelt (s. 4.14).

4 Versorgung Frühgeborener (Einzelaspekte)

Allgemeine Beschreibung wichtiger Abläufe/Geräte und Begriffserklärungen

Dieses Kapitel ist insbesondere für Personen gedacht, die auf einer Frühgeborenenintensiveinheit arbeiten möchten. Einige Aspekte sind sicherlich sehr speziell darauf abgestimmt.

4.1 Absaugen (endotracheal)

Bei intubierten Kindern ist regelmäßiges Absaugen des sich sammelnden Sekretes aus dem Bronchialsystem über den Tubus erforderlich, weil eine „Selbstreinigung" bei liegendem Tubus unmöglich ist.

Die Häufigkeit richtet sich nach dem Bedarf (Sekretmenge, Horchbefund, Beatmungssituation.) Absaugen sollte man immer zu zweit unter Monitor- und Pulsoxymeterkontrolle. Meist muß beim Absaugen etwas mehr Sauerstoff gegeben werden: maximaler Sog: $-2 \cdot 10^4$ Pa ($= -200$ cm Wassersäule oder $-0,2$ Bar).

Eine Person hyperventiliert mit dem Beutel und gibt dann etwa 0,5 ml 0,9%ige Kochsalzlösung in den Tubus; erneutes Bebeuteln für 15–30 s. Die zweite Person saugt unter möglichst sterilen Bedingungen ab. Hierzu wird der Absaugkatheter ohne Sog eingeführt und mit Sog zurückgezogen. Die Dauer beträgt maximal 10 s, es darf nicht zu einem Sauerstoffmangel kommen. Dieser Vorgang wird in Kopfmittellage durchgeführt, und, wenn erlaubt, auch in Rechts- und Linkslage des Kopfes. Man stellt sich vor, daß bei Linkslage des Kopfes besonders die rechte Lungenhälfte abgesaugt wird, bei Rechtslage des Kopfes entsprechend die linke Hälfte.

4.2 Beatmung

Beatmung ist die maschinelle oder manuelle Belüftung der Lungen durch Überdruck bei Ateminsuffizienz.

Die Atemarbeit wird quasi über das Atemgas übertragen. Sie erfolgt in der Regel über einen endotrachealen Tubus als sichersten Weg, sie ist aber grundsätzlich auch über eine Beatmungsmaske (s. auch 3.6) möglich.

4.3 Beatmungsgeräte

Babylog I

Standardgerät auf vielen Stationen. Es arbeitet druckkontrolliert und mit konstantem Gasfluß. Alle Beatmungsparameter sind unabhängig von den anderen einstellbar. Alle bei Frühgeborenen üblichen Beatmungsformen lassen sich damit realisieren. Das Gerät ist mit einem Gasmischer und einem Anfeuchter kombiniert und eignet sich deshalb für die Langzeitbeatmung.

Babylog II

Mit diesem Gerät sind häufig die Reanimationsplätze und die Transportinkubatoren ausgerüstet. Es eignet sich, da es nur trocken und ohne Anwärmung des Atemgases arbeitet, ausschließlich für die Kurzzeitbeatmung.
Die Regelmöglichkeiten sind stark eingeschränkt:
- Der Flow ist bei 8 l/min fixiert. Atemzeitverhältnisse nur zwischen 1:1 und 1:2 wählbar. Sauerstoffkonzentrationen nur 50% oder 100%, neue Geräte sind auch mit einem Mischer ausgerüstet, der eine freie Wahl des Mischungsverhältnisses zuläßt.
- Die Frequenz ist zwischen 12 und 60/min frei wählbar.
- Druck und PEEP sind stufenlos wählbar (im Rahmen der üblicherweise angewendeten Werte).

4.4 Beutelbeatmung

Diese Beatmung ist beim Absaugen des Sekrets und bei Reanimation üblich. Man muß bedenken, daß zur vollständigen Belüftung der Lungen bei Frühgeborenen nur relativ wenig Luft nötig ist. Entsprechend vorsichtig muß „bebeutelt" werden. Es lassen sich mit dem Beatmungsbeutel spielend Drücke erzielen, die vom Babylog-Beatmungsgerät nur bei Einstellung von Maximalwerten erreicht werden können. Der Beatmungsbeutel ist im Nebenschluß am Babylog angeschlossen, aus dem Ventil kommt dieselbe Luft-Sauerstoff-Mischung, wie sie vorn am Mischer für die Beatmung eingestellt ist. Ventil aufdrehen!

„Gebeutelt" wird etwa mit einer Frequenz von 60/min. Bei Kindern mit niedrigerer Beatmungsfrequenz kann man sich auch dem Rhythmus der Maschine anpassen, wenn dies vertragen wird.
Zur Anpassung der Kraft gilt folgende Regel (Dreifinger-Regel):

- Kinder <1000 g werden mit Daumen und 1 Finger bebeutelt.
- Kinder von 1000–2000 g werden mit Daumen und 2 Fingern bebeutelt.
- Kinder >2000 g werden mit Daumen und 3 Fingern bebeutelt.

4.5 BPD (bronchopulmonale Dysplasie)

Die BPD ist eine chronische Lungenerkrankung, die im Zusammenspiel von Atemnotsyndrom, Lungenunreife, Überdruckbeatmung, Sauerstoffgabe und sicher noch weiteren Faktoren entsteht.

Es kommt zu einem bindegewebigen Umbau des Lungengewebes, vielleicht vergleichbar einer „Narbenbildung". Diese führt dazu, daß die Kinder über den 28. Lebenstag hinaus Sauerstoff und/oder Beatmung benötigen. Im Röntgenbild sieht man typische Veränderungen. Es kann zu einer Heilung kommen, es ist aber auch möglich, daß sich die BPD nicht zurückbildet, so daß solch ein Kind dauerbeatmet werden muß.
Man versucht bei Frühgeborenen, die nach 14 Tagen immer noch beatmet werden und im Röntgenbild verdächtige Zeichen haben, mit einer Dexamethasontherapie (Fortecortin) ein Fortschreiten der BPD zu verhindern bzw. eine Heilung einzuleiten.

4.6 CPAP („continuous positive airway pressure")

Dabei wird ständig, also auch während der Ausatmung, ein positiver Druck in den Luftwegen aufrechterhalten. Der Sprachgebrauch: „Das Kind bekommt einen CPAP" ist nicht ganz richtig. Gemeint ist, daß das Kind eine Atemhilfe mit einem in der Regel nasalen Tubus erhält.
Dieser wird etwa 4–5 cm eingeführt. Über diesen Tubus wird Luft in den Rachenraum eingeleitet und damit der Druck angehoben. Problematisch ist, daß dabei auch viel Luft in den Magen geblasen wird. Die Kinder brauchen daher zur Entlastung eine offene Magensonde.

4.7 IMV („intermittend mandatory ventilation")

Es handelt sich um eine Beatmungsform, die den Kindern bei relativ niedriger Beatmungsfrequenz in den Pausen zwischen den Maschinenhüben Zeit läßt, selbst zu atmen, dann quasi am CPAP, allerdings mit einer gewissen Gefahr der Pneumothoraxentstehung, da nicht auszuschließen ist, daß sich ein Maschinenhub direkt ans Ende einer spontanen Inspiration anschließt.

4.8 IPPV („intermittend positive pressure ventilation")

Diese Beatmungsform ist der IMV sehr ähnlich, sie arbeitet aber mit einer höheren Frequenz. Sie ist die übliche Beatmungsform zu Beginn der Beatmung eines Frühgeborenen.

4.9 Intubation

Die Intubation kann auf folgende Weisen geschehen:

- Kanülierung der Trachea über den Kehlkopf vom Rachen her,
- orotracheal = vom Mund aus,
- nasotracheal = von der Nase aus.

Material

Endotrachealtubus (Spezialschlauch zum Einführen in die Luftröhre)

Die Tubusgröße wird in Relation zum Körpergewicht gewählt: (Innendurchmesser in mm; Anhaltswerte)

<1000 g: 2,5er Tubus,
>1000 g: 3,0er Tubus,
>3000 g: 3,5er Tubus.

Führungsstab

Dies ist ein Draht, der zur Stabilisierung in den Tubus geschoben wird. Dort aber nur während der Intubation verbleibt und anschließend wieder entfernt wird. Er ist nicht grundsätzlich nötig, aber ein 2,5er Tubus läßt sich beispielsweise bei oraler Intubation kaum ohne Führungsstab handhaben. Deshalb sollte ein passender Führungsstab auf jeden Fall bereitliegen.

Absaugkatheter

Laryngoskop

Das Gerät besteht aus einem Handgriff und einem schmalen Metallspatel, in den vorn eine Glühbirne eingebaut ist. Man führt den Metallspatel in den

Mund ein, hebt die Zunge an und stellt sich den Kehlkopfeingang ein. Das Laryngoskop wird mitunter auch nur „Spatel" genannt.

Magill-Zange

Das ist eine im Griffteil gebogene Klemme, mit der man den Tubus bei nasotrachealer Intubation fassen kann, nachdem er durch die Nase in den Rachenraum geschoben wurde. Mit dieser Zange wird der Tubus dann in den Kehlkopfeingang dirigiert.

Gegen Schmerzen und zur Betäubung verabreicht man Arzneimittel.

Vorgehen

Orotracheal (meist notfallmäßig)

Kind in Rückenlage, Schultern leicht unterstützt, Einstellung der Stimmritze mit dem Spatel, eventuelles Absaugen durch denjenigen, der die Intubation durchführt. Direktes Einführen des Tubus, evtl. mit Führungsstab, ohne Zange. (Bei oraler Intubation ist es viel zu eng für die Zange.) Fixierung mit Pflaster am Mundwinkel.

Nasotracheal

Einführen des Tubus über die Nase, 5–6 cm vorschieben. Bei Problemen, die Nasengänge zu passieren, kann es hilfreich sein, die Nase zunächst mit einer dünnen Magensonde zu sondieren und über diese Sonde dann den Tubus zu fädeln; vorher muß man den Verbindungskonus abnehmen.

Dann erfolgt Lagerung und Einstellung wie bei oraler Intubation. Der Tubus müßte im Rachen sichtbar sein, er wird mit der Magill-Zange gefaßt und dann eingeführt. Ein evtl. noch liegender oraler Tubus wird direkt vorher entfernt. Fixierung an der Nase mit Pflaster.

Folgende gewichtsbezogene Positionen gelten (ab Nasenloch):

- 500 g KG bis ca. 7 cm,
- 1000 g KG bis ca. 8 cm,
- 1500 g KG bis ca. 9 cm,
- 2000 g KG bis ca. 10 cm.

Die Position muß aber durch ein Röntgenbild kontrolliert und dann evtl. korrigiert werden.

Vor einer geplanten Umintubation bei schon seit längerer Zeit beatmeten Kindern muß der Magen entleert werden. Außerdem werden die Kinder medikamentös vorbereitet.

4.10 Nabelkatheter

Üblich sind sowohl Nabelvenen- als auch Nabelarterienkatheter (NVK und NAK)

Anatomie

Es gibt eine Nabelvene und zwei Nabelarterien. Die Vene zieht vom Nabel ausgehend nach oben in Richtung Leber. Die Arterien verlaufen nach unten zu den beiden Iliakalarterien. Die entsprechende Richtung ist beim Schieben einzuschlagen.

> Benötigtes Material: Nabelkatheterset (Pinzetten, Sonden, Schere etc.), Nabelkatheter, steriles Tuch, NaCl 0,9%ig, sterile Handschuhe, Nahtmaterial.

Die Verhältnisse am Nabelstumpf sind in Abb. 7 dargestellt.

Vorgehen

Eingriff immer zu zweit, sterile Handschuhe anziehen, Puder mit sterilem Wasser abwaschen, Nabel desinfizieren, steril abdecken.

Nabelkatheterset auspacken, auf der sterilen Verpackung stehenlassen, Nabelkatheter auspacken, mit NaCl (0,9%ig) durchspülen und mit in die Setschale legen. Kontrolle auf Vollständigkeit. Dann wird die Schale mit in den Inkubator an das Fußende gestellt.

Der Nabel wird nun auf 1–1,5 cm gekürzt und dabei mit einer großen Pinzette unterhalb der Nabelklemme gehalten.

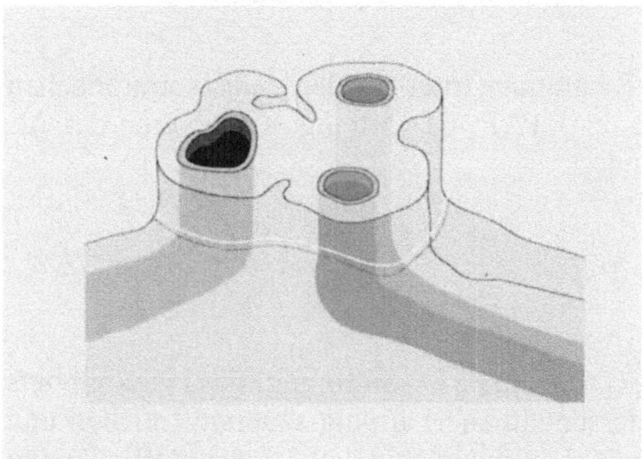

Abb. 7. Gefäßverhältnisse am Nabelstumpf, *links* Verlauf zur Leber, *rechts* Verlauf zu den Femoralarterien

Sollen beide Gefäße katheterisiert werden, so beginnt man immer mit einer Arterie, da die Manipulation am Nabel den Muskelspasmus an der Einmündungsstelle in die A. iliaca verstärken kann, evtl. so stark, daß man nicht mehr durchkommt. Eine Arterie wird mit 2 feinen Pinzetten aufgehalten und der Katheter eingeführt. Am Nabelring (Hautniveau) und an der Mündungsstelle wird ein Widerstand überwunden. Wenn Blut aspiriert werden kann, wird der Katheter bei 8–10 cm befestigt (Markierungen in Zentimeterschritten am Katheter). Lieber etwas tiefer hineinschieben, zurückziehen kann man nach Röntgenkontrolle immer noch.

■ Der Katheter ist deutlich als Arterienkatheter zu kennzeichnen!

Es darf keine andere Lösung als NaCl (0,9%ig) darüber gegeben werden. Falsche Lösungen führen zum Spasmus der Arterie mit eventueller Nekrose des Versorgungsgebietes (Bein). Ein solcher Fehler kann somit im Extremfall die Amputation des Beines notwendig machen! Es sind auch Schädigungen des Darmes möglich.

Soll ein Nabelarterienkatheter entfernt werden, so darf er nicht einfach herausgezogen werden. Man muß ihn vielmehr zunächst nur zurückziehen auf etwa 4–5 cm. Man kontrolliert die Pulsationen mittels einer Luftsäule, die man im Katheter plaziert. Erst wenn der Puls nicht mehr nachweisbar ist, darf man davon ausgehen, daß der Gefäßspasmus eingetreten ist. Dann wird der Katheter ganz gezogen. Vorsichtshalber kann man anschließend noch eine Klemme auf den Gefäßstumpf setzen. Auch ein Abbinden ist möglich, wenn noch genug Nabelmaterial vorhanden ist. Auf jeden Fall muß der Nabel während der folgenden Stunden gut beobachtet werden. Also möglichst nicht abdecken.

Der Nabelvenenkatheter ist in der Regel problemlos zu legen, da das Gefäß „offen" steht.

4.11 PEEP („positive endexspiratory pressure")

Die Beatmung mit positivem Beatmungsdruck in der endexspiratorischen Phase hat denselben Effekt wie der CPAP: Es wird das Kollabieren der Alveolen in der Exspiration verhindert.

4.12 Pulsoxymeter

Dieses Gerät mißt die Sättigung (prozentuale O_2-Sättigung) des Hämoglobins mit Sauerstoff. Es nutzt die unterschiedliche Färbung sauerstoffreichen und sauerstoffarmen Hämoglobins aus. Die unterschiedliche Sauerstoffbeladung führt auch dazu, daß jeweils bestimmte Anteile roten Lichts herausgefiltert werden. Die Anteile ändern sich relativ zum Sauerstoffgehalt.

Die Messung erfolgt über kleine Sonden, bei denen eine rote Lichtquelle und ein Sensor so an einer Halterung angebracht sind, daß man einen Finger oder ein Ohrläppchen dazwischenklemmen kann. Das Gewebe wird durchstrahlt, und je nach Sauerstoffgehalt des Blutes ändert sich die Lichtintensität am Sensor. Das mit dem Sensor verbundene Meßgerät zeigt die Sauerstoffsättigung in Prozent und gleichzeitig die Pulsfrequenz an.

4.13 RDS („respiratory distress syndrome"; Atemnotsyndrom)

Die Symptomatik wurde schon ausreichend besprochen, hier soll noch die Einteilung der Schweregrade nach dem Röntgenbild angeführt werden.

Grad 1: feingranuläres (feinkörniges) Lungenmuster;
Grad 2: Grad 1 + über die Herzgrenzen hinausreichende Bronchuszeichnung;
Grad 3: Grad 2 + Unschärfe oder teilweise Nichtabgrenzbarkeit der Herzgrenzen oder der Zwerchfelle;
Grad 4: sog. „weiße Lunge", d.h. daß der gesamte Thorax weiß erscheint und weder Herz noch Zwerchfelle abgrenzbar sind.

4.14 Surfactantgabe

Bei Kindern mit schwerem Atemnotsyndrom (RDS) wird in bestimmten Situationen (Sauerstoffbedarf >60%, Beatmungsdruck >25 cm Wassersäule) z.B. aus Rinderlungen gewonnener Surfactant verabreicht. Das Präparat wird über den Beatmungstubus in die Lunge gegeben.

Vorgehen
(Dies ist eine Möglichkeit! – Die Empfehlungen wechseln.)

- Kind gründlich absaugen,
- Pulsoxymeter und Transoxode anschließen,
- arterielle BGA zur Eichung der Transoxode,
- Anwärmen des Surfactants,
- Aufziehen des Surfactants in eine Spritze,
- dünne Magensonde auf die Länge des Tubus kürzen,
- Kind vom Beatmungsgerät abnehmen,
- Magensonde einführen und Surfactant injizieren,
- Spritze abnehmen, einmal Luft aufziehen und damit die Magensonde leerspritzen,
- anschließend das Kind sofort wieder an die Maschine anschließen.

In der 1. Minute kann sich der Zustand zunächst noch verschlechtern, da es zu einer Verstopfung der Luftwege kommt. Dann ergibt sich meist aber eine eindrucksvolle Besserung. Es muß sofort, wenn sich diese abzeichnet, die Sauerstoffkonzentration in der Inspirationsluft reduziert werden.

Die Surfactantgabe darf nur bei stabilen Kreislaufverhältnissen erfolgen. Während der Anwendung muß regelmäßig der Blutdruck kontrolliert werden, weil die Lungendurchblutung ansteigt; die Lungengefäße erweitern sich, sie nehmen Blutvolumen auf, das im großen Kreislauf dann fehlt.

Nach Möglichkeit soll in den nächsten 6–8 h nicht abgesaugt werden. Manchmal ist es aber nicht zu vermeiden, wenn sich die Beatmungssituation vor Ablauf dieser Zeit wieder verschlechtert. Oft wird dann an-schließend erneut Surfactant gegeben.

4.15 SIMV (synchronisierte Beatmung)

Bei dieser Beatmungsform paßt sich das Gerät an die Spontanatmung des Kindes an. Das Kind beginnt eine Inspiration und senkt damit den Druck im Beatmungssystem. Dieser Druckabfall wird registriert, und die Maschine macht einen Beatmungshub. Es handelt sich um eine sehr schonende Beatmungsform, endinspiratorische Maschinenhübe werden vermieden. Der Einsatz erfolgt meist bei Langzeitbeatmung oder auch bei größeren Kindern. Mit den bei Frühgeborenen üblichen Geräten ist diese Beatmungsform nicht möglich (Babylog). Ein sehr gebräuchliches Beatmungsgerät, das diese Beatmungsform leistet, ist der „Servo-Ventilator".

4.16 Thoraxdrainage

Sie findet Anwendung bei Ansammlung von Luft oder Flüssigkeit im Pleuraraum, meist also bei Pneumothorax. Dieser wird bei beatmeten Kindern immer abgesaugt (drainiert).

Auffällig werden die Kinder durch Dyspnoe, erhöhten Sauerstoffbedarf, der sich oft dramatisch schnell entwickelt, Anstieg des pCO_2 und Ausbildung einer Azidose (s. auch 3.3.3).

Vorgehen

Der Pneumothorax sollte nach Möglichkeit durch ein Röntgenbild gesichert sein. Punktiert wird auf der betroffenen Seite im 2. Zwischenrippenraum an der Brust (Medioklavikularlinie):

Hautdesinfektion, Lagerung und Halten des Armes nach außen oben. Einstechen der Spezialkanüle unter leicht drehenden Bewegungen, bis der Anschliff ganz unter dem Hautniveau verschwunden ist. Die ausführende Hand muß abgestützt sein, damit man nicht „freihand" in den Thorax „fällt". Eine vorherige Stichinzision mit einem Skalpell kann auch durchgeführt werden.

Der Katheter wird dann möglichst an der Innenseite der vorderen Thoraxwand vorgeschoben, Entfernen der Nadel, Anschluß an die Saugung mit 5–15 cm Wassersäule Unterdruck, Dachziegelpflasterverband.

Das Ziehen der Drainage sollte vorsichtig erfolgen, dabei sollte die Haut im Bereich der Einstichstelle mit einer Pinzette gefaßt werden und die Wunde damit sofort verschlossen werden. Anschließend Pflasterverband, evtl. Tabakbeutelnaht.

4.17 Transkapnode

Dieses Gerät mißt über die Haut den Partialdruck der im Blut gelösten Kohlensäure (pCO_2). Die Angabe erfolgt in mmHg, meist mit einer Transoxode kombiniert.

4.18 Transoxode

Mit der Transoxode wird über die Haut der Partialdruck des im Blut gelösten Sauerstoffs (pO_2) gemessen. Die Angabe erfolgt in mmHg.

5 Praktisches Vorgehen bei der Versorgung Frühgeborener

Bei der Versorgung von Frühgeborenen muß der Unreife der meisten Körperfunktionen Rechnung getragen werden. Die Kinder sind:

- extrem empfindlich gegen Auskühlung,
- ateminsuffizient,
- extrem empfindlich gegenüber Schwankungen der Blutgase,
- nur gering körperlich belastbar,
- kaum oral ernährbar,
- extrem infektionsgefährdet.

5.1 Vorbereitungen auf Station

Wird ein Frühgeborenes erwartet, so müssen der erwarteten Unreife entsprechende Vorbereitungen getroffen werden, damit bei Eintreffen des Kindes auf Station die Bedingungen optimal sind (s. Übersicht). Von Haus zu Haus gibt es natürlich große Verfahrensunterschiede.

1. Inkubator mit 100% Luftfeuchte und 37 °C.
2. Kleine Röntgenplatte zum Aufwärmen in den Inkubator legen.
3. Beatmungsgerät (vom Arzt einstellen lassen), Beatmungsparameter Wasser in den Verdampfer füllen.
4. Pulsoxymeter, Transoxode/Transkapnode, EKG-Atemmonitor.
5. Material zur eventuellen Intubation (2,5er- und 3er-Tubus). Laryngoskop, Magill-Zange, auch Valium und Tramal, Barbiturat wenn gebräuchlich).
6. Infusion (Glukose10%ig).
7. Venenpunktionskanülen.
8. Katheter zur Sondierung der Nabelgefäße (inklusive Besteck).
9. Material für die Blutentnahmen und Abstriche.
10. Transportinkubator o.k.?
11. Notfallkoffer o.k.?

5.2 Vorbereitung des Reanimationsplatzes

Auch im Kreißsaal oder Operationssaal wird der Reanimationsplatz in Relation zur der zu erwartenden Situation vorbereitet:

1. Wärmelampe an.

2. Warme Tücher.

3. Intubationsbesteck mit Magill-Zange. 2,5er- und 3er-Tubus, Führungsstab, (nötig für den 2,5er-Tubus).

4. Suprarenin auf Anweisung aufziehen (0,5 ml pur, die übrigen 0,5 ml mit 4,5 ml NaCl 0,9 %ig verdünnen), Dosierung: pur: 2 Tropfen/kg KG unter die Zunge, verdünnt: 1–2 ml/kg KG in den Tubus (bei anhaltender Bradykardie auf Anweisung).

5. Absaugkatheter (blau), Absauggerät einstellen $1 \cdot 10^4 - 2 \cdot 104$ Pa (= –100–200 cm Wassersäule oder –0,1–0,2 Bar).

6. Beatmungsgerät vorbereiten (Arzt).

7. Stoppuhr bereitlegen.

8. Handschuhe, für Schwester und Arzt.

5.3 Das Kind kommt ...

1. Stoppuhr drücken bei Abnabelung.

2. Kind in warmes Tuch legen und vorsichtig trockenreiben.

3. Gleichzeitig abhören, Arzt gibt die Herzfrequenz an.

4. Gleichzeitig Beurteilung der Vitalität.

5. Nach Anweisung orales Absaugen, nicht zu tief, d.h. nur bis in den oberen Rachen, da während der ersten Minuten über einen Vagusreiz ein Herzstillstand ausgelöst werden kann.

6. Eventuelle Maskenbeatmung.

7. Bei Ateminsuffizienz Intubation, möglichst schon durch die Nase.

8. Anschluß an das Beatmungsgerät.

9. Suprarenin bei anhaltender Bradykardie (siehe oben).

10. Eventuelle Herzdruckmassage.

11. Eventuell auch schon im Kreißsaal Nabelvenenkatheter und Infusion von Humanalbumin (5 %ig).

12. Lagerung im Inkubator und Transport.

5.4 Ablaufschemata für bestimmte Standardsituationen (auf Station)

5.4.1 Frühgeburt <1500 g, primär im Kreißsaal intubiert

Wiegen, Lagerung im Inkubator, 100% Luftfeuchte, Streckung der Atemwege, 20°-Hochstellung des Kopfendes.

- Beatmung,
- Blutgasanalyse,
- EKG – Atemmonitor,
- Transoxode – Transkapnode,
- Pulsoxymeter,
- sofort Blutdruck bei Hinweisen auf Schockgeschehen,
- Abstriche, Magensonde, Temperatur,
- venöser Zugang, wenn möglich peripher,
- wenn unmöglich, dann evtl. zunächst Nabelarterienkatheter und dann Nabelvenenkatheter (s. 4.10),
- bei primär orotrachealer Intubation erfolgt nun die nasotracheale Umintubation; nach Gabe von Tramal und Valium oder einem Barbiturat,
- anschließend Röntgenbild (sog. Babygramm),
- evtl. Korrektur des Tubus und der Katheter,
- Kontrollen von Blutdruck, Temperatur, BGA,
- **Ruhe für das Kind!**

5.4.2 Frühgeburt < 1500 g, nicht intubiert

- Wiegen,
- Röntgenbabygramm im Hängen, wenn zumutbar,
- Sauerstoffvorlage, Lagerung im Inkubator,
- 100% Luftfeuchte,
- Streckung der Atemwege,
- 20°-Hochstellung des Kopfendes,
- EKG – Atemmonitor,
- Transoxode – Transkapnode,
- Pulsoxymeter,
- sofort Blutdruck bei Hinweisen auf Schockgeschehen,

- Blutgasanalyse,
- Abstriche, Magensonde, Temperatur,
- venöser Zugang, wenn möglich peripher,
- wenn unmöglich Nabelvenenkatheter, dann evtl. zunächst Nabelarterienkatheter,
- evtl. erneutes Röntgenbild und evtl. Korrektur der Katheter,
- Kontrollen von Blutdruck, Temperatur, BGA,
- **Ruhe für das Kind!**

Bei Entwicklung einer respiratorischen Insuffizienz mit Anstieg des $pCO_2 >$ 60 mm Hg, angestrengter Atmung, anhaltendem oder zunehmendem exspiratorischem Knörren muß das Kind beatmet werden.

Die primär nasotracheale Intubation erfolgt ohne vorhergehenden Versuch mit nasalem CPAP. Vorher erfolgt möglichst eine Prämedikation (wenn zeitlich vertretbar).

Röntgen- und BGA-Kontrolle.

5.4.3 Kinder zwischen 1500 und 2000 g

Grundsätzlich sind die Abläufe ähnlich, aber es ergeben sich einige Besonderheiten:

In dieser Gewichtsgruppe gibt es häufiger Kinder, die es schaffen, spontan zu atmen, möglicherweise, weil sie relativ reif, aber dysptroph sind. Man ist deshalb zurückhaltender beim Einsatz der Beatmung. Kommt ein solches Kind aus dem Kreißsaal und wurde es dort primär im Rahmen der Versorgung intubiert, so kann es ohne weiteres möglich sein, daß man den Tubus sofort nach Aufnahme wieder entfernen kann, wenn der Eindruck besteht, daß das Kind es allein schafft. Diesen Schritt wird man bei einem kleineren Kind nie gehen.

Atmet das Kind zunächst selbst, erschöpft sich aber innerhalb der ersten Stunden auf Station, so wird man es nicht sofort beatmen, sondern zunächst einen Versuch mit einem nasalen CPAP (s.o.) machen.

Bleibt dieser Versuch ohne Erfolg, wird das Kind in Ruhe nach entsprechender Prämedikation primär nasotracheal intubiert.

Die Beatmungsparameter sehen bei den größeren Kindern anfangs etwas anders aus. Die Frequenz liegt niedriger, und die Atemzeiten sind somit länger.

5.4.4 Kinder > 2000 g

Man geht in der Regel davon aus, daß diese Kinder ausreichend spontan atmen und ihre Nahrung oral vertragen (Sonde). Entsprechend zurückhaltend ist man mit dem Einsatz von Atemhilfe und Infusion. Man nimmt sich Zeit, die Kinder zu beobachten. Leichte Atemstörungen bessern sich meist durch Lagerung und Sauerstoffvorlage (bis zu 30%). Aber grundsätzlich ist auch bei diesen Kindern ein schweres Atemnotsyndrom möglich und bedarf dann der entsprechenden Maßnahmen.

5.4.5 Kinder > 2500 g

Reife Kinder mit einer Atemstörung sind immer sehr verdächtig auf eine Infektion. Sehr häufig werden bei ihnen Streptokokken der Gruppe B nachgewiesen. Auch bei unauffälligen Blutwerten (CRP; großes Blutbild) wird man großzügig antibiotisch behandeln. Neben den Blutuntersuchungen sind natürlich auch eine Röntgenaufnahme des Thorax und Abstriche, evtl. auch Blutkulturen und eine Lumbalpunktion erforderlich.

6 Geburtstraumatische Schäden

6.1 Schädel

6.1.1 Kephalhämatom

Durch Blutung unter die Knochenhaut (Periost) entsteht diese weiche Schwellung.

Sie betrifft meist die Scheitelbeine, d.h. daß die Hämatome neben der Schädelmitte liegen. Die Schädelnähte werden nicht überschritten. Der Randwall verknöchert häufig.

Große Kephalhämatome sind evtl. Ursache für einen länger anhaltenden Ikterus. Es gibt keine spezielle Therapie, eine Eröffnung erfolgt nur bei Infektion.

6.1.2 Caput succedaneum

Hier handelt es sich um eine Geburtsgeschwulst durch Ödem, das typischerweise über der Schädelmitte liegt und die Schädelnähte überschreitet.

Die beiden Geschwulsttypen werden in Abb. 8 dargestellt.

6.1.3 Subaponeurotische Blutung

Dies ist eine Blutung zwischen Knochenhaut und Muskulatur des Schädels. Sie kann vom Nacken bis zu den Augenhöhlen (Orbitae) reichen. Es besteht vitale Bedrohung durch großen Blutverlust.

6.1.4 Impressionsfrakturen

Diese entstehen durch Druck von außen auf den Schädelknochen, der quasi wie ein Tischtennisball eingedrückt wird.

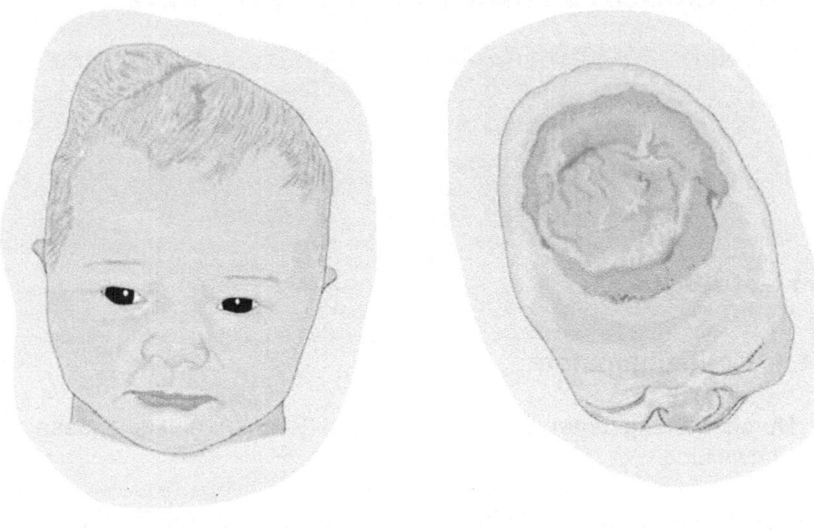

a   b

Abb. 8. a Kephalhämatom, **b** Cabut succedaneum

Mitunter ist nur die äußere Knochenschicht betroffen. Die Fraktur muß evtl. über ein Bohrloch wieder aufgerichtet/herausgezogen werden.

6.1.5 Blutungen

Durch Gefäßrisse im Schädel sind Blutungen ein relativ häufiges Problem, insbesondere auch bei Frühgeborenen, da bei ihnen die Gefäße sehr empfindlich sind. Schon durch Schwankungen der Gasdrücke im Blut können Blutungen ausgelöst werden.

Meist handelt es sich um intrazerebrale (im Gehirn liegende) Blutungen in der Nähe der Ventrikel oder in den Ventrikeln (intraventrikuläre Hirnblutungen = IVH, Ventrikel = Flüssigkeitsräume im Gehirn).

Formen intrazerebraler Blutungen:
1. Grad: subependymal, unter dem Ependym gelegen (Ependym = dünne
     Auskleidung der Ventrikel),
2. Grad: IVH ohne Erweiterung des Ventrikels,
3. Grad: IVH mit Ventrikelerweiterung,
4. Grad: Parenchymblutung mit/ohne IVH (Hirnparenchym = Hirn-
     gewebe).

6.1.6 Fazialislähmung (Lähmung der motorischen Gesichtsnerven)

Durch Druckschaden unter der Geburt kommt es meist auf der bei der Geburt führenden Gesichtsseite zu der Lähmung.

Problematisch ist insbesondere, daß das Auge auf der betroffenen Seite nicht geschlossen werden kann. Durch Austrocknung der Hornhaut kann sich eine Sehstörung ergeben. Die geburtstraumatische Fazialislähmung heilt meist aus.

Eine angeborene Lähmung kann aber auch durch Fehlen der Hirnkerne bedingt sein. Dann bestehen auch meist weitere Störungen: hängendes Augenoberlid etc.

Davon abzugrenzen ist der schiefe Schreimund, eine nur auf den Mund bezogene Gesichtsasymmetrie, die mitunter auch familiär gehäuft vorkommt. Sie beruht auf einer muskulären Asymmetrie.

6.1.7 Zangenmarken

Dies sind in der Regel seitlich am Kopf zu findende gebogene Marken, die als Druckschäden durch die Geburtszange anzusehen sind. Die Folge kann z.B. eine Fazialisparese sein.

6.1.8 Saugglockenmarken

Bei einer Vakuumextraktion kommt es durch den Unterdruck zu Einblutungen in die Kopfhaut, insbesondere dann, wenn es zu einem Abrutschen der Saugglocke kommt.

6.2 Extremitäten

6.2.1 Klavikulafraktur

Mit etwa 1%iger Häufigkeit ist sie die häufigste Faktur. Der Arm wird wegen der bestehenden Schmerzen geschont. Es besteht oft zunächst der Eindruck, daß eine Armplexuslähmung vorliegt.

Unter Ruhigstellung des Armes am Thorax mit leichtem Zug nach hinten und Lagerung auf der gesunden Seite heilt eine Klavikulafraktur in aller Regel problemlos aus. Oft bleiben die Frakturen zunächst unbemerkt und werden erst dann, wenn nach 1–2 Wochen eine deutliche Kallusbildung auftritt, erkannt.

6.2.2 Frakturen von Armen und Beinen

Frakturen von Armen und Beinen (meist Oberarm und Oberschenkel) sind relativ selten. Sie bleiben häufig anfangs unbemerkt, es fällt mitunter erst nach Tagen eine Schonung der Extremität auf.

Therapeutisch sind bis auf eine Lagerungsbehandlung in der Regel keine Maßnahmen erforderlich. Die Frakturen sind nach 14 Tagen durch Kallusbildung stabilisiert (Kallus = Reparaturknochen).

6.2.3 Armplexuslähmungen

Plexus sind Nervengeflechte in der Nähe der Wirbelsäule, in denen sich die aus dem Rückenmark kommenden Nerven verbinden. Aus ihnen gehen dann die Nervenstränge hervor, die die Peripherie versorgen.

Wichtige Plexus versorgen die Arme und die Beine. Die Plexus für die Arme liegen rechts und links der Halswirbelsäule relativ ungeschützt. Die Beinplexus liegen im Bauchraum. Aus den Geflechten (Plexus), die die Arme versorgen, entspringen auch Nerven zur Versorgung der Zwerchfelle. Wegen ihrer ungeschützten Lage können die Armplexus durch Zug an den Armen oder den Schultern geschädigt werden. Entsprechende Zugmechanismen kommen bei Spontangeburten vor, wenn z.B. eine Schulter „hängenbleibt" und dann zu ihrer Entwicklung stärker gezogen werden muß. Die Nerven können gedehnt oder auch ausgerissen werden.

Man unterscheidet eine obere und eine untere Armplexuslähmung. Es gibt natürlich auch Kombinationen der Lähmungssymptome.

Obere Armplexuslähmung

Dabei sind die Nerven im oberen Bereich der Halswirbelsäule betroffen. Das Heben des betroffenen Armes und die Beugung im Ellenbogengelenk sind nicht möglich. Der Arm liegt schlaff und nach innen gedreht (innenrotiert) am Körper, Hand und Finger können bewegt werden, der Handgreifreflex ist auslösbar. Es besteht evtl. auch eine Lähmung des Zwerchfells (Zwerchfellparese) auf der Seite, auf der auch der Arm gelähmt ist. Dann besteht auch eine angestrengte Atmung mit eventueller Zyanose. Mitunter findet sich eine sog. paradoxe Atmung. Dabei senkt sich der Brustkorb auf der betroffenen Seite bei der Einatmung.

Therapie

> Zunächst Ruhigstellung des Armes in Beugestellung am Thorax, frühzeitige Krankengymnastik, bei Zwerchfellparese Lagerung auf der kranken Seite. Vollständige Heilung nur in 50% der Fälle.
> Eine Nervennaht bei Ausriß der Nerven aus dem Rückenmark ist nur wenig erfolgversprechend und sehr fragwürdig, da es natürlich ein massiver Eingriff ist.

Untere Armplexuslähmung

Hierbei sind die Nerven im unteren Teil der Halswirbelsäule betroffen. Hand und Finger können nicht bewegt werden, da die Muskulatur des Unterarmes und der Finger betroffen ist. Die übrigen Funktionen des Armes sind nicht beeinträchtigt. Mitunter sind Teile des vegetativen Nervensystems mitbetroffen. Es entsteht dann ein Horner-Symptomenkomplex, bestehend aus enger Pupille (Miosis), hängendem Lid (Ptosis) und tiefliegendem Augapfel (Enophthalmus).

Therapie

> Wie bei der oberen Armplexuslähmung.

7 Erkrankungen des Blutes bei Neugeborenen

7.1 Morbus haemorrhagicus neonatorum

Unter dem Begriff Morbus haemorrhagicus neonatorum versteht man in der Regel die vermehrte Blutungsbereitschaft des Neugeborenen durch Vitamin-K-Mangel.

Vom Vitamin K sind die Blutgerinnungsfaktoren II, VII, IX und X abhängig. Vitamin K wird beim größeren Kind und beim Erwachsenen von Darmbakterien produziert. Sie geben es in den Darminhalt ab, und es steht somit zur Aufnahme zur Verfügung.

7.2 Ursachen für einen Vitamin-K-Mangel bei Neugeborenen und Säuglingen

- Muttermilchernährung,
- chronische Diarrhö (Durchfall),
- Antibiotikalangzeittherapie,
- Frühgeburtlichkeit,
- mangelnde Substitution bei parenteraler Ernährung,
- mütterliche Medikamente: Phenytoin, Phenobarbital, Primidon, Salizylate, Antikoagulanzien (jedoch nicht Heparin),
- cholestatischer Ikterus,
- Infektionen (Sepsis).

7.3 Manifestation der Blutungen

- Am 3. bis 7. Tag: Meläna (blutige Stühle).
- Kephalhämatom.
- Schwere gastrointestinale und intrakranielle Blutungen.
- Organblutungen (Leber, Milz, Nebennieren).
- In der 2. bis 16. Lebenswoche: Spätmanifestation mit ähnlichen Symptomen.

Die meisten Blutungen sind nicht lebensbedrohlich und führen nur zu einem verstärkten Ikterus. (1 g Hämoglobin ergeben beim Abbau 34 mg Bilirubin.)

Therapie der manifesten Blutung

> Vitamin K (0,1 mg/kg KG s.c.) evtl. Gabe von Frischplasma (FFP = „fresh frozen plasma"), damit werden alle Gerinnungsfaktoren zugeführt.
> Bei Magenblutung evtl. Magenspülung mit Muttermilch. Es wird auch eine Magenspülung mit Eiswasser empfohlen.

Prophylaxe

Als Prophylaxe (insbesondere der Spätmanifestation) erfolgt die Gabe von 1 mg Vitamin K oral direkt nach der Geburt, bei der U_2 und bei der U_3 z.B. je 1 Tropfen Konakion. Dies entspricht der aktuellen Empfehlung, die sich aus einer fraglichen Vermutung ergeben hat, daß die parenterale Gabe von Vitamin K das Risiko der Entstehung von bösartigen Erkrankungen erhöhen könnte. Die parenterale Gabe ist sicherlich wirkungsvoller. Sie wird bei Mangelblutungen auch weiterhin durchgeführt.

Differentialdiagnostisch muß an angeborene Blutungsleiden gedacht werden (Hämophilie).

7.4 Icterus neonatorum (Hyperbilirubinämie)

Der kindliche Blutfarbstoff (Hb-F/fetales Hämoglobin) ist anders zusammengesetzt als der des Erwachsenen (Hb-A/adultes Hämoglobin). Hb-F hat ein größeres Bestreben, Sauerstoff zu binden, und kann ihn so in der Plazenta vom Blutfarbstoff der Mutter übernehmen. Nach der Geburt, wenn das Kind über die eigene Lunge das Blut mit Sauerstoff versorgt, ist diese besondere Bindungsfähigkeit nicht mehr erforderlich. Die kindlichen Erythrozyten werden deshalb abgebaut und die Erythrozyten, die neu gebildet werden, enthalten dann Hb-A.

Beim Abbau von Erythrozyten fällt Bilirubin an. Es handelt sich um indirekt reagierendes Bilirubin (d.h. es muß bei der Untersuchung im Labor eine Zwischenreaktion angelegt werden). Es ist schwer wasserlöslich, weil es in der Leber noch nicht in eine ausscheidbare Form umgewandelt (glukuronidiert) wurde. Es ist überwiegend an Albumin gebunden.

Da die Leber des Neugeborenen noch nicht so ausgereift ist, daß sie alles anfallende Bilirubin umbauen könnte, steigt der Spiegel im Blut an. Fast alle Neugeborenen entwickeln dadurch eine Gelbsucht, einen Ikterus, auch Hyperbilirubinämie genannt. Der überwiegende Teil der Kinder hat einen sogenannten unkomplizierten physiologischen Ikterus. Dieser hat sein Maximum um den 3. bis 6. Lebenstag. Es werden beim reifen Kind Werte von 13 mg/dl nicht überschritten, bis zum 14. Tag werden Normwerte erreicht. Bei Frühgeborenen liegt die Obergrenze des physiologischen Ikterus bei 15 mg/dl.

Bei 15% der Kinder steigen die Werte höher an, jedoch selten >18–20 mg/dl. Diese Kinder fallen oft durch Trinkschwäche auf. Dadurch kommt es zu einem gewissen Wassermangel (Exsikkose) und somit zu einem weiteren Anstieg des Bilirubins.

Phototherapie

Bei der Phototherapie wandelt blaues Licht einer gewissen Wellenlänge (450 nm) das indirekte Bilirubin so in seiner Struktur um, daß es wasserlöslich wird und über Leber und Nieren ausgeschieden werden kann.

Die Gabe von leichtem schwarzem Tee erfolgt unter der Vorstellung, daß das Tein die Diurese steigert und damit die Ausscheidung unterstützt wird.

In den vergangenen Jahren wurden die Grenzen für die Behandlungsbedürftigkeit des physiologischen Neugeborenenikterus stark heraufgesetzt. Reifgeborene Kinder, die keine weiteren Erkrankungen haben, sollten nicht mehr bei Werten < 18 mg/dl (300 µmol/l) behandelt werden. Indikation für die Therapie ist die Eigenschaft des Bilirubins, ab Konzentrationen > 20 mg/dl ins Gehirn überzutreten und sich dort in bestimmten „Kerngebieten" festzusetzen (Kerngebiete im Gehirn stellen quasi Schaltzentralen dar). Es entsteht der sog. Kernikterus. Verantwortlich ist der nicht an Albumin gebundene freie Anteil des Bilirubins.

Die Kinder fallen durch Schläfrigkeit (Somnolenz) und zerebrale Reizerscheinungen auf. Das sind Verspannungen der Streckmuskulatur, die dazu führen, daß sich der Körper nach hinten krümmt (Opisthotonus), „Zähigkeit" der Muskulatur bei passiver Bewegung (Rigidität, entspricht einer vermehrten Muskelspannung), schrilles Schreien und Krämpfe.

Unbehandelt stirbt die Hälfte der Kinder, von den Überlebenden sind die meisten zerebral geschädigt.

Die Grenze 20 mg/dl gilt für reife, sonst gesunde Kinder. Für Frühgeborene gelten deutlich niedrigere Grenzen, bis hinab zu 8 mg/dl bei Kindern <1000 g.

Der Grund dafür liegt darin, daß Frühgeborene eigentlich immer zusätzlichen Risiken ausgesetzt sind. Viele zusätzlich bestehende Krankheiten oder Veränderungen in der Zusammensetzung des Blutes wirken begünstigend auf die Entstehung eines Kernikterus ein. Dabei spielt wahrscheinlich eine Verdrängung des Bilirubins vom Albumin eine Rolle. Wenn solche zusätzlichen Erkrankungen vorliegen, muß bei niedrigeren Werten mit der Behandlung des Ikterus begonnen werden.

Die wichtigsten Erkrankungen sind:

- Hypalbuminämie, niedriger Albuminspiegel im Blut,
- Hypoxie,
- Azidose,
- Hyperkapnie (hoher pCO_2),
- Hirnblutung,
- Sepsis,
- Hypothermie.

7.5 Morbus haemolyticus neonatorum

Ein Teil der Kinder wird schon am 1. oder 2. Lebenstag auffällig gelb (Icterus praecox), hier liegt meist eine Blutgruppenunverträglichkeit zwischen Mutter und Kind vor, der sog. Morbus haemolyticus neonatorum. Dabei treten Antikörper der Mutter gegen die Blutkörperchen des Kindes durch die Plazenta zum Kind über.

Die schwerste Ausprägung dieses Problems findet man bei der Rhesusunverträglichkeit.

7.6 Rhesusunverträglichkeit

Mechanismus

Eine rh-negative (rh) Mutter wird irgendwann gegen Rh-positives Blut (Rh) sensibilisiert und bildet Antikörper (Anti D; D ist ein Oberflächenmerkmal auf den Erythrozyten, dessen Vorhandensein als Rh-positiv bezeichnet wird). Diese Sensibilisierung kann erfolgen durch Bluttransfusion oder am Ende einer Schwangerschaft mit einem Rh-positiven Kind, denn am Ende der Schwangerschaft werden die Plazentagefäße brüchig und somit durchlässig für kindliche Erythrozyten (0,1 ml Blut reichen aus). Bekommt nun diese Frau ein Kind mit Rh-positiven Erythrozyten, so treten ihre Antikörper gegen dieses Blut zum Kind über, lagern sich an die Zellen an und zerstören sie. Es entsteht eine Anämie. Das anfallende Bilirubin wird über die Plazenta in den mütterlichen Kreislauf abgegeben. Das Kind hat also bei Geburt keinen Ikterus.

Je nach Schwere der Erkrankung kann die Anämie des Kindes aber so ausgeprägt sein, daß ein ausreichender Sauerstofftransport (intrauterin; im Uterus über die Plazenta) nicht mehr möglich ist und es zu einer Schädigung des Kindes im Mutterleib durch Sauerstoffunterversorgung (Hypoxie) kommt. Ausdruck dieser Schädigung ist eine ausgeprägte Ödemneigung. Das

Kind kommt mit einem sog. Hydrops universalis zur Welt. Generalisierte Ödeme, Flüssigkeit in der freien Bauchhöhle (Aszites) und Flüssigkeit zwischen Lunge und Brustwand (Pleuraergüsse) liegen dann beim Kind vor.

Die meisten Kinder sterben vor der Geburt ab. Ein Kind, das mit einem Hydrops universalis zur Welt kommt, bedarf sofortiger Intensivbehandlung, Austauschtransfusion, Beatmung, evtl. Pleura- und Aszitespunktion.

Bei leichterer Ausprägung fallen die Kinder am ersten Tag durch einen schweren Ikterus auf. Dieser entwickelt sich sehr rasch, denn die Ausscheidung des Bilirubins über die Mutter fällt mit der Geburt abrupt weg.

Durch die ständige Zerstörung der Erythrozyten ist die Blutbildung des Kindes maximal stimuliert (Retikulozytenzahl hoch, Erythroblastose; beides sind Zellvorstufen der reifen Erythrozyten). Es wird auch in Milz und Leber Blut gebildet, daher sind diese Organe sehr groß. Leichte Ödemneigung.

Labor

Der direkte Coombs-Test ist positiv. (Dieser Test weist die Beladung der Erythrozyten mit Antikörpern nach.) Weiter besteht eine Anämie, das indirekte Bilirubin ist erhöht.

Therapie

> Bei Rhesusunverträglichkeit wird die Phototherapie angewendet (s. S. 48). Die Flüssigkeitszufuhr beträgt bis 200 ml/kg/Tag (parenteral und oral). Das Ziel ist, den Bilirubinspiegel < 20 mg/dl zu bringen bzw. bei unreifen oder Kindern mit zusätzlichen Erkrankungen (s.o.) entsprechend niedriger. Wenn das mit dieser Behandlung nicht erreicht werden kann, muß das Blut ausgetauscht werden (über die Nabelvene mit Katheter). Das geschieht in 10-ml-Schritten. (10ml Austauschblut werden gegeben, dann werden 10 ml abgezogen.)
>
> Da die Zufuhr neuer Antikörper durch die Mutter unterbleibt, kommt die Hämolyse zum Stillstand.
>
> Diese Erkrankung ist auch möglich durch Antikörper gegen AB0-Oberflächenantigene. Sie verläuft dann jedoch nicht so schwer. Der direkte Coombs-Test ist negativ oder allenfalls schwach positiv.
>
> Um die Entstehung von Rhesusantikörpern zu verhindern, wird allen rh-negativen Frauen nach der Geburt eines Rh-positiven Kindes Anti-D-Serum gespritzt. Dadurch werden kindliche Erythrozyten zerstört, bevor es zu einer Bildung von Antikörpern kommt.
>
> Bei einem weiteren Teil der Kinder entwickelt sich ein Icterus prolongatus (langandauernder Ikterus). Das bedeutet, daß der Ikterus noch über den 14. Lebenstag hinaus besteht. Differentialdiagnostisch muß insbesondere beim Icterus prolongatus an Galleabflußbehinderungen (durch z.B. fehlenden Gallengang) oder Hypothyreose (Hormone bestimmen, Guthrie Test) gedacht werden.

Außerdem: Hepatitis, Galaktosämie, α_1-Antitrypsinmangel, Mukoviszidose, Trisomie 21.
Bei Verdacht auf eine dieser Erkrankungen muß unbedingt das direkte Bilirubin bestimmt werden. Dieses wurde in der Leber schon umgebaut, ist also wasserlöslich. Bei erhöhtem direktem Bilirubin darf keine Phototherapie mehr durchgeführt werden, da sich sonst ein sog. Bronzebabysyndrom entwickeln kann.
Ein Icterus prolongatus mit Erhöhung des indirekten Bilirubins kann auch durch Muttermilchfütterung und Polyglobulie bedingt sein. Polyglobulie bedeutet, daß der Zellgehalt des Blutes erhöht ist.

8 Infektionen der Neugeborenenperiode

Das Neugeborene ist wegen seines noch nicht voll ausgereiften Abwehrsystems (Immunsystems) besonders gefährdet, sich eine Infektion zuzuziehen. Die Gefährdung ist noch größer bei Frühgeborenen, bei postpartaler Asphyxie, bei Grunderkrankungen wie z.B. Atemnotsyndrom und bei invasiver Behandlung (Infusion, Intubation, Katheter).

Der Kontakt mit den Keimen kann schon im Mutterleib erfolgen (vorzeitiger Blasensprung, dann Aufsteigen der Keime zum Kind oder über die Blutbahn bei Infektionskrankheiten der Mutter, z.B. Pyelonephritis), während der Geburt (Besiedelung der Scheide durch z.B. Streptokokken oder Gonokokken) oder später durch nicht ausreichende Hygiene bei der Versorgung des Kindes.

Infektionen bei Neugeborenen verlaufen häufig sehr untypisch. Sie sind dadurch, daß sie sich sehr schnell entwickeln, besonders gefährlich. Sie führen auch heute noch sehr häufig zum Tode oder haben Restschäden zur Folge.

Schon der Verdacht auf eine Infektion muß Anlaß sein, eine entsprechende Diagnostik und Therapie einzuleiten. Die Therapie beginnt immer breitband-antibiotisch (2–3 verschiedene Medikamente). Wenn der Keim bekannt ist, kann evtl. die Behandlung reduziert werden.

Nachfolgend werden einige wichtige Krankheitsbilder genauer dargestellt.

8.1 Sepsis/Meningitis

Sepsis (Bakterien sind im Blut, somit Infektion des gesamten Organismus) und die damit oft vergesellschaftete Hirnhautentzündung (Meningitis) sind die bedrohlichsten Infektionen.

Eintrittspforte können der Nasen-Rachen-Raum, der Magen-Darm-Trakt, die Lunge, der Nabel, Hautverletzungen, Infusionskanülen, Endotrachealtuben u.ä. sein.

Die Kinder erkranken aus völligem Wohlbefinden heraus plötzlich und können dann sehr rasch verfallen. Der Erkrankungsverlauf hängt von den verursachenden Keimen ab. Die Streptokokkensepsis verläuft meist sehr rasch (perakut), die Eschericha-coli-Sepsis (Darmkeim) verläuft eher schleichend.

Symptome

- Blaß-graues Hautkolorit, sehr wechselhaft,
- Trinkunlust, Schlappheit, Ikterus, Gedeihstörung,
- Atemnotsyndrom (bei schon beatmeten Kindern Verschlechterung der Beatmungssituation), besonders Apnoen (lange Atempausen) und
- Bradykardien (niedrige Herzfrequenz),
- Temperaturschwankungen (sowohl Hyperthermie als auch Hypothermie),
- Milz und Leber können vergrößert sein,
- bei Beteiligung der Hirnhäute evtl. vorgewölbte Fontanelle,
- Hautblutungen.

Labor

Leukozytose (Erhöhung der weißen Blutkörperchen, sie sind für die Vernichtung der Bakterien zuständig) mit Linksverschiebung (Vermehrung der unreifen Granulozyten; s. 18.1.2), deutliche Erhöhung des C-reaktiven Proteins (CRP).

Bei weiterem Fortschreiten der Erkrankung entwickelt sich eine Leukozytopenie (zu wenig weiße Blutkörperchen, sie haben sich verbraucht, und das Knochenmark ist nicht mehr in der Lage, genügend nachzubilden), eine Thrombozytopenie (zu wenig Thrombozyten) und eine Gerinnungsstörung (Quick-Wert vermindert; PTT verlängert; Fibrinogen vermindert; s. 18.9).

Die Symptome sind häufig nicht sehr deutlich. Bei jedem Verdacht auf eine Sepsis sollte deshalb frühzeitig eine Behandlung erfolgen.

Wesentlich ist es, die Ursache, also den Erreger, zu bekämpfen. Da man diesen noch nicht kennt, erfolgt die antibiotische Therapie sehr „breit", d.h. man gibt mehrere Antibiotika, um möglichst alle in Frage kommenden Erreger zu treffen.

Vorher müssen unbedingt Blutkulturen angelegt, Liquor, Magensaft, Urin und Rachenabstrich abgenommen werden, damit der Keim isoliert werden kann.

Wenn aus Zeitgründen nicht alle Proben gewonnen werden können (z.B. Urin), so sollten doch mindestens Liquor und Blutkulturen vor der ersten Antibiotikagabe abgenommen worden sein.

Therapie

- Antibiotische Therapie immer parenteral, in der Regel intravenös.
- Je nach Erkrankungsstadium kann auch die Therapie der Symptome erforderlich werden.
- Korrektur der Gerinnungsstörung.
- Beatmung.

> – Volumenersatz bei Schock.
> – Die Dauer der Antibiotikatherapie ergibt sich aus der Entwicklung
>   des klinischen Bildes, der Entwicklung der Entzündungsparameter
>   und aus der Tatsache, ob die Hirnhäute mitbefallen sind oder nicht:
> – ohne Meningitis: 10–14 Tage parenterale Therapie,
> – mit Meningitis: 4 Wochen parenterale Therapie.

Die Miterkrankung der Hirnhäute, also die Meningitis, hat häufiger Restschäden zur Folge (Hydrozephalus, Intelligenzdefekte, Hörminderung o.ä.).

8.2 Weitere Infektionen

Die folgenden Infektionen unterscheiden sich von den oben genannten dadurch, daß sie noch auf ein Organ begrenzt sind. Es besteht bei den meisten jedoch jederzeit die Möglichkeit, daß sich eine Sepsis, von diesem „Herd" ausgehend, entwickelt. Deshalb müssen auch diese Infektionen gut beobachtet und behandelt werden.

8.2.1 Angeborene Pneumonie

Sie entsteht durch infiziertes Fruchtwasser bei vorzeitigem Blasensprung.

Das Kind fällt durch Atemstörung auf, die Diagnose ergibt sich aus dem Röntgenbild.

Therapie

> Breitbandantibiotikatherapie wie bei der Sepsis gegen einen noch unbekannten Erreger.

8.2.2 Bindehautentzündung (Konjunktivitis)

Früher wurde sie häufig durch Gonokokken ausgelöst (führte oft zur Erblindung durch Hornhautnarben). Deshalb Einführung der Credé-Prophylaxe (1%ige Silbernitratlösung wird in den Bindehautsack geträufelt und tötet die Bakterien ab). Es kann durch das Silbernitrat zu einer Reizkonjunktivitis mit leichter, meist gräulichgelber Sekretion kommen, die nach einigen Tagen wieder abklingt. Entwickelt sich dennoch in den ersten Lebenstagen eine eitrige Konjunktivitis, so reicht in der Regel die lokale Behandlung mit antibiotischer Augensalbe. Vorher wird ein Abstrich für die Kultur entnommen.

8.2.3 Infektionen des Nabels

Diese sind von besonderer Bedeutung, da der Nabel mit seinen Gefäßresten bis zur vollständigen Abheilung einen Weg für Infektionen darstellt.

Ausgehend von einer lokalen eitrigen Infektion des Nabelrestes können sich eine Bauchhautentzündung (Phlegmone), eine Infektion der Leber (Abszesse, Ausbreitung über die Nabelvene) oder eine Infektion der Bauchhöhle (Peritonitis) entwickeln. Alle diese Infektionen können sich zu einer Sepsis ausweiten, deshalb sorgfältige Beobachtung, Laboruntersuchungen (Abstrich, Blutbild CRP), evtl. erfolgt die Behandlung wie bei Sepsis.

Nabelgranulom

Bei manchen Neugeborenen führt der normale Abheilungsprozeß, bei anderen eine längerdauernde lokale Infektion des Nabels zu einer überschießenden Bildung von Narbengewebe, es entsteht ein Nabelgranulom: Ein vom Nabelgrund ausgehendes, oft nässendes, blaßrosa gefärbtes Knötchen.

Die Verätzung mit einem Silbernitratstift führt meist zur Abheilung. Selten müssen sehr große Granulome abgebunden werden. Sie fallen dann nach Eintrocknung ab. Man kann sie auch grundsätzlich abbinden. Kleine Granulome sind aber oft nur schwer zu erreichen.

Ein anhaltend nässender Nabel ohne Infektion und ohne Granulom kann eine Verbindung zwischen Nabel und Blase (Urachus) oder Darm (Ductus omphaloentericus) als Ursache haben. Diese Verbindungen sind bei allen Kindern angelegt. Sie verschließen sich jedoch normalerweise vor der Geburt.

Therapie

Bei Vorliegen einer solchen Anomalie muß ein operativer Verschluß erfolgen.

8.2.4 Infektionen durch Staphylokokken

Staphylokokken sind Eitererreger, die normalerweise bei jedem Menschen auf der Haut vorkommen.

Beim Neugeborenen führen diese Keime zu unterschiedlichen Krankheitsbildern:

Es treten Infektion von kleinen Hautwunden, des Nabels oder auch des Nagelbettes (Panaritien) auf. Außerdem besteht die Gefahr einer septischen Streuung aus kontaminierten Kathetern.

An der Haut kommt es zur Entstehung großer Eiterblasen, dem sog. Pemphigus neonatorum.

Impetigo contagiosa

Diese Hauterkrankung wird durch Staphylokokken verursacht. Es treten oberflächliche, goldgelbe Krusten auf (s. 27.3.1).

Bei septischer Streuung kann es zur Infektion an allen Organen kommen. Häufig sind:

- Osteomyelitis und septische Arthritis,
- Brustdrüsenabszesse,
- Hirn-, Leber- und Lungenabszesse.

Osteomyelitis/septische Arthritis (Knochen und Knochenmarkentzündung/Gelenkentzündung

Die Kinder werden meist auffällig durch Schonen der betroffenen Extremität da Schmerzen in dem Bereich auftreten. Es fallen dann Rötung und Schwellung auf. Die Kinder haben meist Fieber.

Bei Verdacht: Blutkulturen und parenterale antibiotische Therapie (staphylokokkenwirksam).

Gesichert wird die Diagnose durch eine Knochenszintigraphie. Dabei wird ein radioaktiv markierter Stoff in den Entzündungsbezirken angereichert. Das geschieht aber erst, wenn die Entzündung einige Tage alt ist. Die Untersuchung wird deshalb erst eine Woche nach Erkrankungsbeginn durchgeführt. Nach Osteomyelitis kann das spätere Knochenwachstum verändert sein, meist kommt es zu Minderwachstum, besonders bei Befall der Epiphysenfugen oder eines Gelenks.

Eine Sonderform ist die Zahnkeimosteomyelitis.

Brustdrüsenabszesse

Dies sind in der Regel einseitige schmerzhafte Schwellungen der Brustdrüse mit Rötung der Haut. Sie müssen meist gespalten werden, zusätzlich erfolgt eine antibiotische Therapie.

Bei Mädchen muß damit gerechnet werden, daß in der Pubertät Defizite in der Brustentwicklung eintreten.

Symmetrische schmerzlose Brustdrüsenschwellungen bei Neugeborenen sind häufig. Sie sind wohl durch die hormonelle Umstellung bedingt und bilden sich spontan zurück.

Hirn-, Leber- und Lungenabszesse

Sie kommen seltener vor, sind aber natürlich sehr problematisch.

Hirnabszesse führen durch Defekte an der Hirnsubstanz je nach Lage entweder zu motorischen oder zu psychischen Störungen. Es ist auch möglich, daß eine Epilepsie ausgelöst wird.

Therapie

> Sie erfolgt zunächst antibiotisch, wobei von vornherein mit davon ausgegangen werden muß, daß Staphylokokken die verursachenden Erreger sind, so daß also ein Medikament gewählt werden muß, das diese Keime möglichst sicher trifft (z.B. Sobelin).
> Je nach Lokalisation des Abszesses und je nach Ansprechen auf die Therapie ist evtl. eine chirurgische Eröffnung des Abszeßhöhle erforderlich.

8.2.5 Magen-Darm-Infekte

Grundsätzlich kommen alle Erreger in Frage, die auch bei größeren Kindern Durchfallerkrankungen verursachen. Möglicherweise ist aber der Verlauf wegen der Unreife des Immunsystems häufig anders: Es kommt häufiger zur Sepsis.

Therapie

> Flüssigkeits-/Elektrolytsubstitution, bei Verdacht auf septischen Verlauf Antibiotikagabe.

Besonders gefürchtet ist die nekrotisierende Enterokolitis (NEC, s.a. 2.10).

Hierbei ist jedoch die Infektion nicht primär. Die Ursache ist insgesamt unklar. Am Anfang steht wohl eine Schädigung der Darmwand durch Hypoxie. Die Kinder sind schwer krank, der Bauch ist dick aufgetrieben, man sieht Darmschlingen durch die Bauchwand, es entwickelt sich ein Ileus, es kommt zu gastrointestinalen Blutungen, Erbrechen oder galligem Sekret aus der Magensonde.

Bei Frühgeborenen scheint der Darm häufig blaugrün durch die Bauchwand durch. Gefürchtet ist die häufig auftretende Perforation.

Therapie

> Nahrungspause, vollparenterale Ernährung, antibiotische Therapie, evtl. Operation (Resektion des nekrotischen Darmabschnittes, in der Regel Anlage eine Anus praeter zur Entlastung). Im Extremfall ergibt sich dann ein Kurzdarmsyndrom. Je nach Länge des entfernten Abschnittes und je nach Lokalisation der Resektion entwickeln sich dann Mangelerscheinungen, die zu einer Mangelentwicklung des Kindes führen. Die Kinder werden dystroph.

8.2.6 Urosepsis

Wenn Anomalien im Bereich der Harnwege vorliegen, treten leicht Harnwegsinfektionen auf. Diese verlaufen oft als sog. Urosepsis, die deutlich häufiger bei Jungen auftritt (s. 22.3).

9 Ernährung im ersten Lebensjahr

9.1 Trinkphase (1. bis 4. Monat)

Die Situation des Säuglings direkt nach der Geburt ist gekennzeichnet durch folgende Merkmale:

- Abrupt abreißende Nährstoffzufuhr über die Nabelschnur.
- Hoher Energiebedarf. Der Grundumsatz/kg KG ist doppelt so hoch wie beim Erwachsenen. Energiebedarf/kg KG/Tag ca. 420–500 kJ.
- Glukosebedarf des Gehirns 15–30 g/Tag. Es kann aber auch Ketonkörper verwerten,
- In Relation zum Bedarf recht geringe Nährstoffreserven (beim reifen Neugeborenen):
  Glykogen: 30 g ca.   500 kJ
  Fett: 450 g ca. 16 750 kJ.
- Insbesondere die Bereitstellung von Glukose ist nicht ausreichend gewährleistet, da nicht genügend Substrat für die Glukoneogenese (Neubildung von Traubenzucker aus Eiweiß) zur Verfügung steht (geringe Muskelmasse).
- Nur zögerlich einsetzende externe Nährstoffzufuhr.

Bei Stillwunsch ergibt sich deshalb folgende Empfehlung:

- möglichst frühes Anlegen,
- Zufütterung einer Glukose-Saccharid-Lösung, ca. 20–30 ml/kg KG/24 h. Das entspricht einer Zufuhr von ca. 355–500 kJ/kg KG/Tag. Zufütterung bis zum Milcheinschuß (meist am 3. Tag).

Vor Abnahme des Guthrie-Tests sollte das Kind etwa 10 g Eiweiß erhalten haben. Bei anfangs zu geringer Milchmenge und somit überwiegender Versorgung mit Kohlenhydraten sollte der Test zu einem späteren Zeitpunkt wiederholt werden. Die Abnahme am 5. Lebenstag ist aber wegen der anderen Erkrankungen, auf die untersucht wird, erforderlich; insbesondere wegen der Schilddrüsenprobleme.

Gestillte Kinder erhalten mit der Muttermilch erst etwa ab dem 10. Lebenstag 400–420 kJ/kg KG/Tag.

Die nach der Finkelstein-Regel täglich benötigte Flüssigkeitsmenge während der ersten 10 Tage ergibt sich näherungsweise wie folgt:

Lebenstage – 0,5 · 70 ml/Tag.

1. Tag: (1–0,5) · 70 =   35 ml/Tag
2. Tag: (2–0,5) · 70 = 105 ml/Tag
usw.

Die tägliche Milchmenge beträgt bis zum 4. bis 6. Monat ca. 700–800 ml/Tag. Das entspricht etwa $^{1}/_{5}$ bis $^{1}/_{6}$ des Körpergewichts. Es werden 4–6 Mahlzeiten pro Tag getrunken.

Die Stuhlgewohnheiten sind bei gestillten Kindern sehr unterschiedlich, das „Normale" schwankt zwischen 10 Stühlen/Tag bis zu 1 Stuhl/Woche. Auch die Konsistenz darf sehr unterschiedlich sein. Meist ist der Muttermilchstuhl aber relativ dünn, gelblich und riecht typisch. (Man sagt „aromatisch".) Zumindest fehlt der typische Stuhlgeruch des älteren Kindes und Erwachsenen.

Muttermilch allein reicht für die Ernährung etwa bis zum 4. bis 6. Monat aus. Dann muß zugefüttert werden.

Weitere umfangreiche Muttermilchernährung bringt keine Vorteile mehr. Anfangs bestehende immunologische Vorzüge treten in ihrer Bedeutung zurück, und die ohnehin bestehende Schadstoffbelastung kommt mehr zum Tragen.

Das Abstillen erfolgt schonend schrittweise, indem wochenweise die Zahl der Flaschenmahlzeiten gesteigert wird bzw. Löffelmahlzeiten eingeführt werden (s. unten).

Eine Brustmahlzeit (am besten abends als Teilmahlzeit) kann bis zum Ende des 1. Lebensjahres beibehalten werden.

Wenn von Beginn an die Muttermilchmenge nicht ausreicht, kann eine Zwiemilchernährung durchgeführt werden. Dabei wird das Kind zunächst gestillt und anschließend der Restbedarf an Flaschennahrung gefüttert.

Bei Allergiebelastung in der Familie ist eine hypoallergene Nahrung zur Zufütterung zu empfehlen. Sonst kann eine normale volladaptierte Nahrung verwendet werden.

Besteht kein Stillwunsch, so sollte während der ersten 4 Monate eine volladaptierte Flaschennahrung gefüttert werden.

9.2 Vitamin D

Tagesbedarf

Reife Neugeborene: 400–500 IE,
Frühgeborene: bis 1000 IE.

Vitamin-D-Gehalte

Frauenmilch:	25–40 IE/l,
Kunstmilchen in der Regel:	400 IE/l.

Der Tagesbedarf wird durch die Ernährung in unseren Breiten (insbesondere in den Wintermonaten) nicht gedeckt, deshalb ist eine zusätzliche Substitution mit Vigantoletten o.ä. erforderlich. Das gilt besonders auch für gestillte Kinder, da Muttermilch sehr wenig Vitamin D enthält.

9.3 Volladaptierte Milchen

Adaptierte Milchen werden auf der Basis von Kuhmilch hergestellt. Es wird versucht, eine Milch zu bereiten, die der Frauenmilch gleicht.

Die Kuhmilch zeichnet sich durch höheren Eiweißgehalt (insbesondere hoher Kaseinanteil), höheren Gehalt an aromatischen und verzweigtkettigen Aminosäuren sowie höheren Mineralstoffgehalt aus. Der Anteil an ungesättigten Fettsäuren ist geringer.

Die Adaptierung erfolgt im wesentlichen durch Verdünnung und anschließende Anreicherung mit Molkenprotein, ungesättigten Fettsäuren, Laktose und Vitaminen. Da das Eiweiß möglicherweise nicht so optimal verwertet werden kann wie das der Frauenmilch, wird der Gesamtgehalt etwas über dem der Frauenmilch eingestellt. In gewissem Sinn ist dies eine Sicherheitszulage.

Mit volladaptierten Kunstmilchen entwickeln sich die Säuglinge so wie gestillte Kinder: Die Plasmaspiegel der Aminosäuren gleichen denen bei Frauenmilchfütterung, auch der Fettanteil wird ausgenutzt.

Die Trinkmengen nichtgestillter Säuglinge liegen ab der 6. Lebenswoche über denen von gestillten Säuglingen.

9.4 Teiladaptierte Milchen

Auch teiladaptierte Milchnahrungen werden durch Verdünnung von Kuhmilch hergestellt. Der Kaloriengehalt entspricht dem der Frauenmilch. Die Anhebung des Kohlenhydratanteils erfolgt aber nicht durch Laktose allein, sondern auch durch Oligo- oder Polysaccharide (Zucker, Stärke und deren Spaltprodukte wie Maltodextrin). Je höher der Anteil an Stärkespaltprodukten ist, um so anhaltender sättigen diese Milchen. Deshalb werden sie häufig schon früh eingesetzt. Vor der 6. Lebenswoche sind teiladaptierte Milchen aber nicht zu empfehlen.

Es erfolgt keine Angleichung des Molkenprotein-Kasein-Verhältnisses. Der Fettanteil entspricht dem volladaptierter Milch.

9.5 Folgemilchen

Folgemilchen sind auch Kuhmilchverdünnungen, die jedoch nicht so weitgehend angepaßt sind. Wesentlich ist die Verringerung des Eiweiß- und Mineralstoffgehaltes. Als Kohlenhydrate werden Zucker und Stärke eingesetzt.

Die Milchen können im 2. Lebenshalbjahr eingesetzt werden. Sie werden den Bedürfnissen besser gerecht als Vollmilch. Aber auch die voll- und teiladaptierten Nahrungen sind für das 2. Halbjahr geeignet.

Unverdünnte Kuhmilch sollte erst nach 8–9 Monaten gegeben werden, da die kindlichen Nieren die hohe Mineralstoffbelastung vorher noch nicht bewältigen können (die sog. Molenlast der Kuhmilch ist zu hoch).

9.6 Selbstzubereitung von Milchverdünnungen

Da der Gehalt an Nährstoffen und Vitaminen nicht standardisiert ist und insbesondere die Fettanreicherung nicht einfach ist (Homogenisierung), sollte in den ersten Monaten auf eine Selbstzubereitung der Milchnahrung verzichtet werden. Hinzu kommen hygienische Probleme, da es meist nicht möglich ist, die Milchmischung zu den einzelnen Mahlzeiten frisch herzustellen.

„Alternative" Ernährungsformen (Mandelmilch, Getreidemilch und Kuhmilchverdünnungen aus nichtabgekochter Vorzugsmilch) werden zusammenfassend als nicht ausreichend angesehen. Streng vegetarische Kostformen (Veganer) bergen für Säuglinge (und Kleinkinder) die Gefahr der Unterversorgung mit essentiellen Nährstoffen, besonders mit Eiweiß, Vitaminen, Kalzium, Eisen und Jod.

9.7 Abstill- und Übergangsphase

Individuell verschieden kann zwischen dem 4. bis 6. Monat damit begonnen werden, Beikost zu füttern. Damit erhält das Kind eine kohlenhydrat- und faserreichere Nahrung. Der Stellenwert der Fette als Energieträger geht von 40–50% auf etwa 25–35% zurück. Zur Deckung des Kalziumbedarfs ist auch im 2. Lebenshalbjahr eine tägliche Milchmenge von 500 ml nötig.

Ab dem 5. Monat füttert man zur Deckung des Eisenbedarfs 2mal wöchentlich eine fleischhaltige Mahlzeit.

9.8 Praktisches Vorgehen während des ersten Lebensjahres

- Vollstillen oder Ernährung mit einer volladaptierten Kunstmilch für 4–6 Monate, teiladaptiert evtl. ab 6.Woche.

- Bei Verwendung von Fertigmilchen ist ein Vitaminzusatz bis auf Vitamin D nicht erforderlich.
- Wenn diese Ernährung nicht mehr ausreicht, erfolgt die Einführung einer ersten Löffelmahlzeit, frühestens zu Beginn des 5. Lebensmonats, spätestens zu Beginn des 7. Lebensmonats.

In der Regel als Gemüsebrei mittags (Kartoffelbrei, Karottenbrei, Blumenkohl) mit Fleischzulage. Unter allergologischen Gesichtspunkten sollten nicht zu viele verschiedene Nahrungsmittel verwendet werden. Die Kinder sind langfristig auch mit einem Gemüse zufrieden, z.B. mit Möhren.

- Einen Monat später wird eine weitere Flaschenmahlzeit durch einen Getreidemilchbrei ersetzt. Je nach Bedarf wird nach 1–2 Monaten eine weitere Milchmahlzeit durch einen Brei ersetzt werden, wahlweise Milchbrei, Gemüse oder auch Joghurt.

Später wird dann Brot in den Ernährungsplan eingeführt.
Die Gabe von ausschließlichen Brust- oder Flaschenmahlzeiten sollte mit 10–12 Monaten beendet sein. Im 2. Lebensjahr gleicht sich die Ernährung der der Erwachsenen an, die Kinder „essen mit".

9.9 Besonderheiten bei der Ernährung von Frühgeborenen

Besonderheiten bei der Ernährung von Frühgeborenen direkt nach der Geburt wurden schon in Kap. 2 beschrieben. Der weitere Nahrungsaufbau bedarf immer eines ganz individuellen Vorgehens, da es Kinder gibt, die langfristig Nahrungen wie Alfaré benötigen.

Meistens ist es aber doch so, daß die Kinder eher früher, als es ihrer Nachreifung entsprechen würde, mit der Ernährung umgestellt werden können, d.h. daß oft schon mit Beikost begonnen werden kann, wenn die Kinder korrigiert erst 3 oder 4 Monate alt sind.

10 Entwicklung im ersten Lebensjahr

Ein Neugeborenes ist zwar lebensfähig, jedoch nicht eigenständig, da die Funktionen, die ein individuelles Überleben gewährleisten, noch nicht entwickelt sind. Es ist vollständig abhängig von der Versorgung durch andere.

Der Mensch ist ein extremer Nesthocker. Ein Vergleich aus der Vogelwelt: Ein Entenküken ist beispielsweise ein Nestflüchter. Es kann sofort laufen, schwimmen und sich selbst ernähren. Es bedarf des Schutzes seiner Mutter nur wegen seiner Größe und der sich daraus ergebenden körperlichen Schwäche.

Insbesondere das Zentralnervensystem eines neugeborenen (Menschen-) Kindes muß sich zur Übernahme willkürlicher Handlungen erst noch entwickeln.

10.1 Reflexe

Die Bewegungen eines Neugeborenen finden fast alle auf der Basis von Reflexen statt. Auf einen bestimmten Reiz hin erfolgt eine bestimmte Handlung. Einige Beispiele sind:

Saugreflex

Erfährt das Kind einen Berührungsreiz im Mund und hat Hunger, so fängt es an zu saugen.

Suchreflex

Berührt man beim hungrigen Kind die Umgebung des Mundes, so wendet es den Kopf auf der Suche nach einer Brustwarze.

Greifreflexe

Berührt man die Handinnenfläche oder die Fußsohle, so schließt das Kind die Hand bzw. beugt die Zehen.

Moro-Reflex

Läßt man beim in Rückenlage gehaltenen Kind den Kopf leicht nach hinten fallen, so breitet es die Arme aus und öffnet dabei die Hände, bringt an-schließend beide Arme nach vorne, beugt sie und schließt die Hände (Abb. 9 b). Dieses Reflexmuster wird aber auch durch andere Reize ausgelöst, z.B. durch Geräusche, die das Kind erschrecken.

Schreitreflex

Ein unter den Achseln gehaltenes Neugeborenes vollführt bei Berührung der Unterlage mit den Beinen Schreitbewegungen (Abb. 9 a).

All diese Reflexe laufen ab, ohne daß das Kind sie willkürlich beeinflussen kann. Das Gehirn hat noch keine Gewalt über die Muskulatur. Befindet sich das Kind in Ruhe, so überwiegt an der Muskulatur der Tonus der Beugemuskeln. Die großen Gelenke werden also gebeugt gehalten.
Wesentliches Ziel der Entwicklung im Verlauf des 1. Lebensjahres ist, daß das Gehirn die Gewalt über die Muskulatur gewinnt und somit willkürliche Bewegungen möglich werden, die letztlich ein individuelles Leben ermöglichen. Im Rahmen dieser Entwicklung müssen die beim Neugeborenen auslösbaren Reflexe unterdrückt werden, denn bei deren Fortbestehen sind willkürliche, gezielte Bewegungen nicht möglich.

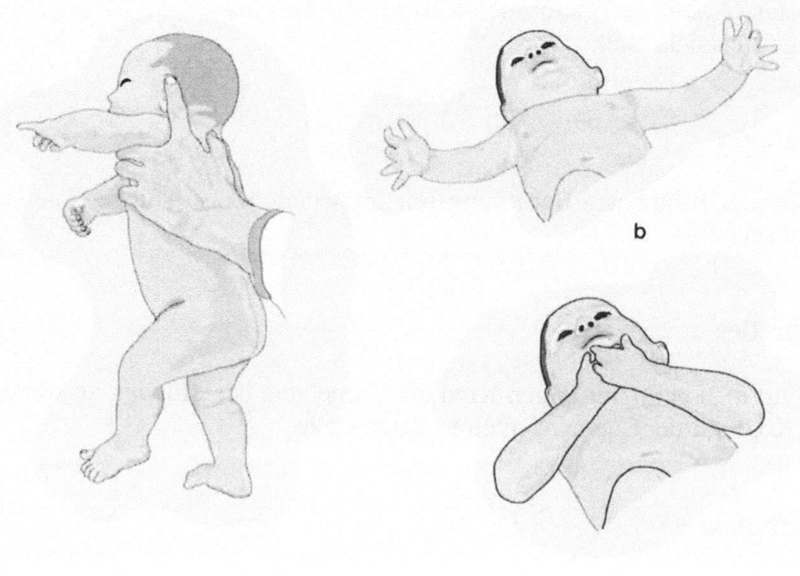

Abb. 9. a Schreitreflex, **b** und **c** Moro-Reflex

Beispiel:

> Bliebe der Moro-Reflex bestehen, so würden jedesmal, wenn der Kopf in den Nacken gelegt wird, die Arme zunächst nach hinten geworfen werden und anschließend wieder nach vorn. Bei Fortbestehen des Handgreifreflexes wäre es unmöglich, einen Gegenstand in der offenen Hand zu halten, da sich die Hand durch den Reiz sofort schließen würde.

10.2 Motorische Entwicklung in den ersten 18 Lebensmonaten

Reifes Neugeborenes

Die motorischen Leistungen wurden in 10.1 beschrieben.

3. Monat

Beginnende Streckung der Extremitäten, sicheres Blickfixieren von Gegenständen, Greifen mit ganzer Hand (palmares Greifen), Abstützen auf den Unterarmen und Anheben des Kopfes in Bauchlage.

6. Monat

Drehung von Rücken- in Bauchlage. Abstützen auf den gestreckten Armen mit geöffneten Händen. Greifen nach entfernten Gegenständen, zwischen gestrecktem Daumen und gestrecktem Zeigefinger (Pinzettengriff), unsicheres Sitzen mit Rundrücken, sichere Kopfkontrolle. Der Kopf wird auch aus der Rückenlage angehoben.

9. Monat

Stabiles Sitzen mit gestrecktem Rücken, das Kind dreht sich auf dem Po, Hochziehen zum Aufstehen, steht mit Unterstützung, Vierfüßlerstand beim Krabbeln, Greifen mit gebeugtem Zeigefinger und Daumen (Zangengriff).

12. Monat

Steht sicher mit Unterstützung oder breitbeinig frei, geht an Möbeln entlang, krabbelt sicher und schnell mit Rotation, greift ausgewählt nach Spielzeug und legt es zurück.

15. Monat

Kind steht sicher, 75% der Kinder laufen frei.

18. Monat

Das Kind muß laufen können.

Die Entwicklungsunterschiede, also der Zeitpunkt, wann bestimmte Dinge gekonnt werden, sind von Kind zu Kind sehr groß, ohne daß es krankhaft sein muß. Besonders im ersten Lebenshalbjahr sind die Unterschiede sehr groß.

10.3 Soziale Entwicklung im ersten Lebensjahr

Die soziale Entwicklung umfaßt einige große Schritte im Verlauf des ersten Lebensjahres.

Anfangs nimmt das Kind keinen eindeutigen Kontakt auf. Es reagiert auf äußere Reize, ohne daß ein eindeutiger Bezug zu einzelnen Menschen besteht.

3. bis 4. Monat

Das Kind ist besser in der Lage, optisch und akustisch zu differenzieren, es erkennt die Mutter, soziales Lächeln. Damit ist das Lächeln gemeint, mit dem das Kind reagiert, wenn man sich ihm freundlich zuwendet.

6. bis 7. Monat

Das Kind lernt seine Umgebung immer besser kennen, die Dinge werden mit dem Mund entdeckt. Die Koordination von Hand und Mund ist schon recht gut. Das Kind gibt Vokale, Konsonanten und erste Silben von sich.

10. Monat

Dadurch, daß das Kind sich selbst fortbewegen kann, kann es seine Umgebung erforschen. Es besteht ein großer Drang, alles anzufassen. Das Kind nimmt grobe Nuancen in der Sprache der Eltern wahr. Starkes Bedürfnis zur Nachahmung.

12. Monat

Das Kind erlangt eine größere Geschicklichkeit in der Koordination von Bewegungen. Sowohl in motorischer wie auch in sprachlicher Hinsicht neigt es zu rhythmischen Wiederholungen. Es zeigt differenzierte Emotionen wie Freude, Neid und Eifersucht.

11 Entwicklung des Kleinkindes

Die Entwicklung in der frühen Kindheit bis hin etwa zum 5. Lebensjahr läßt sich unter 3 Aspekten zusammenfassen:

- Sprachentwicklung,
- Spielen,
- Entwicklung von Orientierungsvorgängen.

11.1 Sprachentwicklung

Folgende Stadien der Sprachentwicklung lassen sich unterscheiden:

11.1.1 Reflektorischer Schrei

Schreien ist zunächst eine instinktive Tätigkeit, die bald Signalfunktion erhält. Man kann das Schreien als Vorübung für die spätere Lautbildung verstehen.

11.1.2 Lallmonologe

So nennt man die Aneinanderreihung ähnlicher Laute wie z.B.: la-la-la. Es besteht dabei zunächst keine Verständigungsabsicht, die Laute werden einfach aus Spaß hervorgebracht. Mit der Zeit nimmt die Zahl der Laute zu, es treten Kombinationen auf. Das Kind schult sowohl die Sprachbildung als auch die differenzierte Wahrnehmung. Zunächst sind es überwiegend Vokale, es kommen dann Lippenlaute (m – f – p) hinzu, Zahnlaute (t – n – l) und zuletzt kompliziertere wie die Gaumenlaute (ch – k).

11.1.3 Nachahmung von Lautkomplexen

Mit der Zeit werden gehörte Kombinationen von Lauten nachgeahmt. Es entwickelt sich eine Auslösefunktion der Sprache, d.h. daß das Kind durch Äußerung bestimmter Laute bestimmte Reaktionen der Umwelt bewirkt. Diese Funktion war in gewissem Maße auch schon beim Schreien gegeben.

11.1.4 Nennfunktion

Es entwickelt sich die Zuordnung bestimmter Laute zu Dingen oder Tätigkeiten. Diese müssen zunächst keine Ähnlichkeit zu Zuordnungen in der Erwachsenensprache haben.

Es folgt das erste Fragealter. Das Kind hat die Nennfunktion der Sprache erkannt. Es weiß, daß jedes Ding einen Namen hat. Es fragt in Einwortsätzen nach dem Namen der Dinge (Auto; Stuhl).

11.1.5 Zeit des Zweiwortsatzes

Der Zweiwortsatz besteht aus einem Substantiv und einem Verb oder einem Substantiv und einem Adjektiv, z.B.: „Mama lieb"; „Auto fährt" usw. Zweiwortsätze treten besonders im 2. Lebensjahr auf.

Im 3. Lebensjahr werden Zusammenhänge sprachlich dargestellt, es ist die Zeit der „Warum-Fragen".

In den folgenden Jahren entwickelt sich die grammatikalisch richtige Sprache, der Wortschatz nimmt zu, und die Ausdrucksweise gleicht sich immer mehr der der Erwachsenen an.

11.2 Spielen

Spielen ist für Kinder die wesentliche Tätigkeit, die die überwiegende Zeit der Tage ausfüllt. Sie ist lustbetont und absolut gegenwartsbezogen. Anfangs spielen die Kinder sehr auf sich bezogen. Später treten Rollenspiele auf, bei denen sich die Kinder mit den Erwachsenen identifizieren. Auf dieser Basis werden die gesellschaftlichen Normen, die mit den imitierten Rollen verknüpft sind, übernommen. Bei den Regelspielen müssen die vorher festgelegten Regeln genau eingehalten werden. Man könnte sie als Training für das später erforderliche regelbezogene gesellschaftliche Verhalten verstehen.

11.3 Entwicklung von Orientierungsvorgängen

Zunächst befindet sich das Kind in einem sehr engen Rahmen von Menschen, die es umgeben. Im wesentlichen ist es die Mutter, die einen direkten Bezug darstellt. In dem Maße, in dem sich durch die Entwicklung der individuellen Beweglichkeit, der Aufnahmefähigkeit und des Verstandes des Kindes der Erfahrungsradius vergrößert, muß es alles Erlebte zueinander in Beziehung stellen. Es muß sich in der Welt, die es um sich herum aufbaut, orientieren. Die Art der Orientierung ändert sich mit zunehmendem Alter des Kindes. Das ist auch dadurch bedingt, daß sich die rein motorischen Funktionen weiterentwickeln und verfeinern.

Die normale körperliche Entwicklung dieser Periode kann man den Perzentilenkurven entnehmen. In Perzentilenkurven sind die Normalbereiche für einfach zu ermittelnde Meßwerte wie Körpergewicht, Körperlänge und Kopfumfang für jede Altersgruppe verzeichnet. Für Mädchen und Jungen gibt es unterschiedliche Kurven.

12 Adoleszenz und Pubertät

12.1 Schulalter

Das Schulalter umfaßt die Zeit zwischen dem 6. und 10. bis 11. Lebensjahr. Es beginnt mit der Schulreife.

Diese setzt voraus, daß eine gewisse emotionale Ablösung von der Familie eingetreten ist, daß ein Bedürfnis nach Gemeinschaft mit Gleichaltrigen besteht und daß eine ausreichende körperliche Reife vorhanden ist.

Das Schulalter ist im wesentlichen eine Zeit der emotionalen geistigen und sozialen Entwicklung. Das Denken des Kindes gleicht sich immer mehr der Realität der Erwachsenen an.

12.2 Jugendlichenalter

In der Folgezeit, der sog. Adoleszenz (Zeit des Heranwachsens), erfolgt neben der körperlichen und psychischen Ausreifung die sexuelle Reifung.

Unter Pubertät versteht man die körperlichen und physiologischen Veränderungen, die mit der körperlichen und sexuellen Reifung verbunden sind. Wodurch die Pubertät ausgelöst wird, ist nicht bekannt.

Es kommt zu einer vermehrten Ausschüttung von keimdrüsenstimulierenden Hormonen aus der Hirnanhangdrüse (bei beiden Geschlechtern LH = luteinisierendes Hormon und FSH = follikelstimulierendes Hormon). Dadurch kommt es zum Anstieg der Geschlechtshormone (Testosteron beim Jungen und Östrogene beim Mädchen). Diese bewirken die Veränderungen am Körper.

Das Einsetzen der Pubertät, die ja die Reproduktionsphase einleitet, ist in starkem Maße von Umwelteinflüssen abhängig. Ein Mädchen, daß in ärmlichen Verhältnissen aufwächst und somit möglicherweise nicht optimal ernährt ist, wird später die erste Monatsblutung (Menarche) bekommen als ein Mädchen aus bessergestelltem Rahmen. In Mitteleuropa ist es generell zu einer Beschleunigung gekommen. Um 1850 trat die Menarche im Mittel mit 17 Jahren ein, heute mit 12,5 Jahren. Dieses ist wahrscheinlich auf den besseren Lebensstandard und die damit verbundene bessere Ernährung zurückzuführen. Der Organismus scheint damit auf optimale Verhältnisse zur Reproduktion zu reagieren. Problematisch ist, daß sich die psychische Reifung nicht parallel dazu vollzieht.

Im wesentlichen bewirkt der Einfluß der keimdrüsenstimulierenden Hormone zunächst einmal die Entwicklung der sekundären Geschlechtsmerkmale. Das sind Schambehaarung, Brustentwicklung, dunkle Pigmentierung der Haut der primären Geschlechtsorgane und deren Vergrößerung.

Man teilt die Entwicklung in Pubertätsstadien ein, die von Tanner (1975) festgelegt wurden (Abb. 10).

12.3 Wachstum

Bei beiden Geschlechtern kommt es zu einer Beschleunigung des Wachstums (Pubertätswachstumsschub) und letztlich mit dem Verschluß der Wachstumsfugen zum Abschluß des Skelettwachstums.

Der Wachstumsschub setzt bei Mädchen in der Regel wesentlich früher ein, im Durchschnitt 2 Jahre. 13jährige Mädchen sind häufig viel größer und weiter entwickelt als gleichaltrige Jungen. Später kommt es zu einem Ausgleich, oft zu einer Umkehr der Verhältnisse.

Überschießendes Größenwachstum läßt sich medikamentös dämpfen, wenn man rechtzeitig damit beginnt. Jedoch ist stets eine strenge Indikationsstellung zu beachten.

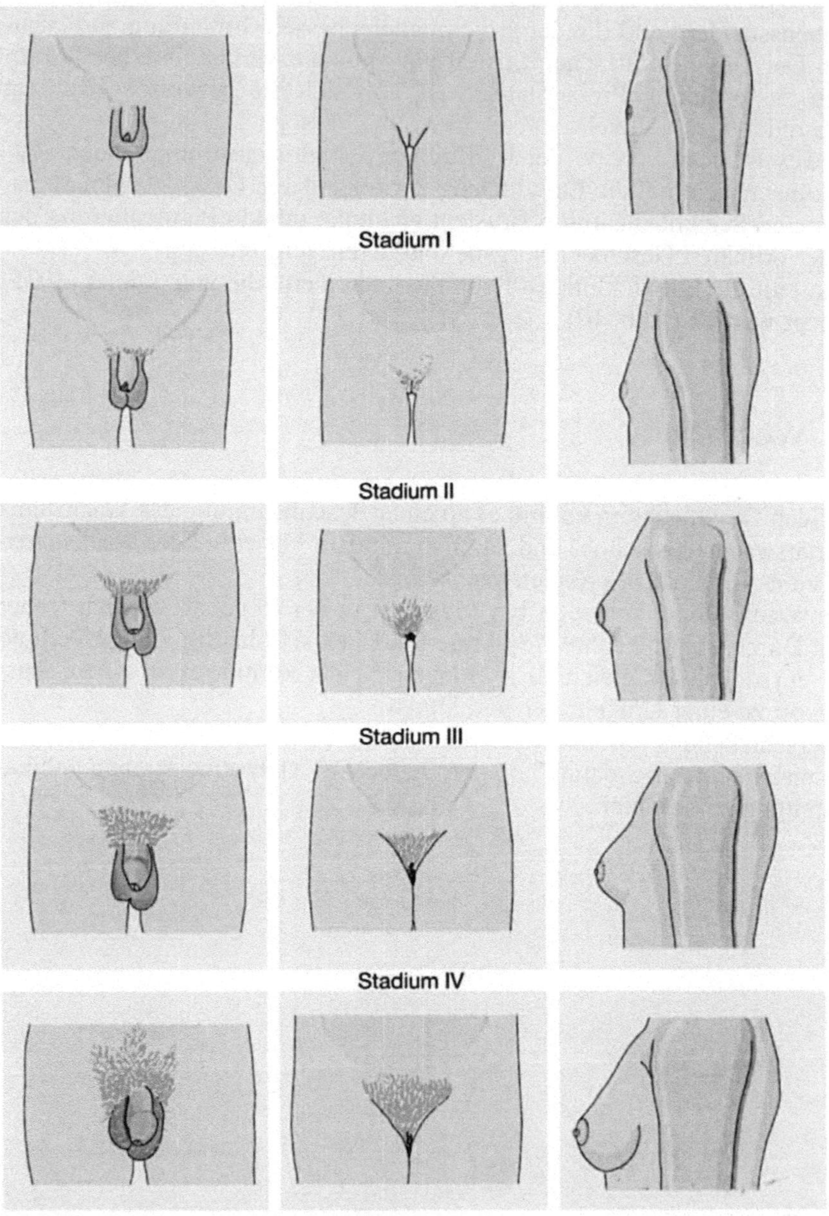

Abb. 10 a.   Pubertätsstadien für beide Geschlechter. *Stadium I:* Zustand vor der Pubertät; *Stadium V:* Zustand nach Abschluß der Pubertät. (In Anlehnung an Tanner 1975)

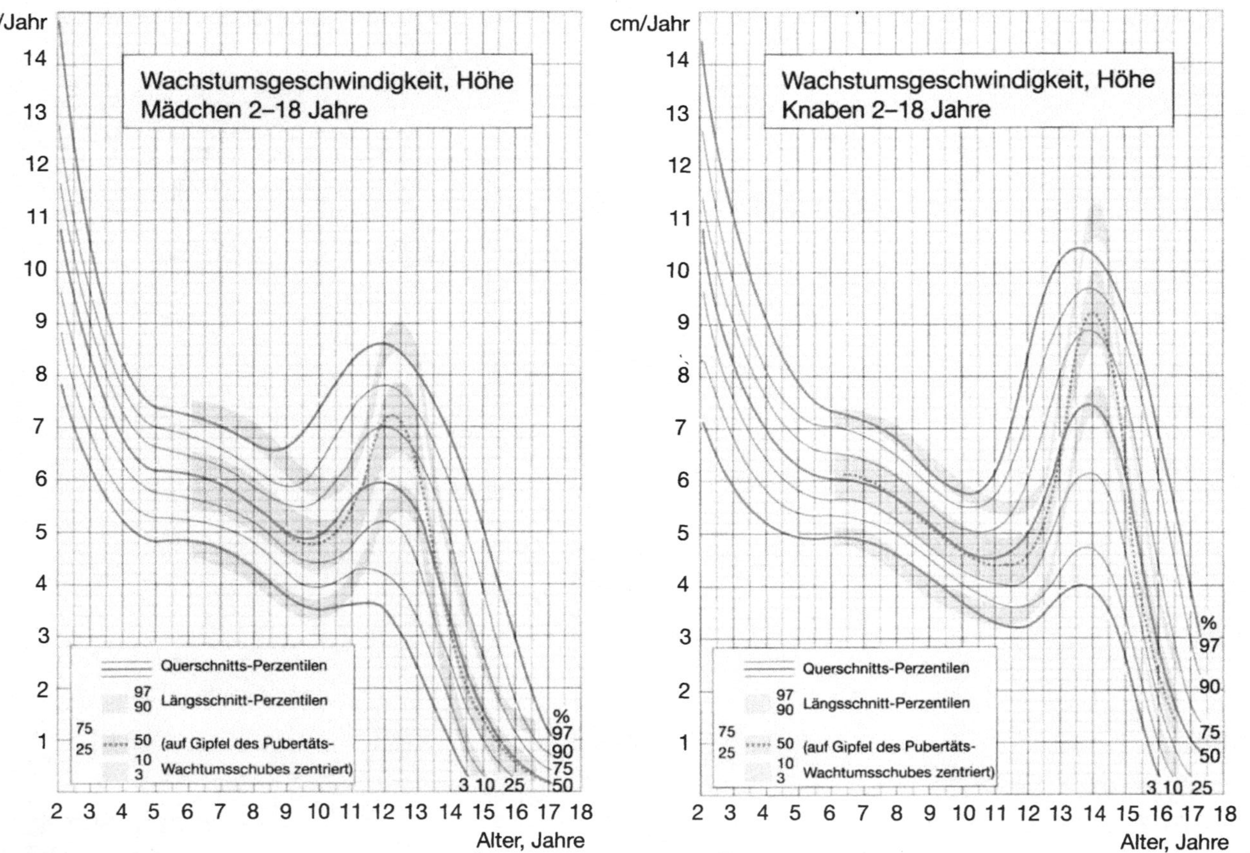

Abb. 10 b. Perzentilenkurven für die Wachstumsgeschwindigkeit bei Mädchen und Jungen. (In Anlehnung an Tanner 1975)

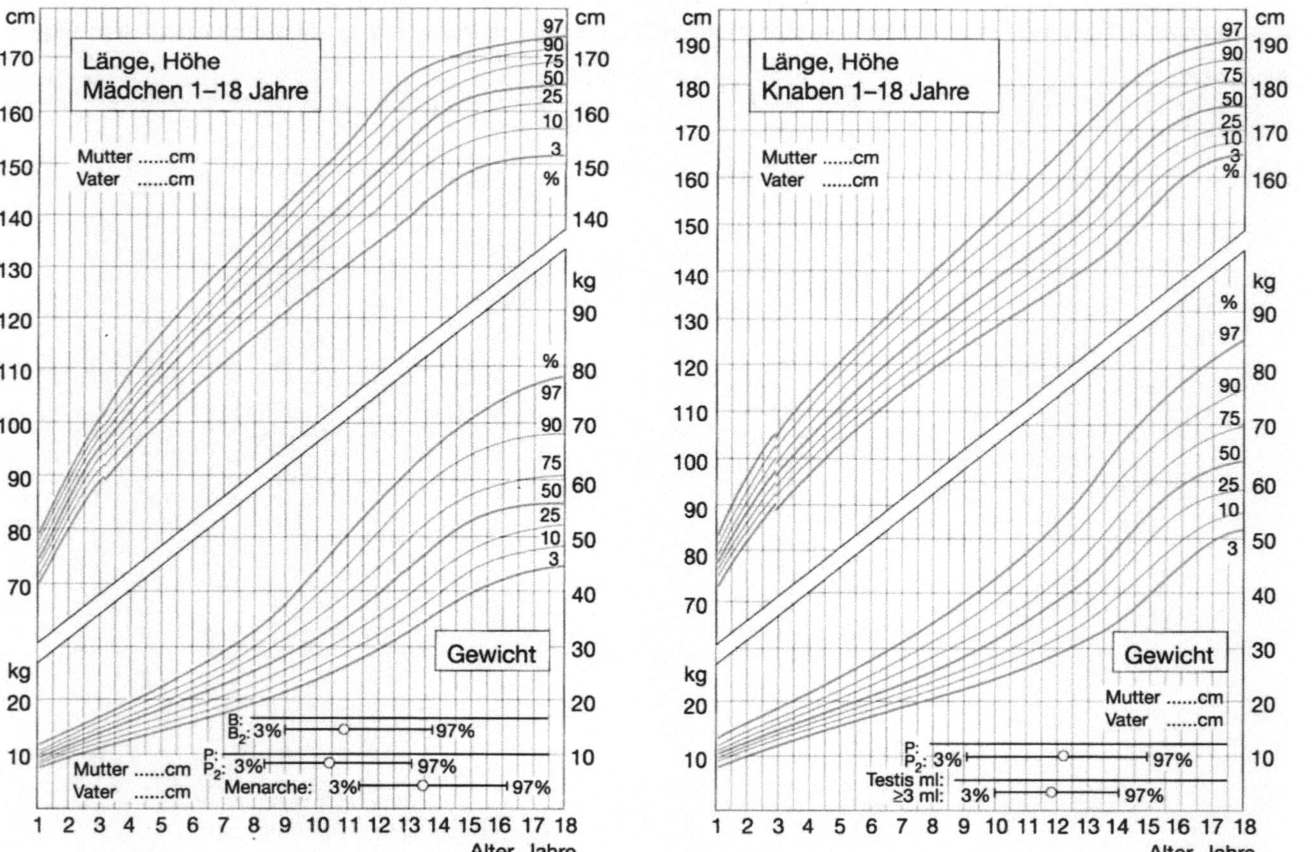

Abb. 10 c. Perzentilenkurven für Körpergröße und Körpergewicht bei Mädchen und Jungen. (In Anlehnung an Tanner 1975)

13 Störungen des Körperwachstums

13.1 „Das Normale"

Die Variationsbreite des Normalen ist sehr groß.

Unabhängig von der Lage auf den Perzentilenkurven muß in jedem Einzelfall, bei dem es darum geht, ob eine abnorme Größenentwicklung vorliegt, die Körpergröße des Kindes zum einen mit der Körpergröße der Eltern verglichen werden, denn es ergibt sich evtl. eine entsprechende Veranlagung. Die in etwa zu erwartende Endgröße ergibt sich aus der Summe der Größe der Eltern geteilt durch 2. Die zu erwartende Größe für Mädchen liegt 6,5 cm unter diesem Wert. Die zu erwartende Größe für Jungen liegt 6,5 cm über diesem Wert. Außerdem darf die Körpergröße nicht nur zu einem Zeitpunkt betrachtet werden, es muß vielmehr der Verlauf des Körperwachstums beurteilt werden. Jedes Kind wächst quasi auf seiner Perzentile. Bei parallelem Verlauf der Wachstumskurve zu den Perzentilen in nicht zu großem Abstand zu den Extremperzentilen (97er + 3er) ist eine konstitutionelle Variation vom Normalen wahrscheinlich.

13.2 Minderwuchs

Der Minderwuchs ist die häufigste Wachstumsstörung. Man unterscheidet viele verschiedene Formen.

13.2.1 Konstitutioneller Minderwuchs

Diese Form wurde oben schon beschrieben.

13.2.2 Intrauteriner Minderwuchs

Hier handelt es sich um Minderwuchs, der schon bei der Geburt besteht. Die Ursachen dafür sind vielfältig:

- Es gibt auf das Kind bezogene angeborene Störungen, im wesentlichen angeborene Syndrome. Also Trisomie 21, Turner-Syndrom, sog. Vogelkopfzwerge (Seckel-Syndrom) u.a. Die Kinder sind bei der Geburt zu klein und bleiben es auch zeitlebens.
- Dann gibt es den durch äußere oder mütterliche Ursachen bedingten intrauterinen Minderwuchs (s. 1.6 bei Ursachen für Dystrophie, z.B. Plazenta-insuffizienz). Die Kinder sind bei der Geburt zu klein und holen diesen Rückstand meist nicht auf, so daß sie auch nach Abschluß des Wachstums zu klein sind.

13.2.3 Hormonell bedingter Minderwuchs

Verschiedene hormonelle Störungen können zu Wachstumsstörungen führen.

Wachstumshormonmangel

Das Wachstumshormon (STH) wird von der Hirnanhangsdrüse (Vorderlappen) gebildet und regelt das Längenwachstum der Knochen. Wird zu wenig Hormon produziert, so bleiben die Kinder in ihrem Körperwachstum zurück. Dies fällt gewöhnlich erst im 3. Lebensjahr auf.

Die Körperproportionen sind in der Regel annähernd altersentsprechend. Als Ursache für die Nichtfunktion der Hirnanhangsdrüse werden insbesondere Geburtsschäden (Sauerstoffmangel des Drüsengewebes) angenommen. Besonders bei Kindern, die aus Beckenendlage geboren werden, ist das Auftreten eines Wachstumshormonmangels besonders häufig. Auch Tumoren sind als Ursache möglich. Die Diagnose des Wachstumshormonmangels wird mittels Laboruntersuchungen gestellt. Dabei wird versucht, die Hormonausschüttung aus der Hirnanhangsdrüse zu stimulieren. Dies geschieht durch Unterzuckerung beim Insulintest, durch Argininbelastung beim Arginintest und durch körperliche Belastung (letztere Methode ist nicht sehr gebräuchlich, weil unzuverlässig). Es wird jeweils vor und nach der Stimulierung das Wachstumshormon im Blut bestimmt. Bleibt ein Anstieg aus, so liegt ein Mangel vor.

Therapie

Synthetisch hergestelltes Wachstumshormon wird jeweils abends subkutan injiziert. Diese Behandlung ist sehr teuer. Eine Injektion kostet je nach Gewicht des Patienten 100–300 DM. Die Behandlung muß bis zum Abschluß des Wachstums fortgesetzt werden.

Schilddrüsenunterfunktion (Hypothyreose)

Bei über Jahre unerkannter und damit unbehandelter Hypothyreose ergibt sich neben der geistigen Retardierung durch die mangelnde Stoffwechselaktivierung eine verzögerte Skelettentwicklung.

Die Röhrenknochen der Extremitäten bleiben dabei mehr im Wachstum zurück, so daß sich ein disproportionierter Minderwuchs ergibt.

Therapie

Frühestmögliche Gabe von Schilddrüsenhormon.

Diabetes mellitus

Diabetes mellitus kann aufgrund der zentralen Störung des Energiehaushaltes zu Kleinwuchs führen. Zu einem stark ausgeprägten Minderwuchs kann es jedoch nur bei über längere Zeit bestehender sehr schlechter Stoffwechseleinstellung kommen.

13.2.4 Chondroossärer Minderwuchs

Bei den Erkrankungen dieser Gruppe kommt es durch Störungen in der Knorpel- oder Knochenbildung zum Minderwuchs.
Diese Störungen sind in der Regel angeboren.
Eine Therapie des Grundleidens ist nicht möglich.

13.2.5 Psychosozialer Minderwuchs

Kinder, die in ungünstigem Milieu unter mangelnder Fürsorge aufwachsen, können allein dadurch bedingt minderwüchsig sein.
Bei Änderung des äußeren Rahmens normalisiert sich das Wachstum.

13.2.6 Sekundärer Minderwuchs

Im Gefolge von schweren chronischen Erkrankungen kommt es sehr häufig zu Minderwuchs, primär bei Erkrankungen des Verdauungstraktes wie Zöliakie und Morbus Crohn.

Bei diesen beiden Erkrankungen kann der Minderwuchs das beherrschende Symptom sein. Bei chronischen Herz-, Lungen- oder Nierenleiden stehen die Grundleiden im Vordergrund und der Minderwuchs ist ein zusätzliches Symptom.

13.3 Hochwuchs

13.3.1 Konstitutioneller Hochwuchs

Bei der überwiegenden Zahl der Patienten, die mit der Frage nach einem pathologischen Hochwuchs vorgestellt werden, handelt es sich um konstitutionelle Normvarianten.

Es sind meist Kinder großer Eltern. Häufig liegt schon die Geburtsgröße über der Norm und das setzt sich fort. Bei Jungen wird eine Übergröße in der Regel akzeptiert, bei Mädchen kann der Leidensdruck sehr stark ausgeprägt sein. Bei beiden Geschlechtern kann mittels Hormonen ein früherer Schluß der Epiphysenfugen herbeigeführt werden, womit sich das Größenwachstum reduziert.

Therapie

Als Hormone kommen hochdosiert zum Einsatz: Testosteron bei Jungen und Östrogene bei Mädchen.

13.3.2 Hormonell bedingter Hochwuchs

Riesenwuchs

Diese Wachstumsstörung durch überschießende Ausschüttung von Wachstumshormon kommt ausschließlich beim eosinophilen Adenom der Hirnanhangsdrüse, einem gutartigen Tumor, vor.

Therapie

Der Tumor muß operativ entfernt werden. Häufig kommt es nach Eingriffen in dieser Region zum Diabetes insipidus neurohormonalis (s. 16.1.2).

Verfrühte Pubertät (Pubertas praecox)

Ausgelöst wird sie in den meisten Fällen wahrscheinlich durch gutartige Geschwülste im Gehirn. (Dies ist nur eine Hypothese.) Es kommen auch Tumoren der Eierstöcke vor (Granulosazelltumoren). Die körperliche Entwicklung ist insgesamt stark beschleunigt. Schon in den ersten Jahren treten sekundäre Geschlechtsmerkmale auf. Das Körperwachstum ist ebenfalls stark beschleunigt. Da es jedoch durch die Geschlechtshormone sehr früh zu einem Abschluß des Wachstums durch Verknöcherung der Epiphysenfugen kommt, resultiert letztlich ein Minderwuchs. Die Patienten werden kaum größer als 140–150 cm.

Therapie

> Entfernung eines evtl. nachweisbaren Tumors. In 50% der Fälle findet man keine auslösende Ursache. Man kann dann versuchen, die Pubertätsentwicklung medikamentös aufzuhalten.

Adrenogenitales Syndrom (AGS)

(Die detaillierte Beschreibung findet sich in 16.4.)

Bei beiden Geschlechtern kommt es bei dieser Erkrankung zu einem beschleunigten Wachstum, jedoch wie bei der Pubertas praecox zum vorzeitigen Schluß der Wachstumsfugen, so daß die Endgröße 140–150 cm nicht übersteigt.

Die Diagnose wird durch Hormonuntersuchungen gestellt.

Therapie

> Man gibt Kortisol in physiologischer Dosis, die Kinder können sich dann normal entwickeln.

13.3.3 Hochwuchs bei Adipositas

Fettsucht hat ihre Ursache in der Überernährung. Der damit parallel verbundene vermehrte Eiweißkonsum in Verbindung mit der durch die vermehrte Kohlenhydratzufuhr bedingte gesteigerte Insulinsekretion führt zu Hochwuchs.

13.3.4 Weitere Erkrankungen mit Hochwuchs als Symptom

Mehrere unterschiedliche Erkrankungen führen ebenfalls zu Hochwuchs. Sie sollen jedoch hier nicht näher beschrieben werden.
Es handelt sich um:

- Marfan-Syndrom,
- Homozystinurie,
- zerebralen Gigantismus,
- Klinefeltersyndrom (s. 1.2.3),
- XYY-Trisomie.

14 Sozialpädiatrie/Vorsorgemedizin

Die Medizin entwickelt sich immer mehr dahin, daß versucht wird, vorsorglich Maßnahmen zu ergreifen, um eine Erkrankung zu verhindern. Viele schwerwiegende Infektionskrankheiten konnten z.B. durch Impfungen stark eingedämmt werden. Insgesamt konnte die Lebenserwartung durch vorsorgende Medizin deutlich erhöht werden. Diese Vorsorge setzt im Einzelfall schon sehr früh ein, in der Regel bereits vor der Geburt bzw. vor der Zeugung.

Beispiele:

- Rötelnimpfung,
- Untersuchung der Schwangeren auf Toxoplasmose, Röteln, Lues, Stoffwechselerkrankungen (Diabetes) und Nierenerkrankungen,
- Feststellung der Blutgruppe,
- Beratung der Mutter hinsichtlich des Genusses von Nikotin, Alkohol und Rauschgiften sowie des Gebrauchs von Medikamenten,
- eventuelle genetische Beratung, wenn erbliche Erkrankungen in der Familie vorkommen,
- regelmäßige Vorsorgeuntersuchungen im Verlauf der Schwangerschaft zur Kontrolle der normalen Entwicklung des Kindes.

Die Geburt sollte unter optimalen Bedingungen stattfinden, d.h.:

- optimale Überwachung,
- Möglichkeit zu geburtshilflichen Operationen,
- ausreichende Erfahrung mit solchen Operationen.
  (Diese ist in Abteilungen mit nur wenig Geburten pro Jahr nicht in ausreichendem Maße zu erwarten.)

Hausgeburten sind möglicherweise für die Mutter, den Vater und sonstige Familienmitglieder insgesamt angenehmer, aber aus kinderärztlicher Sicht kaum zu befürworten.

14.1 Vorsorgeuntersuchungen

Nach der Geburt befassen sich die Vorsorgemaßnahmen direkt mit dem Kind. Das System der Vorsorgeuntersuchungen wurde eingerichtet, um eventuelle Störungen, die zu einer eingeschränkten Entwicklung des Kindes führen könnten, möglichst früh zu erkennen, um eine Behandlung einleiten zu können, die den Schaden gering hält oder ganz verhindert.

Die beiden ersten Untersuchungen prüfen die Vitalität des Kindes, den Reifezustand und suchen nach Zeichen vorgeburtlicher Erkrankungen oder Entwicklungsstörungen.

Der Guthrie-Test wird am 5. Lebenstag bei allen Säuglingen durchgeführt. Der Name steht eigentlich nur für die Untersuchung des Blutes auf erhöhte Phenylalaninspiegel (PKU). Im Laufe der Zeit wurde der Untersuchungsumfang um verschiedene Erkrankungen vergrößert, ohne aber den Namen zu ergänzen. Der Begriff wird heute also Synonym für eine allgemeine Blutuntersuchung auf einige häufige angeborene Stoffwechselerkrankungen (Sreening) gebraucht.

Auf folgende Erkrankungen kann das Blut untersucht werden:

- Hypothyreose (s. 16.5.1),
- Phenylketonurie (PKU, s. 30.1.1),
- Galaktosämie (s. 30.2.1),
- Mukoviszidose (s. 17.6).

Um eine Syphilis auch bei den Kindern zu erkennen, deren Mütter nicht im Rahmen von Vorsorgeuntersuchungen aufgefallen sind, wird das Blut zusätzlich auf Syphilis untersucht.

Die untersuchten Krankheiten variieren von Labor zu Labor etwas, oft ist der Untersuchungsumfang größer als hier angegeben. Die Kosten für die Entdeckung eines Erkrankungsfalles sind sehr hoch.

Die weiteren Vorsorgeuntersuchungen legen besonderes Augenmerk auf die körperliche, geistige und motorische Entwicklung des Kindes.

Termine der Vorsorgeuntersuchungen:

U1:　　　Sofort nach der Geburt, Apgar-Index,

U2:　　　3. bis 10. Tag,

„Guthrie-Test": 5. Tag,

U3:　　　3. bis 4. Woche,

U4:　　　3. bis 4. Monat,

U5:　　　6. bis 7. Monat,

U6:　　　10. bis 12. Monat,

U7:　　　21. bis 24. Monat,

U8:　　　$3\frac{1}{2}$ bis 4 Jahre,

U9:　　　vor der Einschulung.

Es gibt Bestrebungen, eine U 10 einzuführen.

14.2 Allgemeine medikamentöse Prophylaxe

Gabe von Vitamin K (s. 7.1),
    Credé Prophylaxe mit Silbernitratlösung zur Verhinderung der Gonokokkeninfektion der Augen (s. 8.2.2),
    Vitamin D zur Rachitisprophylaxe sollten alle Reifgeborenen ab etwa 7. bis 14. Tag nach der Geburt erhalten (wenn die Kinder beginnen zu gedeihen). Spätestens nach 6 Monaten sollte diese Prophylaxe mit Fluor kombiniert werden (s. 9.2).

14.3 Infektionsprophylaxe

14.3.1 Allgemeine Infektionsprophylaxe

Die Säuglings- und Kleinkindersterblichkeit war früher in wesentlichem Maße durch Infektionskrankheiten bedingt. Entsprechend richteten sich die Bemühungen darauf, das Auftreten dieser Erkrankungen zu vermindern. Folgende Maßnahmen sind möglich:

● **Verhinderung des Kontakts** (sog. Expositionsprophylaxe), hierher gehören:
  – Meidung von Erkrankten, die im Extremfall nur durch die stationäre Isolierung zu gewährleisten ist. Als Beispiel dafür sei eine Durchfallerkrankung durch Campylobakter genannt.
  – Entsorgung infektiösen Materials (z.B. Stuhl).
  – Desinfektion oder Sterilisation kontaminierter (mit Keimen behafteter) Gegenstände oder Materialien wie z.B. Sauger etc.
  – Entkeimung von Nahrungsmitteln durch Erhitzen (Pasteurisieren), Tieffrieren (gegen Parasiten) oder neuerdings auch Bestrahlung (Gamma-Strahlung).

● **Stärkung der Widerstandskraft,** sog. Dispositionsprophylaxe.

Dabei wird versucht, die die Widerstandskraft schwächenden Einflüsse zu vermeiden, z.B. Hunger, Infektionen (insbesondere chronisch auszehrende), Behandlung mit abwehrschwächenden Medikamenten (Immunsuppressiva, Zytostatika, Kortikoide), Strahlenschäden.

14.3.2 Spezielle Infektionsprophylaxe

Es ist möglich, den Organismus vor einzelnen Erregern zu schützen, entweder dadurch, daß man Antikörper (Immunglobuline), die die jeweiligen Erreger bekämpfen, injiziert (sog. passive Immunisierung). Oder man regt den Körper selbst zur Bildung von Antikörpern an. Das erreicht man dadurch, daß man abgeschwächte Formen der Erreger oder Teile von Erregern in den Körper einbringt. In einigen Fällen werden auch Stoffwechselprodukte von Erregern verwendet. Der Organismus wird dadurch dazu veranlaßt, selbst die Immunglobuline zu bilden. Diese Art ist die aktive Immunisierung.

Die passive Immunisierung schützt sofort, die aktive Immunisierung erst nachdem der Organismus die Antikörper gebildet hat. Das dauert je nach Erkrankung, gegen die geimpft wird, unterschiedlich lange.

Passive Immunisierung

Eine natürliche passive Immunisierung erhält jedes Neugeborene von seiner Mutter.

Die Antikörper der Mutter vom IgG-Typ passieren die Plazenta und geben dem Kind Schutz gegen die Erreger, mit denen sich die Mutter auseinandergesetzt hat (Erkrankung oder Impfung). Die Spiegel an IgG-Antikörpern sind beim Kind zum Ende der Schwangerschaft höher als bei der Mutter. Es scheint ein aktiver Transport stattzufinden.

Dieser sog. „Nestschutz" wirkt in der Regel gegen Masern, Röteln, Influenza, Herpes, Poliomyelitis, Diphtherie und andere Infektionskrankheiten mit Ausnahme der Pertussis. Der Schutz wirkt aber nur für eine begrenzte Zeit (Halbwertszeit des IgG 3–4 Wochen) und ist abhängig von der Menge, die das Kind erhalten hat.

Später erfolgt die passive Immunisierung durch menschliche Immunglobuline, die von Personen gewonnen werden, die entweder nach Erkrankung oder nach Impfung Antikörper gebildet haben.

Man verwendet zum einen sog. Standardimmunglobulinpräparate, die eine Mischung darstellen und v.a. gegen Hepatitis A und Masern wirken. Zum anderen können spezifische Immunglobuline gewonnen werden. Diese wirken besonders stark gegen einen bestimmten Erreger. Solche Präparationen gibt es gegen: Masern, Röteln, Mumps, Hepatitis B, Varizellen, Tollwut, Frühsommermeningoenzephalitis, Zytomegalie, Tetanus, Diphtherie, Keuchhusten und positives Rhesusmerkmal (Anti-D, s. bei Morbus haemolyticus neonatorum 7.6).

Die Wirkung jeder passiven Immunisierung ist zeitlich begrenzt. Sie dauert maximal 4–6 Wochen an.

Aktive Immunisierung (Impfungen)

Durch die aktive Immunisierung soll der Körper dazu veranlaßt werden, gegen Krankheitserreger oder deren Stoffwechselprodukte Antikörper zu bilden. Bis nach der Impfung ein ausreichender Impfschutz vorliegt, vergehen unterschiedliche Zeiten.

So ist bei Masern, Mumps und Röteln nach 1–2 Wochen mit einem ausreichenden Schutz zu rechnen, bei der BCG-Impfung nach 1–2 Monaten, bei der Keuchhustenimpfung (Pertussis) erst nach mehr als 2 Monaten.

Man unterscheidet Totimpfungen und Lebendimpfungen:

Totimpfstoffe enthalten inaktivierte Erreger, Teilstücke der Erreger oder chemisch veränderte Stoffwechselprodukte, die aber alle noch in der Lage sind, die Antikörperbildung anzuregen.

Beispiele:

- Diphtherie,
- Tetanus,
- Pertussis,
- Influenza,
- Hepatitis B,
- u.a.

Lebendimpfstoffe enthalten abgeschwächte (also nicht oder nur gering krankmachende) Erreger, die voll vermehrungsfähig sind.

Mit Ausnahme des BCG-Impfstoffes sind alle Lebendimpfstoffe Virusimpfstoffe.

Beispiele:

- BCG-Impfung (Tuberkulose),
- Masern,
- Mumps,
- Kinderlähmung (Poliomyelitis),
- u.a.

Die Impfungen erfolgen auf unterschiedlich Weise:

Manche Impfstoffe werden eingenommen, z.B. gegen Poliomyelitis. Die intrakutane Injektion (i.c.) in die oberen Hautschichten findet bei der BCG-Impfung Anwendung. Die Injektion des Impfstoffes unter die Haut (s.c.) wird bei Masern, Mumps und Röteln durchgeführt. Die intramuskuläre (i.m.) Injektion ist z.B. bei Tetanus und Hepatitis B üblich.

Tot- und Lebendimpfstoffe können gleichzeitig verabreicht werden. Der Abstand zur nächsten Impfung beträgt mindestens 4 Wochen.

Nicht geimpft wird bei Erkrankungen, die mit einer Minderung der Abwehrkraft einhergehen, insbesondere bei Infektionserkrankungen.

Man unterscheidet die „Allgemein empfohlenen Schutzimpfungen", die im Impfkalender (Tabelle 2) enthalten sind, und die Indikationsimpfungen. Das sind solche, die nur bei besonderer Infektionsgefährdung durchgeführt werden.

14.3.3 Medikamentöse Infektionsprophylaxe

Hierbei wird versucht, das Angehen einer Infektion mit Medikamenten zu verhindern, wenn eine Übertragung der Erreger möglich erscheint oder wenn wegen besonderer Verhältnisse des Patienten eine kurzfristige erneute Infektion wahrscheinlich ist.

In folgenden Situationen sind medikamentöse Infektionsprophylaxen üblich:

Antibiotisch:

- Bei Kontaktpersonen von an bakterieller Meningitis erkrankten Personen,
- nach Pertussiskontakt,
- nach Scharlachkontakt,
- bei Kindern mit rezidivierenden Harnwegsinfektionen.

Tuberkulostatisch:

- Nach Tuberkulosekontakt / bei Tuberkulose in der Familie.

Antiparasitär:

- Prophylaxe gegen Malaria bei Reisen in die Tropen mit Resochin.

14.4 Allgemein empfohlene Impfungen

14.4.1 Tetanusschutzimpfung

Diese Impfung ist grundsätzlich immer angezeigt. Der Erreger (Clostridium tetani, ein Anaerobier) ist ein Bakterium, das unter Luftabschluß wächst, im Erdreich lebt, und tropische Böden besonders stark verseucht. Geimpft wird intramuskulär.

Die Grundimmunisierung im 1. Lebensjahr besteht aus 3 Injektionen in 1- bis 2monatigen Abständen, üblicherweise als Kombinationsimpfstoff mit Diphtherie und Keuchhusten (DPT). Mit 1 Jahr Abstand erfolgt eine Auffrischungsimpfung zur Sicherung des Schutzes. Die Dauer des Schutzes ist nach Grundimmunisierung oder Auffrischung für 5 Jahre sicher. Für leichte Verletzungen werden 10 Jahre angegeben. Entsprechend muß im Verletzungsfall evtl. eine Auffrischungsimpfung durchgeführt werden. Diese führt innerhalb von 48 h zum starken Anstieg des Antikörpertiters.

Bei unklarem Impfschutz wird bei Verletzungen gleichzeitig passiv und aktiv geimpft.

Im Verletzungsfall gibt es keine Gegenanzeige gegen die Impfung, sonst gilt die allgemeine Empfehlung.

14.4.2 Diphtherieschutzimpfung

Die Impfempfehlung gilt für alle Kinder, da immer wieder Endemien vorkommen.

Geimpft wird i.m. Die Basisimmunisierung kann zusammen mit der Tetanusschutzimpfung durchgeführt werden (DPT-Kombinationsimpfstoff). Der Impfschutz hält nicht so lange an wie bei Tetanus, dennoch wird eine 10jährliche Auffrischung als ausreichend angesehen.

Bei den über 8jährigen Kindern muß der Diphtherieanteil im Impfstoff reduziert werden, da sonst überschießende Reaktionen auftreten können. Der Kombinationsimpfstoff mit der reduzierten Diphtheriekomponente trägt die Bezeichnung Td.

Bei Kindern mit Allergien muß zunächst mit geringen Dosen geimpft werden. Wenn diese problemlos vertragen werden, kann mit normaler Dosis weitergeimpft werden.

Grundsätzlich sollte Diphtherieimpfstoff mit trockener Nadel injiziert werden, damit kein Impfstoff in die oberen Hautschichten gelangt. Das bedeutet, daß nach dem Aufziehen des Impfstoffes eine frische Nadel aufgesetzt wird.

14.4.3 Pertussisimpfung

Seit dem Sommer 1991 wird diese Impfung allgemein empfohlen. Sie wird 3mal im Abstand von 4 Wochen i.m. geimpft (DPT-Kombinationsimpfstoff). Der Impfschutz wird im 2. Lebensjahr vervollständigt. Nicht geimpft werden sollten Kinder mit Krampfleiden oder neurologischen Erkrankungen.

Diese Empfehlung ist als Vorsichtsmaßnahme zu werten. Der früher verwandte Impfstoff stand in dem Ruf, Hirnschäden verursacht zu haben. Fieberkrämpfe stellen keine Kontraindikation dar. Nach der Impfung tritt recht häufig leichtes Fieber auf.

14.4.4 HIB-Impfung (Haemophilus influenzae Typ b)

Diese Impfung wird ebenfalls seit Sommer 1991 empfohlen: 2 Injektionen im ersten Lebensjahr zusammen mit der 1. und 3. DPT-Impfung. Der Impfstoff soll nicht in denselben Muskel wie der DPT-Impfstoff injiziert werden. Eine 3. HIB-Impfung erfolgt im 2. Lebensjahr.

Die Verträglichkeit ist gut. Durch diese Impfung gingen schwere Infektionen durch Haemophilus influenzae deutlich zurück (Meningitis und Epiglottitis).

14.4.5 Poliomyelitisschutzimpfung

Sie ist generell indiziert, da dadurch das Auftreten der Kinderlähmung drastisch reduziert werden konnte. Die Durchführung erfolgt als Schluckimpfung, 2mal zusammen mit der 1. und 3. DPT-Impfung im 1. Lebensjahr, die 3. Schluckimpfung erfolgt dann im 2. Lebensjahr. Nach 10 Jahren erfolgt eine Auffrischungsimpfung sowie eine letzte im jungen Erwachsenenalter. Eine Auffrischungsimpfung ist auch sehr wichtig bei Reisen in die Tropen. Impfreaktionen sind selten.

Frisch Geimpfte scheiden das Impfvirus mit dem Stuhl aus. Nicht geimpft werden sollte: bei Durchfallerkrankungen, wenige Tage vor oder nach einer Tonsillektomie und bei Vorliegen allgemeiner Impfhindernisse.

14.4.6 Masernschutzimpfung

Diese ist indiziert wegen des doch recht häufigen Auftretens einer Masernenzephalitis (Gehirnentzündung), die Häufigkeit beträgt 1 : 2000. Die Sterblichkeit bei der Enzephalitis ist hoch, Überlebende sind meist hirngeschädigt. Die Impfung wird vor dem Kindergartenalter durchgeführt. Wegen des Nestschutzes durch die Mutter (s. oben) sollte die Impfung nicht vor dem 15. Lebensmonat erfolgen. Wird früher geimpft, geht die Impfung meist nicht an, da die Antikörper der Mutter das Impfvirus abtöten.

Der Impfstoff enthält abgeschwächte Masernviren und wird subkutan injiziert. Als Nebenwirkung kann gelegentlich eine leichte Masernerkrankung auftreten, ca. 7–11 Tage nach der Injektion. Der Impfschutz dauert mindestens 15 Jahre.

Nicht geimpft werden sollten auch Schwangere.

Da Mütter meist auch nur einen Impftiter haben, der deutlich niedriger liegt als nach durchgemachter Erkrankung, wird in Zukunft wahrscheinlich die Impfsperre auf den 12. Monat zurückgenommen. Neuerdings wird eine Wiederimpfung aller Kinder ab dem 6. Lebensjahr empfohlen (MMR).

14.4.7 Mumpsschutzimpfung

Diese ist indiziert, weil die Erkrankung sehr belastend ist, häufig mit einer Meningitis einhergeht (selten mit einer zusätzlichen Enzephalitis) und im geschlechtsreifen Alter bei Jungen zu einer Hodenentzündung führt (Orchitis), die Sterilität zur Folge haben kann.

Die Impfung erfolgt zusammen mit der Masernschutzimpfung. Nebenwirkungen sind neben Lokalreaktionen vorübergehende Schwellungen der Speicheldrüsen.

14.4.8 Rötelnschutzimpfung

Indikation ist die Verhinderung der Rötelnembryopathie (s. 1.3.1).

Es sollten möglichst alle Mädchen im gestationsfähigen Alter geimpft werden, aber auch alle Kleinkinder, um das Erregerreservoir zu verkleinern.

Das bedeutet, daß man grundsätzlich in der Bevölkerung das Vorkommen von Röteln vermindern möchte. Dadurch kann ein Schutz auch für die Frauen erreicht werden, die nicht geimpft wurden oder bei denen die Impfung nicht anging. Denn die Wahrscheinlichkeit einer Ansteckung wird dadurch geringer.

Es ist eine sog. Inkubationsimpfung möglich. Das bedeutet, daß man nach wahrscheinlicher Infektion impft. Das Impfvirus führt schneller zu einer Antikörperbildung, so daß die Erkrankung verhindert oder abgeschwächt werden kann. Als Nebenwirkungen kommen Impfröteln und Gelenkbeschwerden vor. Nicht geimpft werden sollte sicherheitshalber bei bestehender Schwangerschaft. Jedoch ist eine versehentliche Impfung in der Schwangerschaft kein Grund zum Schwangerschaftsabbruch, da bisher eine durch das Impfvirus hervorgerufene Rötelnembryopathie nicht nachgewiesen werden konnte.

Die Impfung gegen Masern, Mumps und Röteln kann als Kombinationsimpfung durchgeführt werden.

14.5 Indikationsimpfungen

Beispiele für in unseren Breiten evtl. erforderliche Indikationsimpfungen sind Hepatitis B, BCG und Tollwut.

Allgemein sind alle Impfungen gegen Tropenkrankheiten Indikationsimpfungen.

Bei geplanter Reise in die entsprechenden Gebiete sollten aktuelle Impfempfehlungen beim Gesundheitsamt erfragt werden. Man muß sich rechtzeitig darum kümmern, da ein entsprechendes Impfprogramm einige Zeit in Anspruch nimmt.

14.5.1 BCG-Impfung (Tuberkulose)

Sie wird je nach aktueller Infektionssituation durchgeführt.

Der Impfstoff besteht aus abgeschwächten, aber vermehrungsfähigen Bakterien. Er muß streng i.c. injiziert werden (Quaddelbildung). Nebenwirkungen sind: Bildung eines Geschwürs an der Impfstelle, Schwellung der Leistenlymphknoten und Allgemeininfektion mit dem Impfbakterium. (Diese kommt aber in der Regel nur bei Kindern mit einer Abwehrschwäche vor.)

Der Impfschutz besteht im wesentlichen in der Verhinderung einer Generalisierung einer Tuberkuloseinfektion. Er hält mindesten 5 Jahre an und nimmt anschließend deutlich ab.

14.5.2 Hepatitis-B-Schutzimpfung

Diese sollte durchgeführt werden bei besonders gefährdeten Personengruppen, also Familienmitgliedern von Erkrankten, Medizinberufen und Patienten, die häufig Bluttransfusionen bekommen.

Geimpft wird 3mal i.m. (Abstand der 2. und 3. Injektion: 1 und 6 Monate zur Erstinjektion). Nebenwirkungen sind selten.

Übertragung von HIV wird nicht beobachtet, da es sich um gentechnisch hergestellten Impfstoff handelt.

Tabelle 2. Impfkalender (nach den Impfempfehlungen der Ständigen Impfkommission des Bundesgesundheitsamtes)

Alter	Impfung	Bemerkungen
Ab 3. Lebensmonat (alle Säuglinge und Kleinkinder)	**Diphtherie – Pertussis (Keuchhusten) – Tetanus (DPT)**	3mal im Abstand von 4 Wochen
	oder Diphtherie – Tetanus (DT) (in Sonderfällen)	2mal im Abstand von mindestens 6 Wochen
	Haemophilus influenzae b[a]	2mal im Abstand von mindestens 6 Wochen **oder** mit der 1. und 3. DPT-Impfung. Die Impfung erfolgt kontralateral zur Impfung gegen DPT.
	Poliomyelitis (Kinderlähmung)	2mal trivalente Schluckimpfung im Abstand von mindestens 6 Wochen, mit der 1. und 3. DPT-Impfung **oder** Teilnahme an Impfaktionen der Gesundheitsämter im folgenden Winter (November/Januar)
2. Lebensjahr (alle Kleinkinder und Kinder)	**Masern – Mumps – Röteln**	Kombinationsimpfstoff
	Diphtherie – Pertussis – Tetanus	4. Impfung
ab 15. Lebensmonat	**Diphtherie – Tetanus (in Sonderfällen)**	3. Impfung (Abschluß der Grundimmunisierung)
	Haemophilus influenzae b	3. Impfung ggf. in Verbindung mit der 4. DPT-Impfung. Die Impfung erfolgt kontralateral zur Impfung gegen DPT.
	Poliomyelitis	3. trivalente Schluckimpfung
Ab 6. Lebensjahr (alle Kinder)	**Masern – Mumps – Röteln**	Wiederimpfung
	Tetanus – Diphtherie	Bei Auffrischimpfung gegen Diphtherie d-Impfstoff für Erwachsene verwenden, zweckmäßig als Kombination Td
	Nachholimpfungen	Bisher versäumte Impfungen außer gegen Pertussis und Haemophilus influenzae b. Bei Erstimpfung gegen Diphtherie d-Impfstoff für Erwachsene verwenden, zweckmäßig als Kombinationsimpfung mit Td-Impfstoff
Ab 10. Lebensjahr (alle Kinder)	**Poliomyelitis**	Wiederimpfung, trivalente Schluckimpfung
11.–15. Lebensjahr	**Röteln**	Alle Mädchen, auch wenn im Kleinkindesalter bereits gegen Röteln geimpft wurde
	Tetanus	Alle Kinder und Jugendlichen (Auffrischimpfung)
	Diphtherie	Alle Kinder und Jugendlichen (Auffrischimpfung mit d-Impfstoff für Erwachsene, zweckmäßig als Kombinationsimpfung mit Td-Impfstoff). Der Abstand zur letzten Auffrischimpfung sollte nicht kürzer als 5 Jahre sein

[a] Wird die Impfung erst nach dem 18. Lebensmonat begonnen, genügt eine Impfung für den vollständigen Impfschutz.

15 Physiologie der Hormondrüsen

In Organismen, die aus mehreren Milliarden Zellen aufgebaut sind, sind übergeordnete Steuerungsmechanismen erforderlich, damit das Zusammenspiel der Zellen und Organe funktioniert. Das Nervensystem ist für die schnelle Weiterleitung von Signalen zuständig.

Die längerfristige Steuerung des Stoffwechsels, des Wachstums, der körperlichen und geistigen Entwicklung und der Sexualfunktionen erfolgt nicht über Nervenimpulse, sondern über Botenstoffe, die Hormone.

Das sind Stoffe unterschiedlicher Art, die in der Regel in Drüsen gebildet werden, von den Drüsen ins Blut abgegeben werden und dann im Körper ihre Wirkung entfalten.

Manche Hormone aktivieren aber auch ganz gezielt untergeordnete Hormondüsen und bewirken dort die Ausschüttung der letztlich im Körper wirkenden Hormone.

Die Steuerung der Körperfunktionen geht insgesamt vom Zentralnervensystem aus. Auch für die hormonale Steuerung ist es übergeordnet zuständig. Ausgeübt wird diese Steuerung vom Hypothalamus. Das ist ein Hirnabschnitt, der die vegetativen Körperfunktionen koordiniert. Durch seine Verbindung zum Großhirn und somit zum Bewußtsein erklärt sich der Einfluß der psychischen Situation auf die körperlichen Funktionen, die durch Hormone gesteuert werden. Der Einfluß des Hypothalamus auf den Körper läuft zum einen über das vegetative Nervensystem, zum anderen über das endokrine System der Hormone.

Zur Steuerung der Hormone beeinflußt der Hypothalamus die Hirnanhangsdrüse (Hypophyse). Über das vegetative Nervensystem werden z.T. auch andere Hormondrüsen im Körper direkt gesteuert oder mitbeeinflußt. Das sind die Bauchspeicheldrüse und das Nebennierenmark. Die Abb.11 soll die Abhängigkeiten veranschaulichen. Die Höhe der Hormonausschüttung wird über Regelkreise gesteuert.

Im Hypothalamus (oder bei den Nebenschilddrüsen und der Bauchspeicheldrüse direkt in der Drüse) sind die Normwerte für die einzelnen Hormone quasi gespeichert. Die Hormonausschüttung wird durch die Ausschüttung stimulierender Hormone, die der Hypothalamus abgibt, geregelt (Releasinghormone, RH).

Weicht der tatsächliche Hormonspiegel von der Norm ab, so reagiert das System entweder mit Steigerung oder Verminderung der Ausschüttung (Abb. 12).

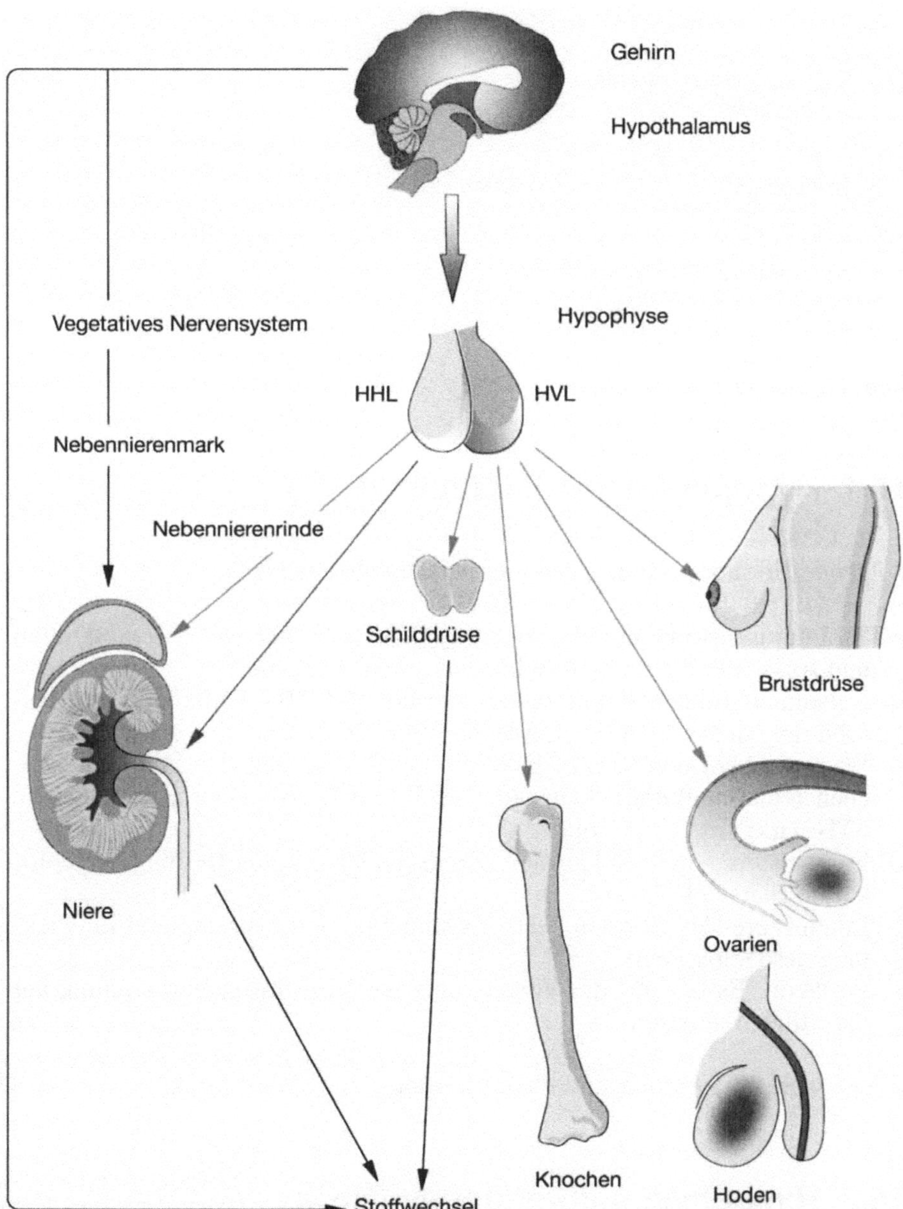

Abb. 11. Hierarchie der Hormonsteuerung

Die Hypophyse gliedert sich in einen Vorder- und einen Hinterlappen. Die Wirkungen der durch die Hypophyse geregelten Hormone sind sehr komplex. Hier werden im wesentlichen die Hauptwirkungen besprochen.

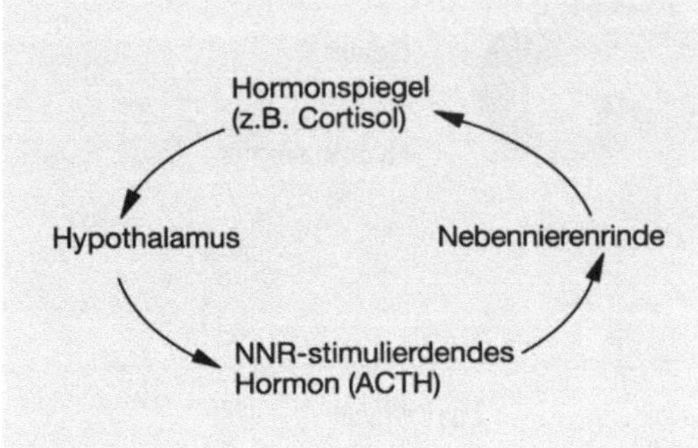

Abb. 12. Hormoneller Regelkreis

15.1 Hypophysenvorderlappen (HVL)

Folgende Hormone werden von hier ins Blut abgegeben:

- Schilddrüsenstimulierendes Hormon (TSH): Es bewirkt die Produktion und Ausschüttung der Schilddrüsenhormone (T3;T4).
- Nebennierenrindenstimulierendes Hormon (ACTH): Es bewirkt die Ausschüttung der Nebennierenrindenhormone, insbesondere Kortisol.
- Wachstumshormon (STH): Es stimuliert das Längenwachstum der Knochen (Hauptwirkung), kann aber auch den Blutzuckerspiegel anheben. STH wirkt direkt am Organ.
- Follikelstimulierendes Hormon (FSH): Es bewirkt die Reifung der Follikel im Eierstock (Ovar).
- Luteinisierendes Hormon (LH): Es stimuliert den Eisprung und Entwicklung des Gelbkörpers.
- Prolaktin: Es bewirkt die Vergößerung der Brustdrüse, Vorbereitung auf die Milchproduktion.

Einige weitere Hormone sind nicht relevant.

15.2 Hypophysenhinterlappen (HHL)

Von hier werden 2 Hormone in das Blut abgegeben:

- Antidiuretisches Hormon (ADH): Es wirkt direkt an der Niere, vermindert die Harnproduktion durch Steigerung der Wasserrückgewinnung.
- Oxytozin: Es wird nach der Geburt bei der Mutter ausgeschüttet und bewirkt die Kontraktion der Gebärmutter und die Kontraktion der Milchdrüsen (Milcheinschuß).

15.3 Wirkungen der Hypophyse im Überblick

Besonders wichtig ist die Wirkung der Hypophyse auf das Knochenwachstum, die Schilddrüse, die Nebennierenrinde und die Keimdrüsen. Die Schilddrüsenhormone bewirken eine Steigerung des Stoffwechsels, sie fördern das Wachstum und die geistige Entwicklung.

Das eine Haupthormon der Nebennierenrinde, das Kortisol, wirkt im wesentlichen auch auf den Stoffwechsel, wichtig ist die blutzuckersteigernde Wirkung (Streßhormon). Das 2. Haupthormon der NNR ist das Aldosteron. Es reguliert den Salz- und Wasserhaushalt.

Die beiden auf die Keimdrüsen wirkenden Hormone LH und FSH werden bei beiden Geschlechtern ausgeschüttet.

Sie bewirken in der Pubertät beim Jungen die Vergrößerung der Hoden und die Produktion von Testosteron. Dieses bewirkt dann wieder die Entwicklung der sekundären Geschlechtsmerkmale. Die Ausschüttung von LH und FSH ist bei Jungen sehr gleichmäßig.

Bei Mädchen kommt es unter Einwirkung dieser Hormone zu einer Vergrößerung der Ovarien und zur Ausreifung der Follikel. Durch die Schwankungen der Hormonspiegel, die sich aus dem Zusammenspiel mit den Hormonen, die von den Ovarien gebildet werden, ergeben, kommt es zu den Monatszyklen.

Der Hypothalamus regelt auch die Ausschüttung von Adrenalin aus dem Nebennierenmark. Adrenalin ist ein Streßhormon, das den Blutdruck steigert, den Blutzucker anhebt und somit den Körper bereit macht, auf eine eventuelle Gefahr zu reagieren.

Es gibt eine Reihe weiterer Stoffwechselprozesse, die hormonell gesteuert sind. Es fehlt diesen jedoch die übergeordnete Kontrolle durch die Hypophyse.

In diesen Systemen wird in der Regel kein komplexes Stoffwechselgeschehen, sondern ein einzelner Prozeß geregelt.

Beispiele hierzu sind:

- Blutzuckerregulation,
- Kalziumhaushalt,
- Niere.

15.3.1 Blutzuckerregulation

Zwei Haupthormone regeln den Blutzuckerspiegel, beide werden im Pankreas gebildet:

- Insulin:
  Es senkt den Blutzucker, indem es die Aufnahme von Glukose in die Zellen und die Bildung von Glykogen (Speicherstoff) stimuliert. Die Insulinausschüttung wird direkt durch Blutzuckersteigerung stimuliert.

- Glukagon:
  Es hebt dem Insulin entgegengesetzt den Blutzucker an, indem es die Glukosefreisetzung aus Glykogen bewirkt. Es wird bei niedrigem Blutzucker ausgeschüttet.

15.3.2 Kalziumhaushalt

Drei Hormone steuern den Kalziumstoffwechsel:

- Parathormon:
  Es wird in den Nebenschilddrüsen (Epithelkörperchen) gebildet. Es steigert den Kalziumspiegel durch Mobilisierung aus dem Knochen, vermehrte Aufnahme aus dem Darm und Verminderung der Ausscheidung durch die Niere.
- Kalzitonin:
  Es senkt den Kalziumspiegel durch vermehrten Einbau in den Knochen und vermehrte Ausscheidung in der Niere.
  Parathormon und Kalzitonin reagieren direkt auf den Kalziumspiegel im Blut.
- D-Hormon (aus Vitamin D gebildet):
  Es steigert wie Kalzitonin den Einbau von Kalzium im Knochen. Es wirkt aber auch so wie das Parathormon an der Niere und am Darm. Es führt also zu einer besseren Mineralisierung der Knochen und stellt gleichzeitig das hierfür benötigte Kalzium zur Verfügung.

15.3.3 Niere

Von der Niere werden 2 Hormone mit ganz unterschiedlicher Wirkung gebildet:

- Angiotensin:
  Es beteiligt sich an der Blutdruckregulation.
- Erythropoetin:
  Es stimuliert am Knochenmark die Bildung von Erythrozyten.

16 Endokrinologische Erkrankungen

Erkrankungen der Körperdrüsen äußern sich in der Regel durch eine nicht normale Funktion, d.h. entweder durch Unter- oder durch Überfunktion. Das gilt für alle nachfolgend besprochenen Krankheiten. (Es wurde eine Auswahl getroffen.)

16.1 Erkrankungen der Hypophyse

16.1.1 Hypophysenunterfunktion

Wachstumshormonmangel

Der Wachstumshormonmangel wird in 13.2.3 besprochen.

Diabetes insipidus

(Diabetes = Harnruhr/starker Harnfluß; insipidus = nicht süß schmeckend ≫ Wasserharnruhr)

ADH (antidiuretisches Hormon, Adiuretin) bewirkt in den Nieren die Wasserrückgewinnung aus dem Harn. Das Hormon wirkt an den Sammelrohren (s. 22.1). Wird das Hormon nicht gebildet, dann wird zuviel Wasser ausgeschieden. Fast die Hälfte aller Patienten erkrankt im ersten Lebensjahrzehnt.

Hauptsymptom ist die Ausscheidung großer Harnmengen (Polyurie), gewöhnlich 6–10 l täglich. Entsprechend groß sind die Trinkmengen. Das spezifische Gewicht des Harns liegt in der Regel nicht höher als 1003 (g/l). Ursache der fehlenden ADH-Bildung kann ein Erbleiden oder ein Tumor sein. Nach Operationen in diesem Hirnareal kann sich durch Schädigung des Hypophysenhinterlappens ein Diabetes insipidus ergeben. Es gibt aber auch Fälle, in denen eine Klärung nicht möglich ist (idiopathische Form).

Therapie

Das Hormon wird als Nasenspray gegeben (Minirin). Es wird durch die Schleimhaut aufgenommen und führt zu einer Normalisierung der Harnmengen.

Es besteht auch die Möglichkeit, daß die Ursache für den Diabetes insipidus in der Niere liegt, daß also die Niere nicht auf das ADH reagiert. Die Hormontherapie funktioniert dann nicht. Die Therapie ist schwierig. Sie besteht aus Diät, reduziertem Flüssigkeitsangebot und Gabe von Diuretika vom Thiazidtyp (Esidrix), die bei dieser Erkrankung entgegengesetzt wirken (paradox) und die Harnmengen reduzieren können.

16.1.2 Hypophysenüberfunktion

Eosinophiles Adenom

Die vermehrte Ausschüttung von Wachstumshormon ist in der Regel durch einen Tumor bedingt (eosinophiles Adenom). Diese Mehrausschüttung führt, wenn die Epiphysenfugen noch nicht geschlossen sind, zum Riesenwuchs. Nach Verschluß der Epiphysenfugen entsteht die Akromegalie (Großwuchs der Körperenden). Dabei vergrößern sich Hände und Füße, die Gesichtszüge vergröbern (s.13.3.2).

Morbus Cushing

Wahrscheinlich durch fehlerhafte Einstellung des Rückkopplungsmechanismus im Hypothalamus kommt es zur vermehrten Ausschüttung von ACTH und dadurch zu einem beidseitigen Nebennierenrindenwachstum mit entsprechender Hormonausschüttung. Es entsteht der sog. Morbus Cushing.

Symptome

Typische Symptome sind Stammfettsucht, Vollmondgesicht, Striae (blaurote/rubrae), Bluthochdruck, diabetesartige Stoffwechsellage, Osteoporose (Entkalkung der Knochen). Diese Form des Morbus Cushing ist im Kindesalter aber eher selten.

16.2 Erkrankungen der nachgeordneten Hormondrüsen

16.2.1 Erkrankungen der Nebennierenrinde

Überfunktion der Nebennierenrinde

Weitaus häufiger als durch eine Fehlregulation kommt der Morbus Cushing durch Nebennierentumoren vor. Es sind in der Regel Karzinome. Die Symptomatik unterscheidet sich grundsätzlich nicht von der bei Fehlregulation.

Die Tumoren sind meist einseitig. Bei beiden Formen wird die Diagnose zunächst durch erhöhte Hormonwerte gestützt. Dabei ist auch wichtig, ob die normale Tagesrhythmik (morgens hohe, abends niedrigere Kortisolwerte im Blut) aufgehoben ist oder nicht. Ein- oder beidseitige Vergrößerung der Nebennieren sieht man im Ultraschallbild.

Unterfunktion der Nebennierenrinde

Nebennierenunterfunktion ist im Kindesalter durch verschiedene Erkrankungen bedingt, die in der Regel angeboren sind:
- adrenogenitales Syndrom (AGS) mit Salzverlust,
- Hypoaldosteronismus,
- Nebennierenrindenhypoplasie.

Die akute Symptomatik ist im wesentlichen durch das Fehlen der Mineralkortikoide bedingt, die für die Regelung des Salzhaushaltes verantwortlich sind. Das Verhältnis der Salze gerät durcheinander, Natrium und Chlorid gehen in der Niere verloren, Kalium kann nicht ausgeschieden werden.

Kalium steigt also im Blut stark an, während Natrium und Chlorid stark absinken (NaCl-Verlust = Salzverlust).

Symptome

Sie sind unabhängig von der Ursache der Störung stets gleich.
1–3 Wochen nach der Geburt fallen die Kinder durch Gewichtsstillstand und Trinkunlust auf, zusätzlich tritt Erbrechen auf, und damit werden dann Zeichen der Dehydratation (Wasserverlust) erkennbar.
Durch die Hyperkaliämie drohen Herzrhythmusstörungen, durch die Dehydratation droht Kreislaufversagen.

Therapie

Physiologische Kochsalzlösung (0,9%ig) intravenös zur Behebung der Kreislaufstörung (Schock),
Aldosterongabe als Dauertherapie.
Kortisonsubstitution,

Adrenogenitales Syndrom (AGS)

Physiologie

Beim AGS liegt eine Störung der Bildung von Kortisol vor, d.h. die Nebennierenrinde kann nur wenig oder gar kein Kortisol produzieren (verschiedene

Enzymdefekte). Folglich kann auch nur wenig oder kein Kortisol ins Blut abgegeben werden. Darauf reagiert die Hirnanhangsdrüse durch Ausschüttung von nebennierenstimulierendem Hormon (ACTH). Die dadurch aktivierte Nebennierenrinde kann aber dennoch nicht genug Kortisol produzieren. Da sie aber allgemein aktiviert ist, produziert sie die anderen Hormone, für die sie zuständig ist, im Übermaß. Das sind im wesentlichen männliche Geschlechtshormone. Diese führen bei Mädchen zur Vermännlichung (Virilisierung) des äußeren Genitales, die so vollständig sein kann, daß nicht auffällt, daß es ein Mädchen ist (weiblicher Pseudohermaphrodit/Pseudozwitter). Bei Jungen ist das äußere Genitale größer als normal und deutlich dunkler pigmentiert.

Gebräuchlich ist eine Stadieneinteilung der Vermännlichung des weiblichen Genitales nach Prader (Abb. 13).

Zunächst kommt es zum Klitoriswachstum, das Genitale wirkt noch eindeutig weiblich. Je stärker die Virilisierung ausgeprägt ist, um so weiter bildet vom Damm ausgehendes Gewebe den unteren Anteil eines scheinbaren Penis. Im Stadium V ist das Genitale kaum mehr von dem eines Jungen zu unterscheiden. Wichtig ist dabei, daß keine Hoden auffindbar sind.

Ist das AGS nicht durch Salzverlust kompliziert, kann es unentdeckt bleiben. Bei beiden Geschlechtern kommt es zu einem beschleunigten Wachstum, jedoch wie auch bei der Pubertas praecox zum vorzeitigen Schluß der Wachstumsfugen. So übersteigt die Endgröße 140–150 cm nicht. Durch die hohen Spiegel von männlichen Hormonen, die zur Ausbildung der sekundären Körperbehaarung und zum Wachstum des Genitales führen, kommt es durch Hemmung der Hirnanhangsdrüse nicht zur Ausschüttung von keim-

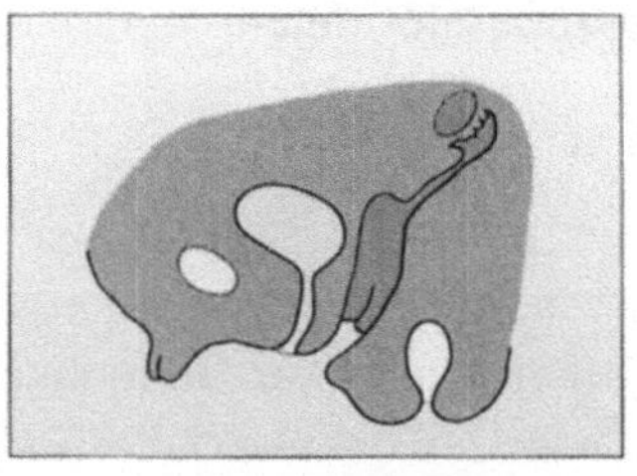

a   normal weiblich

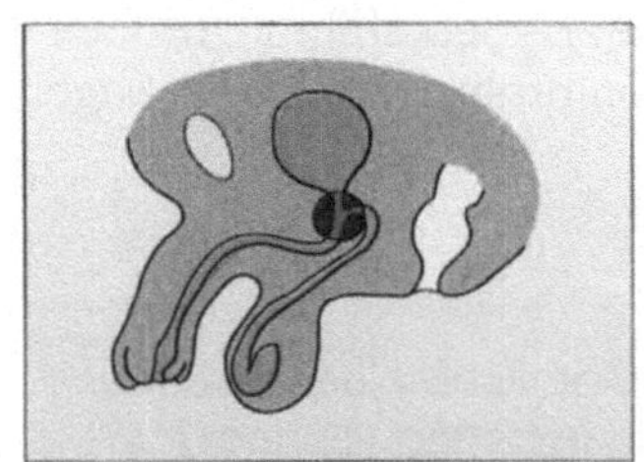

b   normal männlich

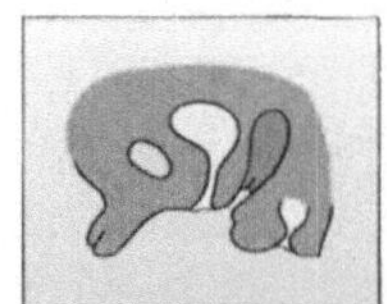

c Prader I

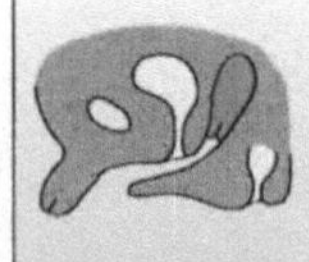

d Prader II

e Prader III

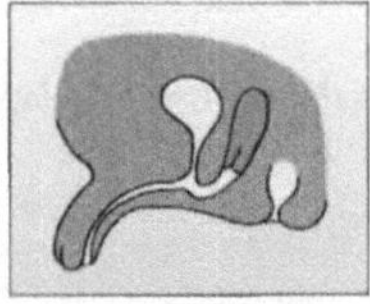

f Prader IV

g Prader V

Abb. 13 a–g. Stadien der Virilisierung nach Prader

drüsenstimulierenden Hormonen (LH und FSH). Die Keimdrüsen bleiben also klein, bei den Mädchen kommt es nicht zur Brustentwicklung.

Die Diagnose wird durch Hormonuntersuchungen und Bestimmung des 17-Hydroxyprogesteron gestellt. Das ist ein Stoffwechselprodukt, das bei dem häufigsten Enzymdefekt vermehrt im Blut auftaucht.

Therapeutisch gibt man Kortisol in physiologischer Dosis und durchbricht damit den Teufelskreis der ständigen Stimulierung der Hirnanhangsdrüse. Die Kinder können sich dann normal entwickeln.

16.2.2 Erkrankungen der Schilddrüse

Die Schilddrüse produziert unter der Wirkung des TSH aus der Hypophyse die beiden Hormone Thyroxin und Trijodthyronin. Für die Bildung ist das Vorhandensein von ausreichend Jod erforderlich.

Die Schilddrüsenhormone stimulieren Stoffwechselvorgänge (Erhöhung des Energie- und Stoffumsatzes) und beteiligen sich an der Steuerung von Wachstum und Entwicklung. Insbesondere die geistige Entwicklung ist vom Vorhandensein der Schilddrüsenhormone abhängig.

Unterfunktion der Schilddrüse (angeborene Hypothyreose)

Sie ist meist bedingt durch ein Fehlen (Aplasie) oder Minderentwicklung (Hypoplasie). Häufigkeit 1 auf 4000 Neugeborene.

Durch die während der Schwangerschaft auf das Kind einwirkenden Hormone der Mutter sind die Kinder anfangs meist unauffällig. Es kann ein langdauernder Ikterus auffällig werden (Icterus prolongatus). Übertragene Neugeborene mit einer Hypothyreose haben meist keine Übertragungszeichen.

Die charakteristischen Symptome treten in der 3. bis 4. Lebenswoche auf. Das sind: motorische Trägheit, Trinkfaulheit und Verstopfung.

Im weiteren Verlauf nehmen diese Erscheinungen zu, es fallen dann weiter die Kontaktarmut, die verzögerte geistige Entwicklung, Muskelschlaffheit, aufgetriebener Bauch (oft mit Nabelbruch), plumpes Gesicht mit wulstigen Lippen, großer Zunge und faltiger Stirn auf. Die Stimme wird rauh und krähend.

Unbehandelt wird später die verzögerte Skelettentwicklung offenbar, es entsteht ein Schwachsinn (Kretinismus), da aufgrund der fehlenden Schilddrüsenhormone keine normale Entwicklung der Nerven (Myelinisierung) möglich ist.

Diagnose

Sie wird aus den Hormonwerten gestellt. Neben niedrigen Werten von Thyroxin und Trijodthyronin ist v.a. der Spiegel des TSH stark erhöht, das die Hypophyse zur Stimulation der nicht vorhandenen Schilddrüse ausschüttet.

Therapie

> Auf diese Erkrankung sollen alle Neugeborenen durch den Guthrie-Test untersucht werden. Bei nachgewiesener Hypothyreose gibt man Thyroxin in altersentsprechender Dosis.
> Bei Therapiebeginn in den ersten Lebenswochen verschwinden die Symptome und die Entwicklung erfolgt normal. Bei späterem Beginn sind bleibende Schäden wahrscheinlich.

Überfunktion der Schilddrüse (Hyperthyreose)

Im Kindesalter kommt praktisch nur der Morbus Basedow vor. Es handelt sich dabei um eine allgemeine Vergrößerung der Schilddrüse mit gesteigerter Hormonausschüttung.

Symptome

- Übererregbarkeit,
- mangelnde Konzentration,
- Bluthochdruck,
- Körpergewicht meist vermindert, wenngleich der Appetit fast immer gesteigert ist (vermehrter Umsatz),
- Knochenreifung meist beschleunigt,
- leicht hervortretende Augen (Exophthalmus).

Ursächlich liegt der Erkrankung das Vorkommen von Immunglobulinen im Blut zugrunde, die wie TSH wirken. Dadurch kommt es unabhängig vom normalen Regelkreis zu einer Überstimulation der Schilddrüse und somit zu einer vermehrten Ausschüttung der Hormone.

Therapie

> Man gibt Medikamente, die die Hormonproduktion hemmen, sog. Thyreostatika.

Kropf (Struma)

> Als Struma bezeichnet man jede Schwellung der Schilddrüse.

Am häufigsten ist die durch Jodmangel bedingte Struma (s. 1.4.2). Dabei kommt es durch den Jodmangel zunächst zu einer gewissen Mangelproduktion der Schilddrüsenhormone. Aus dem Hypothalamus-Hypophysen-System wird deshalb mehr TSH ausgeschüttet. Dieses stimuliert die Schilddrüse. Sie wächst und ist dadurch in der Lage, trotz mangelhafter Jodzufuhr ausreichend Hormone zu produzieren.

Therapie

Jodzufuhr.

16.2.3 Erkrankungen der Nebenschilddrüsen

Erkrankungen der Nebenschilddrüsen sind im Kindesalter äußerst selten. Deshalb wird hier auf eine Darstellung verzichtet.

16.2.4 Erkrankungen der Keimdrüsen

Diese äußern sich meist durch eine fehlende oder auffällig früh einsetzende Entwicklung der sekundären Geschlechtsmerkmale.

Es können Störungen der Keimdrüsen selbst oder aber auch der übergeordneten Zentren vorliegen. Eine differenzierte Darstellung sprengt den Rahmen. (Und die Erkrankungen sind im klinischen Alltag auch nicht sehr relevant.)
 Bei entsprechender Fragestellung muß in einem Buch über Endokrinologie nachgesehen werden.

17 Erkrankungen der Atemwege

Anatomie/Physiologie

Die Atemwege umfassen folgende Einzelorgane (Abb. 14):

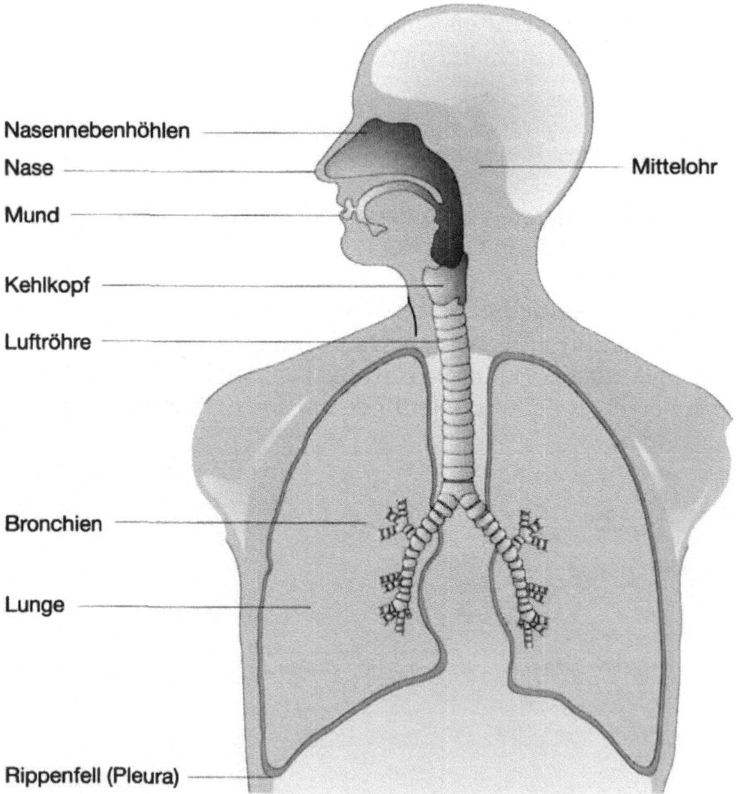

Abb. 14. Anatomie der Atemwege im Überblick

17.1 Atemphysiologie

Die Lunge ist von 2 Pleurablättern umgeben, die gegeneinander verschieblich sind. Im Raum zwischen den beiden Pleurablättern (Pleuraspalt) befindet sich etwas Flüssigkeit (Schmiereffekt), in der Regel aber keine Luft. Das innere Blatt (Pleura visceralis) haftet locker auf der Lunge, das äußere Blatt (Pleura parietalis) haftet recht fest auf der Thoraxinnenfläche und dem Zwerchfell.

Bei der Einatmung wird der Innenraum des Thorax durch Anhebung der Rippen und Absenken des Zwerchfells erweitert. Es entsteht im Pleuraspalt ein Unterdruck, der dazu führt, daß die Lunge sich dem vergrößerten Innenraum anpaßt. Sie dehnt sich aus. Es erweitern sich die Lungenbläschen (Alveolen) und es strömt Luft aus den oberen Luftwegen ein.

Die Ausatmung erfolgt dadurch, daß sich die Lunge aufgrund ihrer eigenen Elastizität zusammenzieht, wenn der Thorax sich absenkt und das Zwerch-Fell erschlafft. Die Ausatmung kann durch Bauchpresse beschleunigt werden.

Die Steuerung der Atmung (Atemtiefe und Frequenz) erfolgt durch das Atemzentrum in der Medulla oblongata (verlängertes Mark). Hier wird durch Rezeptoren der Gehalt an Sauerstoff und Kohlendioxid sowie auch der pH-Wert im Blut gemessen und die Atmung den aktuellen Verhältnissen angepaßt.

Der Gasaustausch in der Lunge ist abhängig von folgenden Faktoren:

- Funktion der Atemmuskulatur,
- Konzentration der Gase,
- zur Verfügung stehende Austauschfläche (eingeschränkt bei Ödem und Entzündung des Lungengewebes sowie bei Verschluß von Bronchien),
- Länge des Diffusionsweges zwischen Blut und Luft (Ödem, Entzündung),
- Blutversorgung der Lunge (insbesondere bei Herzfehlern, zyanotische Vitia).

17.2 Abwehrfunktionen der Lunge

Mit der Luft gelangen sehr viele Fremdstoffe in die Lunge. Staub, Ruß und größere Partikel werden z.T. schon im Nasen-Rachen-Raum abgefangen. Die Stoffe, die die Bronchien erreichen, werden von Flimmerhärchen (Flimmerepithel) aus der Lunge in Richtung Mundhöhle transportiert.

Im Bereich der kleinen Bronchien und der Alveolen gibt es keine Flimmerhärchen mehr. Stoffe, die bis hierhin gelangen, werden entweder von Freßzellen (Makrophagen) aufgenommen und abtransportiert oder gelangen ins Lymphsystem und dann ins Blut.

Diese Mechanismen wirken nicht ausreichend gegen lebende Mikroorganismen. Dafür sind besondere Abwehrsysteme erforderlich.

Zusätzlich zu den Makrophagen werden Antikörper vom Typ IgA in den Bronchialschleim abgegeben. Diese wirken gegen Viren und auch Bakterien.

Diese Abwehrmechanismen werden durch mehrere Faktoren geschädigt:

- Zigarettenrauch,
- Stickoxide (Autoabgase),
- Ozon,
- Hypoxie,
- hohe Sauerstoffkonzentration.

Folglich treten bei entsprechender Schädigung Infektionen häufiger auf.

17.3 Angeborene Fehlbildungen der Atemwege
(Auswahl)

17.3.1 Verschluß der Nasengänge (Choanalatresie)

Da Säuglinge Nasenatmer sind, fallen Kinder mit einer Choanalatresie in der Regel sofort nach der Geburt durch schwere Atemnot auf. Die Kinder können nicht trinken, da das nur mit einer freien Nase möglich ist.
Die Diagnose wird durch einen Sondierungsversuch gestellt oder auch durch Röntgenkontrastdarstellung der Naseninnenräume.
Bei beidseitiger Atresie muß die Korrektur schon im Säuglingsalter erfolgen.

17.3.2 Angeborener Stridor (Stridor congenitus)

Dieses Symptom kann mehrere Ursachen haben:

- Weichheit des Kehlkopfknorpels (Laryngomalazie),
- Weichheit des Ringknorpels,
- Weichheit der Trachea (Tracheomalazie).

Diesen Ursachen ist gemeinsam, daß bei der Inspiration durch die Instabilität der entsprechenden Strukturen ein Stridor (Geräusch bei der Einatmung) entsteht, also ein pfeifendes oder brummendes Atemgeräusch, das häufig bei Infekten verstärkt ist. Eine spezielle Therapie ist in den meisten Fällen nicht erforderlich. Wenn die Kinder größer werden, verwächst sich diese Störung in der Regel. Es treten dann keine Probleme mehr auf. Bei Lungenfunktionsprüfungen läßt sich oft aber noch bis in das Erwachsenenalter eine Funktionseinschränkung messen.
Wesentlich problematischer verlaufen Weichheiten der oberen Luftwege, die durch eine Beatmung oder Verletzung hervorgerufen wurden. Diese Kinder haben meist langfristig Probleme, die so weit gehen können, daß ein Tracheostoma erforderlich bleibt. Damit diese Kinder sprechen lernen, muß frühzeitig eine sog. Sprechkanüle verwendet werden.

Der Stridor kann auch durch eine angeborene Stimmbandlähmung hervorgerufen werden. Bei den einseitigen Lähmungen ist die Ursache unklar, sie heilen oft spontan. Die beidseitigen Lähmungen haben ihre Ursache meist in Schädigungen des Zentralnervensystems. Die Prognose ist abhängig von der des Grundleidens. In der Regel muß eine Tracheotomie durchgeführt werden.

17.3.3 Verbindungen zwischen Luftröhre und Speiseröhre (ösophagotracheale Fisteln)

Es gibt unterschiedliche Formen, mit oder ohne Atresie des Ösophagus. Oft besteht gleichzeitig auch eine Tracheomalazie (Abb. 15).

Die Kinder fallen durch rezidivierende Aspirationspneumonien, Husten und Zyanose meist im Zusammenhang mit den Mahlzeiten und häufig auch durch einen Stridor auf. Der Nachweis der Fistel erfolgt durch Röntgenkontrastdarstellung, die operative Korrektur wird nach Diagnosestellung durchgeführt.

Weitere Mißbildungen sind: Trachealstenosen, Bronchusstenosen, Lungenzysten, fehlende Lungenanlage (Lungenagenesie), mangelhafte Ausreifung der Lunge (Lungenhypoplasie). Diese Formen sind selten und werden deshalb nicht näher beschrieben.

17.4 Infektionen der Atemwege

Akute Infektionen der Atemwege stellen die häufigste Erkrankungsursache im Kindesalter dar. In Deutschland erkranken Kindergartenkinder durch-

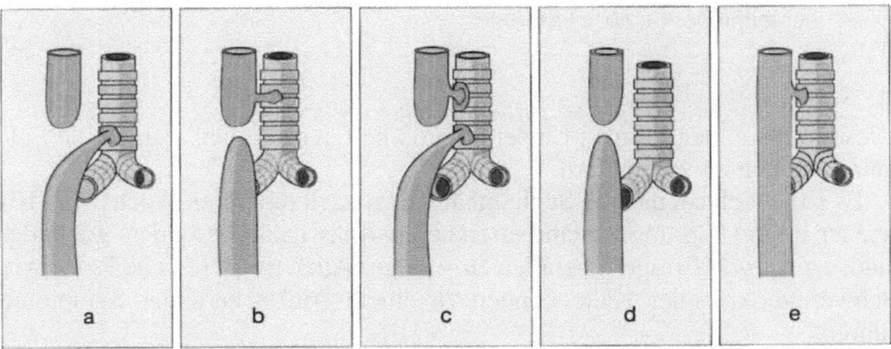

Abb. 15 a–e. Ösophagusatresie/Ösophagotracheale Fisteln. **a** Ösophagusatresie mit unterer (distaler) Fistel zur Luftröhre (Trachea). Mit ca. 90% die häufigste Form. **b** Ösophagusatresie mit oberer (proximaler) Fistel zur Luftröhre. **c** Ösophagusatresie mit oberer und unterer Fistel zur Luftröhre. **d** Ösophagusatresie ohne Fisteln. **e** Fistel zwischen Ösophagus und Luftröhre ohne Atresie

schnittlich 6- bis 8mal/Jahr an einem Infekt der oberen Luftwege. Je älter die Kinder werden, um so seltener treten Infekte auf, bei 9jährigen etwa 3- bis 4mal/Jahr, bei zwölfjährigen etwa 1- bis 2mal/Jahr.

Infektionen der unteren Luftwege sind wesentlich seltener.

Erreger sind in der überwiegenden Zahl der Fälle Viren und Mykoplasmen, wenngleich Pneumokokken, Haemophilus influenzae u. ä. natürlich auch eine Rolle spielen. Der direkte Nachweis der Erreger gelingt meistens nicht, so daß man sich indirekt auf den Nachweis von Antikörpern beschränken muß.

Bei den Begriffen „grippaler Infekt", „Erkältung" oder schlicht „Infekt" handelt es sich immer um einen unkomplizierten viralen Infekt der oberen Luftwege.

Es kommt zu einer Schleimhautschädigung, die zu Schnupfen, Halsschmerzen und auch zur Reizung der Bindehäute führt. Man nennt diese Symptome „katarrhalisch". Hinzu kommen Muskel-, Kopf- und Gliederschmerzen. Eine Temperaturerhöhung ist nicht obligat.

Bei Säuglingen sind die Symptome überwiegend durch die verstopfte Nase bedingt, also Trinkunlust, Unruhe und evtl. leichte Atemnot mit Nasenflügeln. In dieser Altersgruppe treten häufig auch Durchfall und Erbrechen auf.

Manche eindeutiger definierte Viruserkrankungen beginnen ebenfalls mit katarrhalischen Erscheinungen, z.B. Masern.

Therapie

Banale Atemwegsinfekte heilen in der Regel unter symptomatischer Therapie aus, dazu gehören:

- ausreichende Flüssigkeitsversorgung,
- schleimhautabschwellende Nasentropfen,
- fiebersenkende Medikamente,
- schleimlösende Medikamente.

Diese Maßnahmen bringen Linderung und helfen sicherlich, bakterielle Folgeinfektionen zu vermindern.

Es ist jedoch so, daß die Schleimhäute erst nach mehreren Wochen (2–10) wieder ihren Ursprungszustand erreichen und bis dahin besonders gefährdet sind, erneut von Erregern befallen zu werden. Auch unspezifische Reize wie Schwefeldioxid oder Kälte können zu einem Aufflackern der Symptome führen.

Daß banale Atemwegsinfekte insbesondere in der kalten Jahreszeit auftreten, liegt sehr wahrscheinlich nicht an der Kälte und Nässe. Die Erklärung dafür ist wohl eher, daß im Winter die Leute bei trockener Heizungsluft häufiger auf engem Raum zusammen sind. So ist die Wahrscheinlichkeit, daß Erreger weitergegeben werden, größer. Für diese Annahme spricht, daß banale

Atemwegsinfekte in Ballungszentren häufiger sind als auf dem Land. Ein ähnliches Phänomen sind die Kindergarteninfektionen.

Wesentliche Bedeutung haben die banalen Virusinfekte als Wegbereiter für bakterielle Erreger. Die Viren schädigen die Schleimhäute und geben Bakterien die Möglichkeit, einzudringen. Die bakteriellen Erkrankungen der oberen Luftwege sind somit quasi als Folgekrankheiten anzusehen.

17.4.1 Schnupfen (Rhinitis)

Bei einem Schnupfen kommt es zur Entzündung der Nasenschleimhäute mit Schwellung und Sekretbildung.

Jeder weiß aus eigener Erfahrung. daß das Sekret bei einem Schnupfen anfangs in der Regel klar (serös) ist und dann, wenn sich die Sache länger hinzieht, häufig gelbgrünlich und trübe wird. Diese Änderung im Sekret zeigt an, daß sich auf den anfangs bestehenden Virusinfekt eine bakterielle (eitrige) Infektion aufgepfropft hat. Neben schleimhautabschwellenden Maßnahmen kann dann auch eine antibiotische Therapie nötig sein. Kochsalzinhalationen helfen, den Schleim flüssig zu halten. Es spricht nichts gegen die Anwendung von Rotlicht.

17.4.2 Nasennebenhöhlenentzündung (Sinusitis)

Breitet sich die Infektion auch auf die Nasennebenhöhlen aus, so findet man neben einem eitrigen Schnupfen auch sog. Eiterstraßen an der Rachenhinterwand.

Häufig wird über Kopfschmerzen geklagt. Es läßt sich evtl. auch ein Klopfschmerz der Nebenhöhlen auslösen. Tritt eine Sinusitis akut im Rahmen eines Infektes auf, so muß neben abschwellenden Maßnahmen (zur Öffnung der Verbindungsgänge zwischen Nasenraum und Nebenhöhlen) auch eine antibiotische Therapie erfolgen.

Chronische Sinusitiden sind meist rezidivierende akute Sinusitiden.

17.4.3 Mittelohrentzündung (Otitis media)

Durch die Schleimhautschwellung bei Infekten kommt es leicht auch zur Verlegung der Verbindung zwischen Nasen-Rachen-Raum und Mittelohr (Ohrtrompete). Die Folge ist zunächst ein fehlender Druckausgleich, der für sich schon starke Schmerzen auslösen kann. Durch die nicht mehr bestehende Belüftung zusammen mit der Schleimhautschädigung kommt es dann leicht zu einer Vermehrung von Bakterien und somit zu einer eitrigen Mittelohrentzündung (Otitis media purulenta).

Diese kommt in allen Altersgruppen vor, am häufigsten aber in den ersten beiden Lebensjahren (wohl wegen der relativen Enge der anatomischen Verhältnisse).

Symptome

Fieber, Ohrenschmerzen, Schmerzverstärkung bei Druck auf den Gehörgang, eitrige Sekretion aus dem Ohr, wenn das Trommelfell durch die Entzündung platzte (perforierte). Mit der Perforation bessern sich meist die Schmerzen, da eine Druckentlastung eintritt. Nach Abklingen der Infektion verschließt sich das Loch im Trommelfell in aller Regel.

Bei der Untersuchung sieht man ein gerötetes, mattes, vorgewölbtes oder auch zurückgezogenes Trommelfell.

Therapie

Neben symptomatisch-schmerzstillenden Maßnahmen ist v.a. die Gabe eines Antibiotikums wichtig, denn die Otitis media ist grundsätzlich eine sehr ernstzunehmende Erkrankung, da sich bei Ausbreitung mehrere sehr problematische Komplikationen ergeben können:
- Meningitis,
- Hirnabszeß,
- Mastoiditis (Mastoid = Knochenwulst hinter dem Ohr, welcher belüftete Kammern enthält, die Verbindung zum Mittelohr haben),
- Abszeß unter der Knochenhaut (Periost) hinter dem Ohr (subperiostaler Abszeß),
- Fazialisparese (Lähmung des motorischen Gesichtsnerven auf der betroffenen Seite).

Bei entsprechender Behandlung sind die Aussichten gut. Eine chronische Mittelohrentzündung mit Ergußbildung kann für eine längere Zeit zu einer Beeinträchtigung des Hörvermögens führen. Es kann dann versucht werden, durch längerfristige Antibiotikatherapie oder auch durch Entfernung der evtl. vergrößerten Rachenmandel eine Besserung zu erzielen. Eine Sprachentwicklungsstörung ergibt sich nur sehr selten, da häufig nur ein Ohr chronisch beeinträchtigt ist; sog. Paukenröhrchen sollten nur in Ausnahmefällen eingesetzt werden. Dabei wird ein Loch in das Trommelfell gestochen, in dieses Loch ein Kunststoffröhrchen eingesetzt und damit die Belüftung des Mittelohres und die Drainage des Ergusses erzielt.

17.4.4 Erkrankungen der Rachenmandeln (hypertrophische Adenoide)

Im Nasen-Rachen-Raum sind einige Organe des lymphatischen Systems quasi als Früherkennungsstation für Infektionen bzw. Krankheitserreger angelegt. Dazu gehören die Gaumenmandeln, die Rachenmandel und die sog. Seitenstränge.

Diese Gewebe vergrößern sich bei Kontakt mit Erregern reaktiv, – das ist normal. Häufige Infekte führen jedoch bei Kindern leicht zu einer so starken Vergrößerung der Rachenmandel, daß diese dann durch Verlegung der Nase und der Ohrtrompeten zu anhaltenden Problemen führt. Die Kinder atmen meist durch den offenen Mund und sprechen „nasal". Nachts schnarchen sie.

Therapie

> Teilentfernung der Rachenmandel durch die sog. Adenotomie. Da eine vollständige Entfernung nicht möglich ist (Operation erfolgt in der Regel nicht unter Sicht, das Gewebe wird einfach oberflächlich abgehobelt), kann die Rachenmandel auch wieder nachwachsen.

17.4.5 Entzündung der Gaumenmandeln (akute Tonsillitis)

Halsschmerzen im Rahmen von Infekten sind sehr häufig. Dabei sind meist Rachenschleimhaut, weicher Gaumen und Gaumenmandel (Gaumentonsillen) entzündet, was sich durch eine Rötung zeigt. Spielen Bakterien eine Rolle, so findet man eitrige Beläge auf den Mandeln, mitunter ist die Rötung auch nur feuriger.

Erreger sind neben Viren v.a. β-hämolysierende Streptokokken der Gruppe A (seltener der Gruppen B, C und G) und Haemophilus influenzae.

Die Erkrankung beginnt meist plötzlich ohne längeres Vorstadium (Kratzen im Hals etc.) mit hohem Fieber und Halsschmerzen. Hinzu treten meist Kopfschmerzen, Erbrechen, Übelkeit und Bauchschmerzen.

Der Rachen und die Mandeln sind hochrot, die Mandeln oft zerklüftet und dick mit eitrigen Belägen bedeckt. Die Zunge ist bei Streptokokken oft glatt und rot mit einzelnen vergrößerten Papillen (sog. Erdbeerzunge). Die Lymphknoten in den Kieferwinkeln sind regelhaft stark geschwollen.

Da Streptokokkeninfekte das Risiko von Folgekrankheiten in sich bergen (Glomerulonephritis, rheumatisches Fieber, Sepsis oder Abszesse im Gewebe hinter den Mandeln (Peritonsillarabszeß), ist die Behandlung stets antibiotisch. Das Ergebnis des Rachenabstriches kann ohne Schaden für das Kind abgewartet werden. Das dauert in der Regel maximal 24 h. Es gibt auch sog. Schnelltests, die aber unsicherer sind.

Ein ähnliches klinisches Bild können die infektiöse Mononukleose und die Herpangina (Coxsackieviren) hervorrufen. Eine antibiotische Therapie bringt dann natürlich nichts.

Die Indikation zur Entfernung der Gaumenmandeln (Tonsillektomie) wird heute sehr vorsichtig gestellt, da man erkannt hat, daß die chronische Vergrößerung nicht einer Entzündung, sondern einer Reaktion im Rahmen der immunologischen Abwehr entspricht.

Die Tonsillektomie sollte erfolgen:

- wenn schwere rezidivierende Tonsillitiden durchgemacht wurden und durch Antibiotika keine anhaltende Besserung zu erzielen war,
- wenn Folgekrankheiten nach Streptokokkentonsillitis aufgetreten sind,
- wenn durch die Größe der Mandeln Atembehinderung oder Behinderung des Schluckens besteht.

17.4.6 Pseudokrupp (subglottische Laryngitis/ Kehlkopfentzündung unterhalb der Stimmbänder)

Betroffen werden meist Kinder zwischen 6 Monaten und 3 Jahren. Der Pseudokrupp kommt aber auch bis ins Schulalter hinein vor, sogar Erstmanifestationen.

Die Krankheit tritt besonders in den Herbst- und Wintermonaten auf. In der Regel durch Virusinfekte ausgelöst, kommt es zu einer Schwellung der Schleimhautpolster unterhalb der Stimmbänder (vergleichbar mit der Schwellung der Nasenschleimhäute).

Die Kinder können die Zeichen eines banalen Infektes der oberen Luftwege zeigen oder auch ohne solche Vorboten erkranken. Die Symptome treten in der Regel in den frühen Nachtstunden auf. Häufig werden die Kinder noch völlig erscheinungsfrei ins Bett gelegt und wachen dann mit typischer Symptomatik auf.

Symptome

- Atemnot,
- heisere Stimme,
- harter, bellender Husten,
- in- und exspiratorischer Stridor (rauhes Geräusch bei Ein- und Ausatmung),
- kein Fieber (meistens),
- keine Schluckbeschwerden und kein vermehrter Speichelfluß (Hypersalivation).

Die 3 letztgenannten Symptome sind besonders wichtig zur Unterscheidung von einer akuten Epiglottitis.

Bei sehr ausgeprägter Einengung des Luftweges treten inspiratorische Einziehungen (s. 3.3.4), Unruhe durch Angst und Hautblässe/Hautmarmorierung hinzu.

Verengt sich die Stenose weiter, oder wirkt die Therapie nicht, so kommt es zur Erschöpfung der Kinder, sie werden still. Diese Entwicklung darf nicht als Besserung interpretiert werden. Es besteht eine Sauerstoffunterversorgung, in dieser Situation droht ein Herz-Atem-Stillstand.

Therapie

> Sie zielt auf die Abschwellung des Schleimhautpolsters unter der Stimmritze. Wirksam sind: Frischluft, warme Feuchtluft, Inhalation von gefäßverengenden Medikamenten (Micronephrin = adrenalinähnliche Wirkung), Kortison.

Die Kinder sollten nach Möglichkeit nicht medikamentös sediert (beruhigt) werden. Zumindest nicht bei ausgeprägterer Symptomatik, wenn z.B. Einziehungen auftreten, da sich ein Atemstillstand einstellen kann.

Bei schwerer Beeinträchtigung kann eine Intubation zur Sicherung der Atemwege nötig werden.

Die Erkrankung verläuft in der Regel gutartig und zeigt innerhalb von wenigen Tagen Besserung.

Manche Kinder erkranken während der ersten Lebensjahre immer wieder an Pseudokrupp. Im frühen Schulalter „verwächst" sich diese Veranlagung.

Rezidivierende Kruppanfälle können ihre Ursache bei älteren Kindern auch in einer bestehenden Inhalationsallergie haben. Man spricht dann vom „spasmodic croup". Diese Unterscheidung ist aber klinisch nicht von Belang.

17.4.7 Akute Epiglottitis

Dabei besteht eine eitrige Entzündung des Kehldeckels (Epiglottis) und der umgebenden Schleimhaut. Sie entwickelt sich meist sehr schnell (foudroyant) und kann akut zum Tode führen, deshalb ist sie sehr gefürchtet. Die Stimmbänder sind nicht betroffen. Als Erreger findet man in der Regel Haemophilus influenzae Typ B (HIB), manchmal auch Streptokokken, Pneumokokken und verschiedene Viren. Betroffen sind meist Kinder zwischen 2 und 6 Jahren mit einer Häufung im 3. Lebensjahr. Sie erkranken meist plötzlich.

Symptome

- Am Anfang bestehen Halsschmerzen, die so stark werden, daß die Kinder deswegen nichts mehr schlucken können.
- Auch der Speichel wird nicht heruntergeschluckt und läuft aus dem Mund (Hypersalivation).
- Es entwickelt sich Atemnot, denn die Epiglottis schwillt sehr stark an und es kommt zu einer Verlegung des Kehlkopfeingangs.
- Die Kinder atmen typischerweise sehr schnell (Tachypnoe).
- Inspiratorischer Stridor kann auftreten, mehr oder weniger stark ausgeprägt.
- Die Kinder bevorzugen eine sitzende Haltung, da in Rückenlage die Epiglottis nach hinten fällt.
- Sie haben eine kloßige Sprache durch den „Fremdkörper" im Rachen.

● Es entwickelt sich rasch eine Hypoxie, die zu Unruhe und Angst beim Kind führt.
● **Es besteht in der Regel hohes Fieber!**

Durch Irritation des Kindes kann es akut zu einer völligen Verlegung des Kehlkopfeingangs kommen (Spasmus). Aus diesem Grunde sollten alle Maßnahmen, die das Kind irritieren könnten, unterbleiben. Insbesondere soll keine Racheninspektion durchgeführt werden, bevor Intubationsbereitschaft besteht. Aber auch Fiebermessen, Wiegen etc. sollten nicht durchgeführt werden.

Bei entsprechendem Verdacht auf akute Epiglottitis darf das Kind nicht alleingelassen werden.

In Ruhe muß eine Racheninspektion unter Narkose geplant werden. In der Regel erfolgt bei Bestätigung der Diagnose die Intubation zur Sicherung des Luftweges. Das heißt aber nicht, daß die Kinder dann auch beatmet werden. Mit entsprechender Sedierung, die nötig ist, damit die Kinder den Tubus tolerieren, atmen sie in der Regel selbst. Eine Anfeuchtung der Atemluft muß gewährleistet werden, da die Anfeuchtung durch die Nase wegfällt.

Im Anschluß an die Intubation erfolgt die parenteral-antibiotische Therapie mit einem Antibiotikum, das v.a. wirksam gegen Haemophilus influenzae ist (z.B. Rocephin).

Nach 2 bis 3 Tagen kann der Tubus entfernt werden, wenn anzunehmen ist, daß die Entzündung abgeklungen ist (Entfieberung, Laborwerte). Es treten normalerweise keine Rezidive auf. Die Extubation sollte morgens erfolgen, weil das Kind über den Tag besser beobachtet werden kann.

Notfallmäßig kann in der akuten Situation ein Luftröhrenschnitt notwendig sein.

Da es häufig schwierig ist, eine Epiglottitis von einem Pseudokrupp abzugrenzen, werden die wichtigsten Symptome bzw. Daten gegenübergestellt (Tabelle 3).

Tabelle 3. Symptome bei Pseudokrupp und Epiglottitis

Symptom	Pseudokrupp	Epiglottitis
Alter	1/2–3	2–6
Bellhusten	Ja	Nein
Stridor	Ja	Nein
Heiserkeit	Ja	Nein
Kloßige Sprache	Nein	Ja
Halsschmerzen	Nein	Ja
Fieber	Nein	Ja
Vermehrtes Speicheln	Nein	Ja
Verhalten	Aufgeregt	Still
Haltung	Keine bestimmte	Vornübergebeugt sitzend

17.4.8 Bronchitis

Die Schleimhäute der Bronchien sind bei Erkrankungen der Atemwege oft mitbetroffen. Man unterscheidet die akute und die chronische Bronchitis.

Akute Bronchitis

Erreger sind wieder überwiegend Viren, aber auch Mykoplasmen und die Erreger, die bei den Infekten der oberen Luftwege eine Rolle spielen.

Symptome

Hauptsymptom ist der Husten. Dieser ist anfangs (1–2 Tage) trocken und wird dann locker und produktiv (mit Auswurf). Hinzu treten Fieber und allgemeines Krankheitsgefühl.

Therapie

Die Therapie ist anfangs rein symptomatisch, wobei zur Verflüssigung des Schleims auf vermehrte Flüssigkeitsaufnahme geachtet werden muß, parallel dazu Gabe von Sekretolytika (schleimverflüssigende Medikamente, z.B. Acetylcystein = Fluimucil). Bei Schmerzen und Fieber kann entsprechend medikamentös behandelt werden (z.B. mit Azetylsalizylsäure = Aspirin oder Paracetamol = ben-u-ron)

Antibiotika sollten erst gegeben werden, wenn nach 1 Woche keine Besserung eingetreten ist oder nach anfänglicher Entfieberung wieder erhöhte Temperaturen auftreten. Es sollte dann aber auch eine Röntgenaufnahme der Lunge gemacht werden, um eine Lungenentzündung auszuschließen.

Chronische Bronchitis

Diese gibt es bei Kindern eigentlich nicht!
Ist ein Kind „andauernd" krank mit Husten etc., so handelt es sich in der Regel um wiederholte akute Infekte (s.o.).

Im Erwachsenenalter ist die chronische Bronchitis folgendermaßen definiert: bronchitische Symptomatik über mehr als 3 Monate während eines Zweijahreszeitraums.

Würde man diese Definition auf das Kindesalter übertragen, so hätten unzählige Kinder eine chronische Bronchitis, aber dem ist wegen der besonderen Situation der Kinder (in Reifung befindliches Immunsystem etc.) einfach nicht so.

Als Ursache für die chronische Bronchitis bei Erwachsenen spielen auch Faktoren eine Rolle, die bei Kindern noch nicht zum Tragen kommen, ganz besonders das Rauchen, aber auch häufig Schadstoffe am Arbeitsplatz etc.

17.4.9 Bronchiolitis

Diese Erkrankung der kleinen Bronchien (Bronchiolen) betrifft besonders Säuglinge. Erreger sind meist RS-Viren, aber auch andere typische Erreger von Luftwegsinfekten.

Symptome

Die Erkrankung beginnt plötzlich mit Husten und Schnupfen. Es entwickelt sich rasch eine Atemnot mit sehr schneller Atemfrequenz (Tachypnoe). Diese ist bedingt durch eine akute Entzündung der Bronchiolen, die v.a. obstruktive Zeichen macht. Es bestehen also Symptome des Verschlusses der kleinen Bronchien. Über der Lunge hört man Giemen und Brummen wie beim Asthma sowie feinblasige Rasselgeräusche. Aber die Geräusche sind insgesamt eher leise. Deutliches Fieber haben die Kinder meist nicht.

Die Laborbefunde sind unergiebig. Nur die Blutgasanalysen zeigen Veränderungen in Relation zur Schwere der Erkrankung (pO_2 erniedrigt, pCO_2 erhöht).

Therapie

Ruhe für das Kind, Lagerung mit leicht erhöhtem Kopfende, Sauerstoffvorlage.
Antibiotika bei Zeichen der bakteriellen Superinfektion (Zusatzinfektion durch Bakterien).
Bei Erschöpfung des Kindes ist mitunter eine Beatmung erforderlich. Ebenso bei einem zusätzlich auftretenden Pneumothorax.
Bei unkompliziertem Verlauf erholen sich die Kinder nach wenigen Tagen. Auch bei komplizierten Verläufen (Beatmungspflicht, Pneumothorax etc.) erholen sich die Kinder in der Regel. Todesfälle sind selten.

17.4.10 Pneumonien

Eine Lungenentzündung (Pneumonie) ist eine akute oder chronische Entzündung der Lunge, und zwar bezogen auf die Alveolen (Lungenbläschen) und das umgebende Bindegewebe (Interstitium).

Neben Infektionen als Ursache muß auch an Allergien und chemische/physikalische Auslöser gedacht werden (z.B. Aspiration von Mageninhalt oder Waschmitteln). Infektionen stellen natürlich in der Mehrzahl die Ursache dar.

Pneumonien haben unter den Infektionskrankheiten die höchste Sterblichkeit.

Es gibt verschiedene Möglichkeiten, Pneumonien einzuteilen. Am sinnvollsten erscheint eine symptomorientierte Einteilung nach Lebensalter.

Neugeborenenpneumonien

Das Erscheinungsbild entspricht meist dem eines Atemnotsyndroms, also: Tachypnoe, Nasenflügeln und Einziehungen.

Als Erreger kommen insbesondere wieder B-Streptokokken in Betracht, aber natürlich auch Escherichia coli etc.

Pneumonien bei Säuglingen und Kleinkindern

Jenseits der Neugeborenenperiode werden Pneumonien überwiegend durch Viren ausgelöst.

Symptome

- Hohes Fieber,
- anfangs trockener Husten,
- später produktiver Husten mit trübem Sekret,
- Atemnot bei ausgedehntem Befall (mit Tachypnoe und evtl. Zyanose),
- Schmerzen an der Brustwand bei Reizung des Rippenfells,
- häufig meningeale Reizung bei Mitreaktion der Hirnhäute,
- häufig Bauchschmerzen.

Meningeale Reizung und Bauchschmerzen sind um so häufiger, je jünger die Kinder sind.

Therapie

Ein großes Problem stellt das meist bestehende Flüssigkeitsdefizit dar. Da die Kinder viel husten, trinken sie nicht genug. Außerdem wird vermehrt Flüssigkeit über die ausgeatmete Luft verloren. Die Schleime werden dann dickflüssig.

Die Flüssigkeitstherapie sollte deshalb großzügig parenteral über Infusion erfolgen. Bei Anhalt für eine bakterielle Infektion (Superinfektion) ist keine antibiotische Therapie angezeigt.

Pneumonien bei Schulkindern

In dieser Altersgruppe muß v.a. auch an Pneumokokken gedacht werden, die meist das typische Bild einer Lappenpneumonie verursachen mit dem entsprechenden Röntgenbefund.

Haemophilus influenzae ist ein weiterer wichtiger Erreger. Mykoplasmen nehmen an Bedeutung zu. Sie können sowohl das typische Bild einer Pneumonie als auch milde schleichende Verläufe bewirken. Bauchschmerzen und Meningismus werden seltener.

Diagnose

Die Diagnose einer Pneumonie kann letztlich nur durch das Röntgenbild gestellt werden.

Therapie

> Neben einer eventuellen Antibiotikatherapie müssen immer symptomatische Maßnahmen ergriffen werden:
> – ausreichende Flüssigkeitsgabe,
> – Schleimverflüssigung, medikamentös und zusätzlich durch Kochsalzinhalation (0,9%ig), Luftanfeuchtung,
> – evtl. Sauerstoffgabe,
> – Frischluft,
> – Fiebersenkung,
> – Lagerung und evtl. Klopfdrainage,
> – evtl. Atemgymnastik,
> – manchmal medikamentöse Dämpfung des Hustenreizes.

17.4.11 Keuchhusten (Pertussis)

Keuchhusten (auch Stickhusten) ist eine akute Infektionskrankheit der Luftwege. Sie betrifft besonders Kleinkinder, aber auch Erwachsene. Zweiterkrankungen sind möglich, Erregerreservoir sind wahrscheinlich in hohem Maße symptomlose erwachsene Keimträger. Die Immunität der Mutter geht nicht auf den Säugling über.

Erreger ist Bordetella pertussis, ein Bakterium. Es erzeugt Schleimhautdefekte bis hinunter zu den kleinen Bronchien und erzeugt ein Exotoxin (Stoffwechselprodukt), das das Hustenzentrum stimuliert. Dadurch werden die typischen Hustenanfälle hervorgerufen (s. unten). Die Übertragung erfolgt durch Tröpfcheninfektion. Die Inkubationszeit (Zeit vom Kontakt bis zum Auftreten der ersten Symptome) beträgt 7–14 Tage.

Stadium catarrhale

In diesem Stadium bestehen Schnupfen, unspezifischer Husten, Heiserkeit und Fieber.

Stadium convulsivum

Nach weiteren 1–2 Wochen beginnt mit den ersten typischen Hustenanfällen das konvulsive Stadium. Zahlreiche aufeinanderfolgende Hustenstöße ohne Einatmung dazwischen (Stakkatohusten), das Gesicht läuft blaurot an, dann folgt eine laut ziehende Inspiration. Es schließt sich die nächste Hustenattacke an.

Nach mehreren Attacken erbricht das Kind zähen Schleim, es ist völlig erschöpft. 10–30 solcher Anfälle treten täglich auf, besonders auch nachts. Durch die Anstrengungen beim Husten können Einblutungen in die Bindehäute und punktförmige Hautblutungen (Petechien) am Hals auftreten.

Säuglinge neigen zu längeren Atempausen (Apnoen). Daraus kann ein hypoxischer Hirnschaden resultieren. Säuglinge müssen deshalb stationär überwacht werden. Bei einem Hustenanfall sollen sie sofort hochgenommen und evtl. in solchen Situationen mit Maske beatmet werden.

Komplikationen

- Pneumonie,
- Keuchhustenenzephalopathie:
  Besonders in der 3. bis 4. Krankheitswoche können bei jüngeren Kindern Krämpfe, Somnolenz und Bewußtlosigkeit auftreten. Viele dieser Kinder sterben, bei den meisten Überlebenden bleibt ein Hirnschaden zurück. Nur bei einem Drittel der Kinder heilt die Enzephalopathie ohne Restschaden aus.

Stadium decrementi

Nach 3–4 Wochen werden die Hustenanfälle seltener und leichter, die Erkrankung geht in das Stadium decrementi über.

Viele Kinder sind durch die Erkrankung sehr geschwächt. Das häufige Erbrechen hatte einen Gewichtsverlust zur Folge. Eine passagäre Abwehrschwäche begünstigt das Auftreten von Tuberkulose, Masern, Diphtherie. Auch eine Rachitis wirkt sich schwerer aus.

Die Diagnose ergibt sich häufig schon aus der typischen Vorgeschichte und der Beschreibung der Hustenanfälle.

Im Blutbild findet man eine Leukozytose mit ausgeprägter Lymphozytose im Differentialblutbild. Diese Blutbildveränderungen sind typisch für eine Pertussis (s. 18.1.3). Antikörper lassen sich nachweisen und sichern die Diagnose.

Therapie

> Antibiotikatherapie oral mit Erythromycin über 10 Tage.
> Die Antibiotikatherapie beendet die Erkrankung nicht abrupt, da die schon bestehenden Schäden an der Schleimhaut nur langsam abheilen und das von den Bakterien gebildete Toxin weiter vorhanden ist und wirkt.
> Frischluft, Sedierung (evtl.), kleine häufige Mahlzeiten. Hochnehmen im Anfall.
> Die Ansteckungsfähigkeit endet 8 Tage nach Beginn der Antibiotikatherapie oder 8 Wochen nach Erkrankungsbeginn, wenn nicht antibiotisch behandelt wird.
> Vorbeugend sollten nicht geimpfte Kinder, die Kontakt zu einem Erkrankten hatten, 10 Tage antibiotisch behandelt werden.
> Die Schutzimpfung wird seit Sommer 1991 wieder allgemein empfohlen (s. 14.4.3).

17.5 Obstruktive Atemwegserkrankungen

Obstruktiv bedeutet verschließend. Gemeint sind damit Erkrankungen, bei denen es durch Entzündung oder Irritation der unteren Luftwege (besonders der Bronchien) zu deren Verengung kommt. Es ist dadurch in der Regel die Ausatmung betroffen, da bei der Einatmung die Atemwege auseinandergezogen und somit geweitet werden.

Die Patienten können einigermaßen problemlos einatmen, werden die Luft aber nur mit Mühe wieder los. Die Ausatmung ist verlängert und meist von pfeifenden Geräuschen (Giemen) begleitet.

Folgende Erkrankungen sollen gesondert behandelt werden:

- obstruktive Säuglingsbronchitis,
- Asthma bronchiale.

17.5.1 Obstruktive Säuglingsbronchitis

Säuglinge neigen dazu, im Rahmen von Infekten mit einer Obstruktion der Atemwege zu reagieren. Wesentlich daran beteiligt ist die Bronchialschleimhaut. Aus der mit der Infektion meist eintretenden vermehrten Schleimproduktion und einem Schleimhautödem (-schwellung) ergibt sich der Ausprägungsgrad der Symptomatik. Ein Spasmus der Bronchialmuskulatur spielt meist eine untergeordnete Rolle, ist aber beteiligt. Durch die Infektion kann die Sensibilität des Bronchialsystems gesteigert werden, es ergibt sich ein sog. „hyperreagibles Bronchialsystem". Dieses kann dann auch ohne Infektion auf einen Reiz (z.B. Kälte, Anstrengung oder Hyperventilation) mit einer Obstruktion reagieren.

Symptome

Die betroffenen Säuglinge sind schwerkrank, unruhig und kurzatmig. Es treten Nasenflügeln und blaßzyanotische Hautfarbe auf, meist Fieber. Man hört schon auf Distanz pfeifende Geräusche bei der Ausatmung. Die Ausatmung ist verlängert und wirkt erschwert. Häufig bestehen Schnupfen und unproduktiver Husten. Der Thorax wirkt aufgebläht. In der Blutgasanalyse fällt ein niedriger pO_2 sowie ein hoher pCO_2 auf.

Therapie

Ausreichende Versorgung mit Flüssigkeit, evtl. als Infusion. Da die überschießende Schleimproduktion wesentlich an der Entstehung der Symptome beteiligt ist, muß alles versucht werden, diesen Schleim so dünnflüssig wie möglich zu machen. Dafür ist ein ausreichendes Flüssigkeitsangebot erforderlich. Zusätzlich kann man schleimverflüssigende Medikamente geben (Sekretolytika). Kann der Schleim nicht abtransportiert werden, so bildet er einen idealen Nährboden für Bakterien. Wichtig sind Anfeuchtung der Atemluft, Frischluft, Inhalation von Bronchodilatatoren. Das sind Medikamente, die entspannend (und somit erweiternd) auf die Bronchialmuskulatur wirken, evtl. intravenöse Gabe von Bronchodilatatoren (Bronchoparat/Theophyllin), evtl. Gabe von Kortison. Dieses wirkt allgemein entzündungshemmend und ödemvermindernd. Antibiotika nur dann, wenn eine bakterielle Infektion anzunehmen ist (eitrige Sekrete/Laborwerte).

Bei Kindern, die sehr häufig erkranken, muß an andere Grundkrankheiten gedacht werden, z.B. Mukoviszidose, Allergien oder Immundefekte.

20–30% der Kinder, die im Säuglingsalter an einer obstruktiven Bronchitis erkranken, entwickeln später ein Asthma bronchiale. Ungünstig wirkt sich eine Veranlagung zu allergischen Erkrankungen aus, d.h. Allergie in der direkten Verwandtschaft oder endogenes Ekzem. Besonders gefährdet sind auch Kinder, die sehr häufig und schwer als Säugling erkrankt sind.

17.5.2 Asthma bronchiale

Asthma heißt wörtlich übersetzt: das erschwerte Atemholen.
Asthma bronchiale ist die häufigste chronische Erkrankung bei Kindern.

2–5% aller Kinder von 1–11 Jahren leiden darunter. Nimmt man die Säuglinge hinzu, so ergibt sich ein Wert von 14%. Jungen sind wesentlich häufiger betroffen, Verhältnis etwa 4 : 1. Durch eine hohe Zahl von Spontanheilungen gleicht sich das Verhältnis auf 1 : 1 im Erwachsenenalter an. Eine allgemein gültige Definition ist schwierig. Grundsätzlich kann man sagen, daß Asthma eine Erkrankung ist, die chronisch anfallsweise auftritt und mit einer Verengung der Atemwege einhergeht.

An der Verengung sind beteiligt (wie beim Säugling):

- Spasmus der Bronchialmuskulatur,
- Schleimhautödem,
- vermehrte Produktion von zähem Schleim.

Die Bedeutung des Bronchospasmus und somit die Bedeutung der Bronchospasmolytika in der Therapie nimmt zu.

Die Zahl der Infektionen der Atemwege als Auslöser eines Anfalls geht zurück, während die Zahl von Allergien parallel dazu ansteigt.

Allergisches Asthma

Bei Bestehen einer Allergie (in der Regel gegen Inhalationsallergene, aber auch gegen Nahrungsmittel möglich) wird bei Kontakt mit dem entsprechenden Allergen aus den Mastzellen zunächst Histamin ausgeschüttet. Dies ist ein Botenstoff, der die Bronchialmuskulatur veranlaßt, sich zusammenzuziehen. Daraus folgt eine akute Verengung der Bronchien mit entsprechenden Symptomen beim Patienten. Das Histamin wirkt relativ kurz. Es werden aber noch andere Botenstoffe freigesetzt, die eine längere Wirkung auf die Bronchialmuskulatur haben (Leukotriene, Prostaglandine etc.)

Es kommt durch die Freisetzung der Botenstoffe nach Kontakt mit einem Allergen über Stunden zu einer Verengung der Bronchien.

Neben der Verengung der Bronchien kommt es durch die allergische Reaktion an der Bronchialschleimhaut zu einer Entzündung, die zum Schleimhautödem und zu vermehrter Schleimproduktion führt. Es kommt dadurch zu einer Stabilisierung der Bronchialobstruktion.

Wie auch die Infektionen beim Säugling kann die allergische Reaktion ein hyperreagibles Bronchialsystem auslösen. In der Folge treten Asthmaanfälle, auch ohne Allergenkontakt durch unspezifische Reize ausgelöst, auf. Dazu gehören z.B. Zigarettenrauch, Umweltgifte und Medikamente (Aspirin). Auch psychische Faktoren spielen eine Rolle und können auslösend oder verstärkend wirken (Streß, Angst).

Anstrengungsasthma

Viele Asthmakinder entwickeln auch bei körperlicher Belastung Asthmaanfälle. Laufen stellt den stärksten Stimulus dar. Der Mechanismus ist nicht klar, es kommt aber wohl auch über das hyperreagible Bronchialsystem zu dieser Reaktion.

17.5.3 Asthma im Überblick

Symptome

Akut:	Atemnot durch erschwerte Ausatmung, Hustenattacken, Giemen und Brummen.
Chronisch:	Überblähung des Brustkorbes, konstante Leistungsminderung.

Diagnose

- Auskultation (Abhören),
- Röntgen,
- Peak flow (Messung der maximalen Geschwindigkeit der Luft bei der Ausatmung)/Lungenfunktionsprüfung,
- im Intervall: Allergiediagnostik.

Therapie

> Ausreichend Flüssigkeit, evtl. parenteral,
> Inhalation von Bronchospasmolytika,
> i.v.-Gabe von Theophyllin (Bronchoparat),
> Kortison,
> Sauerstoff,
> Krankengymnastik,

Prophylaxe

- Regelmäßige Inhalation von Chromoglycinsäure (Intal). Dieses Medikament stabilisiert die Mastzellen und verhindert so die Freisetzung der Botenstoffe, insbesondere von Histamin.
- Vermeidung des Kontaktes mit auslösenden Allergenen (z.B. Tiere, Hausstaub etc.),
- evtl. Desensibilisierung/Hyposensibilisierung.

17.6 Mukoviszidose

Die Mukoviszidose (auch zystische Fibrose; CF) ist die häufigste angeborene Stoffwechselstörung. Viele Personen sind Träger der Erbanlage (Gen). Ein Kind erkrankt, wenn es von beiden Elternteilen die Anlage vererbt bekommt (autosomal rezessive Vererbung). Die Häufigkeit der Mukoviszidose beträgt 1 : 2000.

Die Krankheit beruht auf der falschen Zusammensetzung der Sekrete vieler Drüsen, den sog. exokrinen Drüsen, die ihre Produkte nicht in das Blut abgeben, sondern an eine Körperoberfläche. Dabei muß man die Auskleidungen der Luftwege und des Darmes als Körperoberfläche betrachten. Sie begrenzen den Körper ja gegen die „Außenwelt".

Die Sekrete sind zähflüssiger bzw. konzentrierter als normal. Betroffen sind v.a. die Schleimdrüsen in der Lunge und die verdauungssaftproduzierenden Drüsen in der Bauchspeicheldrüse. Auch die Drüsen im HNO-Bereich und im Darm sowie die Schweißdrüsen und die Leber sind betroffen. Allein die Tatsache, daß die Sekrete zähflüssiger sind, verursacht noch keine Probleme. Diese kommen erst dadurch zustande, daß die Sekrete schlecht abfließen. Sie verstopfen dann entweder die Drüsenausführungsgänge (Bauchspeicheldrüse), oder aber die eingedickten Sekrete werden auf ihrem weiteren Weg nicht richtig transportiert. Das führt in der Lunge zur Verstopfung der Bronchien. Am Darm entstehen Passagehindernisse bis hin zum Ileus. Die Probleme entwickeln sich mit der Zeit und bei jedem Kind mit unterschiedlicher Geschwindigkeit. Die beiden wichtigsten Organsysteme sollen noch genauer betrachtet werden.

Lunge

Zunächst ist die Lungenfunktion nicht beeinträchtigt, die Kinder fallen dann häufig durch vermehrte Infekte auf. Es entwickelt sich eine Überblähung der Lunge mit Einschränkung der Atemfläche. Chronische Hypoxie mit Ausbildung von Trommelschlägelfingern ist die Folge, später treten Lungenblutungen und Pneumothorax auf.

Bauchspeicheldrüse

Die Verlegung der Ausführungsgänge führt dazu, daß der Bauchspeichel nicht in den Darm abgegeben werden kann. Daher kann der Nahrungsbrei nicht verdaut werden. Die Kinder setzen massige stinkende Stühle ab und gedeihen nicht.

Säuglinge fallen häufig schon durch einen Mekoniumileus auf. Das Mekonium ist besonders zäh und kann nicht ausgestoßen werden. Wiederkehrende Vorfälle des Enddarmes (Rektumprolapse) werden beobachtet. Sie sind ein typisches Indiz, und es muß immer eine Diagnostik eingeleitet werden.

Bei entsprechendem Verdacht wird die Diagnose aus dem Schweißtest gestellt. Es wird dabei die Kochsalzkonzentration im Schweiß gemessen, die bei Mukoviszidose deutlich höher als normal liegt. Werte > 60 mmol NaCl/l sind beweisend. Werden Werte zwischen 40 und 60 mmol/l gemessen, muß der Test wiederholt werden. Werte < 40 mmol/l sind normal.

Es gibt verschiedene Methoden, einen Schweißtest durchzuführen. Allen gemeinsam ist, daß zunächst eine Pilocarpiniontophorese durchgeführt wird.

Dabei wird mittels eines kleinen Batteriestromes das Medikament Pilocarpin in ein kleines Hautareal eingebracht; Dauer etwa 5 min. Durch das Medikament wird die Schweißproduktion der Schweißdrüsen gesteigert. Dann wird entweder direkt auf der Haut der elektrische Widerstand des Schweißes (und damit der Salzgehalt) gemessen, oder aber es wird eine kleine Menge Schweiß gesammelt, aus der dann der Chloridgehalt im Labor bestimmt werden kann.

Therapie

> Ausreichend Flüssigkeit, evtl. parenteral,
> Inhalation von Bronchospasmolytika,
> i.v.-Gabe von Theophyllin (Bronchoparat),
> Kortison,
> Sauerstoff,
> Krankengymnastik,

Prognose

Die Erkrankung ist unheilbar. Der Verlauf ist wesentlich vom Befall der Lunge abhängig. Bei ausgeprägten Lungenproblemen ist die Prognose sehr schlecht, bei leichteren etwas besser.

Die mittlere Lebenserwartung bei Mädchen beträgt 14 Jahre, bei Jungen 16 Jahre. Ganz vereinzelt wird das 3. oder 4. Lebensjahrzehnt erreicht.

18 Laborwerte (Basiswissen zur Interpretation)

Laboruntersuchungen von Körperflüssigkeiten stellen einen wesentlichen Bestandteil der Diagnostik dar. Aus den gebräuchlichsten Routineuntersuchungen lassen sich meist schon die wesentlichen Schlüsse ziehen:

- Blutbild,
- Blutkörperchensenkungsgeschwindigkeit (BKS),
- C-reaktives Protein (CRP),
- Elektrolyte,
- Serumharnstoff und -kreatinin,
- Blutzucker,
- Blutgasanalyse (BGA),
- Leberwerte (GPT; GOT; LDH; γ-GT),
- Gerinnung,
- Urinstatus,
- Liquorbefunde.

18.1 Blutbild

Das Blutbild dient meist zur Unterscheidung von bakteriellen oder viralen Infektionen. Es hilft bei der Entscheidung, ob ein Antibiotikum erforderlich ist oder nicht sowie bei der Verlaufsbeurteilung einer Antibiotikatherapie.

18.1.1 Kleines Blutbild

Das sog. „kleine Blutbild" beinhaltet:

- Gesamtleukozytenzahl/µl (kurz: Leukos) (Gesamtzahl der weißen Blutkörperchen/µl),
- Hb-Wert (roter Blutfarbstoff); g Hämoglobin/dl Blut,
- Hämatokrit (Hkt = Anteil des Volumens aller Blutzellen am Gesamtvolumen des Blutes in Prozent),
- Thrombozyten (sorgen für die Blutstillung = Blutplättchen).

Gesamtleukozytenzahl

Die Leukozyten sind an der Infektabwehr beteiligt. Sie steigen insbesondere bei bakteriellen Infekten an. Dabei ist es wichtig zu wissen, daß die Normgrenzen in verschiedenen Altersgruppen sehr unterschiedlich sind (Tabelle 4).

Tabelle 4. Normalwerte der Leukozyten in Abhängigkeit vom Alter

Alter	Leukozytenzahl/µl
1. Tag	9400–34000
Bis 4 Wochen	5000–20000
Bis 1 Jahr	6000–17000
4 Jahre	5500–15000
Ab 10 Jahre	4500–10000

Es fällt auf, daß die Werte bei Kindern deutlich höher liegen als bei Erwachsenen. Eine Erhöhung der Leukozyten über den altersentsprechenden Normbereich muß aber nicht immer eine Infektion bedeuten (leider).

In folgenden Situationen werden auch erhöhte Werte festgestellt:

- Krampfanfälle,
- Leukämie,
- diabetisches Koma,
- Morbus Cushing oder Therapie mit Kortison,
- Thalassämie,
- Streß (Operationen etc.).

Hinweise zur Ursache ergeben sich aus anderen Laboruntersuchungen, der Vorgeschichte und dem Untersuchungsbefund.

Hb-Wert und Hämatokrit

Diese beiden Parameter informieren im wesentlichen über den Gehalt des Blutes an Sauerstoffträgern.

Erhöhte Werte findet man bei:

- Eindickung des Blutes (Wassermangel),
- häufig anfangs bei Neugeborenen,
- bei vermehrter Bildung von Erythrozyten, (Polycythaemia vera).

Erniedrigte Werte finden sich bei Anämien (z.B. Eisenmangel und Blutverlust). Tabelle 5 gibt die Normalwerte altersabhängig an.

Bei einer akuten Blutung kann es erst mit einer Latenz von mehreren Stunden zu einer Verminderung des Hb-Wertes kommen, da die Verdünnung des Blutes erst langsam durch Einstrom von Gewebeflüssigkeit in die Gefäße erfolgt. Häufig wird versucht, durch Kontrollen des Hb-Wertes einen Hinweis

Tabelle 5. Normalwerte

Alter	Hämoglobin [g/dl]	Hämatokril [%]
1. bis 3. Tag	14,5–22,5	44–75
2 Monate	9,0–14,0	28–42
6–12 Jahre	11,5–15,5	35–45
12–18 Jahre		
– m.	13–16	37–49
– w.	12–16	36–46

darauf zu bekommen, ob eine Blutung (z.B. in die Bauchhöhle) vorliegt (Kontrolle des kleinen Blutbildes ist ausreichend).

Thrombozyten (Blutplättchen)

Normalwerte: zwischen 100 000 und 400 000 (bis 600 000)/µl.

Problematisch ist eigentlich nur die Verminderung der Thrombozyten. Sie sind für den ersten Verschluß von Wunden zuständig. Dieser Primärverschluß wird dann durch die Gerinnungseiweiße stabilisiert. Bei Verminderung der Thrombozyten (Thrombozytopenie) drohen schwere Blutungen, denn das Gerinnungssystem allein vermag nicht, eine Blutungsquelle zu verschließen. Kritisch ist ein Abfall < 20 000–30 000/µl.

Eine Thrombozytopenie kommt vor:
- bei Sepsis,
- nach Virusinfekten,
- bei Morbus Werlhoff (ITP = Immunthrombozytopenie; dabei bildet der Organismus Antikörper gegen die Thrombozyten),
- bei Leukämie (Thrombozytenbildung wird unterdrückt durch Platzmangel im Markraum der Knochen),
- bei Chemotherapie (Unterdrückung des Knochenmarks).

18.1.2 Differentialblutbild

Eine Hilfe kann auch das Differentialblutbild sein, kurz „Diff.". Das kleine Blutbild und das Differentialblutbild ergeben zusammen das sog. „große Blutbild".

Für die Diagnostik ist die Untersuchung folgender Leukozytentypen wichtig:
- neutrophile Granulozyten,
- stabkernige Granulozyten (noch nicht fertig ausgereifte Granulozyten; kurz „Stäbe"),
- Lymphozyten,
- lymphozytäre Reizformen.

Die **Granulozyten** sind im wesentlichen für die Abwehr von Bakterien zuständig.

Lymphozyten bekämpfen Viren und produzieren Antikörper (nach Umwandlung in Plasmazellen). Sie spielen auch eine Rolle bei Allergien, Organabstoßung nach Transplantation etc.

Das Differentialblutbild gibt an, wieviel Prozent von den einzelnen Zelltypen im Blut zu finden sind, man kann u.a. folgendes ablesen:

> Sind die Granulozyten, besonders auch die Stabkernigen, erhöht, so ist an eine bakterielle Infektion zu denken.
> Sind die Lymphozyten erhöht, so handelt es sich eher um einen Virusinfekt (Ausnahme: Pertussis).

Man muß immer Gesamtleukozyten und das Differentialblutbild gemeinsam beurteilen. Bei Virusinfekten ist die Gesamtleukozytenzahl eher niedrig.

Beispiele:

Bakterielle Pneumonie

25000 Leukozyten, im Diff.:
- 15% stabkernige Granulozyten,
- 65% neutrophile Granulozyten,
- 10% Lymphozyten,
- 10% andere.

Viruspneumonie

6000 Leukozyten, im Diff.:
- 0% stabkernige Granulozyten,
- 20% neutrophile Granulozyten,
- 65% Lymphozyten,
- 15% andere.

Beide Patienten haben Husten und fiebern hoch. Der erste Patient braucht ein Antibiotikum, der zweite nur eine symptomatische Therapie.

18.1.3 Großes Blutbild bei Pertussis

Die Pertussis hat ein ganz typisches (etwas von der allgemeinen Regel abweichendes) Blutbild. Es handelt sich um eine bakterielle Infektion, d.h. die Gesamtleukozytenzahl ist erhöht, häufig bis auf 40 000 und mehr, aber im Diff. findet sich eine deutliche Erhöhung der Lymphozyten auf 50–70%.

18.2 Blutkörperchensenkungsgeschwindigkeit (BKS bzw. BSG)

Sie stellt eine Suchmethode dar und ist einer der sog. „Entzündungsparameter" (Tabelle 6).

Eine Beschleunigung ist festzustellen bei bakteriellen Infektionen, chronisch-entzündlichen Erkrankungen, wie z.B. Rheuma, Tumoren.

Tabelle 6. Normalwerte der Blutkörperchensenkungsgeschwindigkeit (BKS)

Alter	BKS [mm/h]
Neugeborene	bis 2
1.–6. Monat	11–12
1–4 Jahre	7–8
Erwachsene:	
– Männer	0_10
– Frauen	0–20

Im klinischen Alltag dient die BKS auch als Entscheidungshilfe bei der Frage, ob es sich um eine Infektion durch Viren oder durch Bakterien handelt. Bei Virusinfekten besteht normalerweise keine Beschleunigung der BKS.

Das Ansprechen einer antibiotischen Therapie läßt sich an der Normalisierungstendenz ablesen. Meist hält diese Normalisierung jedoch mit der klinischen Besserung nicht Schritt. Bei den chronischen Erkrankungen wie Rheuma dient die BKS auch zur Beurteilung des Ansprechens der Erkrankung auf die Therapie.

18.3 C-reaktives Protein (CRP)

Das CRP ist ein Eiweiß, das als Reaktion auf Erkrankungen in der Leber gebildet und ins Blut abgegeben wird. Insbesondere entzündliche Erkrankungen können damit hinsichtlich ihrer Aktivität beurteilt werden.
Normalwert: <0,5mg/dl (also eigentlich nicht nachweisbar).

CRP-Anstieg bei:

- bakteriellen Infektionen, meist sehr deutlicher Anstieg, > 5 mg/dl,
- Virusinfektionen, meist nicht mehr als 2–3 mg/dl,
- Operationen, meist nicht mehr als 2–3 mg/dl,
- Tumoren, unterschiedlich hoch, auch hohe Werte über 10 mg/dl möglich,
- Gewebszerfall (Nekrosen), auch sehr unterschiedlich hoher Anstieg.

Im klinischen Alltag dient das CRP als Entzündungsparameter wieder v. a. dazu, virale und bakterielle Infektionen auseinanderzuhalten. Sehr hohe Anstiege sind bei Kindern in der Regel durch bakterielle Infektionen bedingt.

Dieser Parameter reagiert recht schnell bei Besserung. Das Ansprechen auf die Therapie kann daher gut am Abfall abgelesen werden. Das CRP dient somit als Entscheidungshilfe in der Therapie.

18.4 Elektrolyte

Mit dem Begriff „Elektrolyte" sind die Salze gemeint, die sowohl im Blut als auch in den Körperzellen gelöst sind.

Für ein normales Funktionieren von elektrischen Erregungsvorgängen und für die Regulation des Flüssigkeitshaushaltes ist die Einhaltung bestimmter Normgrenzen erforderlich. Normwertangaben (Tabelle 7) schwanken je nach Literatur etwas (also nicht wundern, wenn irgendwo mal etwas andere Normgrenzen angegeben werden).

Tabelle 7. Normalbereiche der relevanten Elektrolyte

Elektrolyt		Normalbereich [mmol/l]
Natrium	(Na^+)	132–145
Kalium	(K^+)	3,5–5,5
Kalzium	(Ca^{++})	2,0–2,6
Chlorid	(Cl^-)	95–111

Magnesium und Phosphor werden bei bestimmten Fragestellungen untersucht. Für die Routine sind sie nicht wichtig.

Natrium, Kalium und Chlorid reagieren auf Störungen im Wasserhaushalt, also auf verminderte Zufuhr oder vermehrten Verlust oder verminderte Ausscheidung von Wasser. Bei allen Erkrankungen, bei denen eine der obigen Störungen möglich erscheint, werden deshalb diese Elektrolyte bestimmt.

- Verminderte Zufuhr kommt vor bei allen fieberhaften Infekten, insbesondere der Atemwege, bei Gastroenteritis (Brechdurchfall), bei Hindernissen im Magen-Darm-Trakt (z.B. hypertrophe Pylorusstenose).
- Vermehrter Verlust kommt vor bei Fieber, Brechdurchfall, Diabetes mellitus, Erkrankungen der Nebennierenrinde (z.B. Natrium beim adrenogenitalen-Syndrom, s.16.2.1).
- Verminderte Ausscheidung bei Nierenversagen (akut oder chronisch), Erkrankungen der Nebennierenrinde, Harnabflußstörungen.

Das Kalzium reagiert weniger auf die Störungen im Wasserhaushalt. Veränderungen ergeben sich meist aus anderer Ursache.

Erhöhte Werte findet man bei zu hoher Zufuhr über eine Infusion (Frühgeborene), Vitamin-D-Überdosierung und Überfunktion der Nebenschilddrüse.

Erhöhte Kalziumwerte sind nur längerfristig problematisch, da Verkalkungen insbesondere in den Nieren auftreten (Nierensteine = Nephrolithiasis, allgemeine Verkalkung des Nierengewebes = Nephrokalzinose).

Erniedrigte Werte führen zu Krämpfen, deshalb sollte bei jedem Kind mit Krampfanfällen (besonders bei Neugeborenen) der Kalziumspiegel bestimmt werden.

18.5 Harnstoff und Kreatinin im Serum

Diese beiden Stoffe sind sog. „harnpflichtige Substanzen", also Stoffwechselendprodukte, die von den Nieren in den Harn ausgeschieden werden müssen.

Normalwerte:

- Harnstoff: bis 50 mg/dl, bei Säuglingen etwas niedriger: ca. 40 mg/dl,
- Kreatinin: 0,3–1,2 mg/dl.

Von klinischem Interesse sind erhöhte Werte. Sie treten auf bei eingeschränkter Nierenfunktion, unabhängig von der Ursache.

Harnstofferhöhungen kommen isoliert auch bei Flüssigkeitsdefizit (Exsikkose/Austrocknung) vor. Nach Substitution erfolgt eine rasche Normalisierung des Spiegels. Eine Untersuchung von Harnstoff und Kreatinin muß immer dann durchgeführt werden, wenn Störungen im Wasserhaushalt vermutet werden.

18.6 Blutzucker

Die Blutzuckerwerte sind bei allen Kindern, die komatös eingeliefert werden, zu bestimmen, ferner bei allen Kindern, die auffällig viel trinken und Urin lassen und bei Kindern mit Gastroenteritis.

Normalwerte (Kapillarblut):

- nüchtern   70–100 mg/dl,
- 1 h nach der Mahlzeit   bis 130 mg/dl.

Erhöhte Werte bei:

- Diabetes mellitus,
- Morbus Cushing,
- Hyperthyreose,
- Streß,
- Krampfanfall.

Erniedrigte Werte bei:

- Überdosierung von Insulin bei Diabetes mellitus,
- Hungerzustand,
- Galaktose- und Fruktoseintoleranz,
- Mangel an Wachstumshormon.

18.7 Blutgasanalyse (BGA)

Die Analyse des Säure-Basen-Haushaltes mit der BGA ist eine sehr häufig angewandte Methode. Sie ist wichtig bei jeder Stoffwechselstörung, bei unklaren Bewußtseinszuständen, Flüssigkeitsverlusten und Atemstörungen.

Am gebräuchlichsten ist dabei die Untersuchung von Kapillarblut. Nur der Sauerstoffgehalt des Blutes wird dabei nicht verläßlich angegeben.

Bei beatmeten Patienten wird aber besonderer Wert darauf gelegt, gerade hierzu glaubhafte Werte zu erhalten. Deshalb wird dann in der Regel arterielles Blut für die Untersuchung verwendet.

Sind arterielle BGA häufiger am Tag nötig, wird oft ein kleiner Katheter in eine Arterie gelegt. Dieser wird extra als Arterienkatheter gekennzeichnet. Er dient nur zu Blutentnahmen. Es darf keinesfalls eine Infusion angeschlossen oder ein Medikament injiziert werden!!

18.7.1 Einzelparameter

Folgende Einzelparameter werden bei jeder BGA gemessen (s. auch 3.4):

pH-Wert

Er macht eine Aussage über den Säuregehalt des Blutes.
Normalwerte: 7,35–7,45,
< 7,35 = zu sauer (Azidose),
> 7,45 = zu alkalisch (Alkalose).

pCO_2
(p = Partialdruck = Teildruck, Anteil am Gesamtdruck der in einer Flüssigkeit gelösten Gase)

Der pCO_2 ist ein Maß für den Gehalt an CO_2 = Kohlendioxid/Kohlensäure. Wegen der sehr guten Diffusionsfähigkeit dieses Gases sind die BGA-Werte in arteriellem und Kapillarblut sehr ähnlich.
Normalwerte: 35–45 mm Hg.

Standardbikarbonat

Bikarbonat ist der wichtigste „Puffer" im Blut, es kann Säuren neutralisieren.
Normalwerte: 18–25 mmol/l.
Eine Verringerung zeigt an, daß ein Säureüberschuß neutralisiert werden mußte oder daß vermehrt Kohlendioxid abgeatmet wurde.

Basenabweichung („base excess" = BE)

Die Basenabweichung gibt an, ob zuwenig oder zuviel Bikarbonatpuffer vorhanden ist.

pO_2
(Erklärung s. bei pCO_2)

Der pO_2 ist ein Maß für den Sauerstoffgehalt des Blutes (normal 70–90 mmHg kapillär). Deutlich höhere Werte werden bei zu starker Anhebung des Sauerstoffgehaltes der Einatemluft festgestellt. Diese müssen aber insbesondere bei Frühgeborenen zur Vermeidung von Schäden an den Netzhäuten verhindert werden.

Sauerstoffsättigung in Prozent

Damit ist der Anteil des mit Sauerstoff beladenen roten Blutfarbstoffs (in %) gemeint.

> Die oben genannten Daten werden bei jeder Blutgasanalyse angegeben. Veränderungen ergeben sich durch Störungen in der Atmung und im Stoffwechsel. Man spricht deshalb von respiratorischen und metabolischen Veränderungen.

18.7.2 Respiratorische Veränderungen an der Blutgasanalyse

Wenn jemand ganz ruhig und normal atmet und keine Erkrankung der Atemwege vorliegt, werden die einzelnen Werte der BGA im Normbereich liegen.

Respiratorische Azidose

Bei eingeschränkter Atmung ergibt sich folgendes Bild, unabhängig davon, ob die Atmung mechanisch behindert ist oder der Austausch der Gase in der Lunge nicht ausreichend funktioniert:
- Das Kohlendioxid wird nur unzureichend aus dem Blut entfernt, der pCO_2 steigt an (parallel dazu wird das Blut nicht ausreichend mit Sauerstoff angereichert, der pO_2 sinkt ab).
- Das Kohlendioxid liegt im Blut gelöst vor. Bei der Lösung entsteht Kohlensäure, die gibt H^+-Ionen in das Blut abgibt. Es kommt zu einer Übersäuerung (Azidose), der pH-Wert sinkt.
- Die H^+-Ionen werden vom Nichtbikarbonat-Puffer neutralisiert (Phosphat).
- Das Bikarbonat im Blut steigt an, die Basenabweichung wird positiv.
- Über eine vermehrte Säureausscheidung über die Nieren versucht der Organismus, die Azidose auszugleichen.

Respiratorische Alkalose

Atmet ein Kind vermehrt durch Aufregung o.ä., so wird vor allen Dingen vermehrt Kohlendioxid abgeatmet. Der pCO_2 sinkt, parallel sinkt das Bikarbonat ab. Die Basenabweichung wird negativ, das Blut wird alkalisch und der pH-Wert steigt über den Normalwert an (Alkalose). Kompensatorisch werden zunächst H^+-Ionen vom Nichtbikarbonatpuffer geliefert. Der Organismus versucht aber v.a., eine Kompensation durch eine verringerte Ausscheidung von Bikarbonat über die Nieren.

18.7.3 Metabolische Veränderungen an der Blutgasanalyse

Der Stoffwechsel hat dadurch Einfluß auf die BGA, daß bei vielen Stoffwechselvorgängen Säuren anfallen (z.B. Milchsäure/Laktat) oder nötig sind (z.B. Salzsäure im Magen). Jedes Ungleichgewicht schlägt sich in der BGA nieder.

Metabolische Azidose

Kann bei einem Patienten das Blut nicht ausreichend mit Sauerstoff angereichert werden (Lungenerkrankung oder auch Herzfehler), so stellt sich der Stoffwechsel dahingehend um, daß zur Energiegewinnung vermehrt Traubenzucker zu Milchsäure (Laktat) umgewandelt wird. Diesen Vorgang nennt man Glykolyse.

Die Energiegewinnung aus Traubenzucker über die Glykolyse funktioniert ohne Sauerstoffverbrauch, ist aber lange nicht so effektiv, d.h. daß nur ein Bruchteil der im Traubenzucker gespeicherten Energie freigesetzt werden kann. Außerdem fällt viel Milchsäure an, die das Blut sauer macht. Der pH-Wert sinkt (metabolische Azidose).

Zur Kompensation neutralisiert das Bikarbonat im Blut die Säure. Der Bikarbonatspiegel sinkt, die Basenabweichung wird deutlich negativ. Als weitere Kompensation wird versucht, möglichst viel Kohlendioxid abzuatmen (kompensatorische Hyperventilation).

Bei manchen Nierenerkrankungen kann es wegen mangelnder Ausscheidung von Säuren ebenfalls zu einer metabolischen Azidose kommen.

Metabolische Alkalose

Verliert der Körper Säuren im Übermaß, so entwickelt sich eine metabolische Alkalose.

Diese Situation ist typischerweise bei der hypertrophen Pylorusstenose anzutreffen (s. 23.10.3). Die Säuglinge verlieren durch das anhaltende Erbrechen ständig die in den Magen abgesonderte Salzsäure. Dadurch steigen im

Blut der pH-Wert und das Bikarbonat an. Die Basenabweichung wird deutlich positiv.

Als Kompensationsversuch kommt es zu verminderter Atmung mit Anstieg des pCO_2 (kompensatorische Hypoventilation).

18.8 Leberwerte (Transaminasen = GOT und GPT/LDH/γ-GT)

Die sog. „Leberwerte" sind die Spiegel bestimmter Enzyme (= Eiweißstoffe, die Stoffwechselvorgänge steuern) im Serum, die besonders bei Erkrankungen der Leber erhöht sind.

Es ist zu bedenken, daß diese Enzyme auch in anderen Geweben vorkommen: in der Muskulatur, im Herzmuskel und im Blut. Die Zuordnung der Veränderungen zu bestimmten Organen ergibt sich durch das sog. Enzymmuster. Das heißt, daß sich unterschiedliche Erhöhungen der Einzelenzyme ergeben, die dann für dieses oder jenes Organ typisch sind.

Normalwerte:

- GOT: bis 23 U/l,
- GPT: bis 23 U/l,
- LDH: stark altersabhängig,
- bis 1. Lebensjahr: bis ca. 900 U/l,
- ab 14 Jahre: bis ca. 280 U/l,
- γ-GT: stark altersabhängig,
- Neugeborene: bis 100 U/l,
- bis 3 Monate: bis 63 U/l,
- 3–12 Monate: bis 35 U/l,
- 1–14 Jahre: bis 13 U/l.

Diese Enzyme sind erhöht im Serum zu finden, wenn die Leberzellen geschädigt sind. Die Zellwände werden dann für die Enzyme durchlässig, so daß diese im Blut nachgewiesen werden können.

Schädigungen ergeben sich bei:
- Infektionen,
- Vergiftungen.

Infektionen

Eine Hepatitis kann auftreten durch die Hepatitisviren A, B und C, als Non-A-non-B-Hepatitis, durch Zytomegalie, Mononukleose und andere Viren.

Vergiftungen

Alkohol, E605 und andere Pflanzenschutzmittel (sog. Organophosphate), Knollenblätterpilzgift etc. bewirken:

- Stauung des Blutes bei Herzinsuffizienz,
- Abflußbehinderung der Galle, dann ist auch das Bilirubin erhöht,
- akuten Leberfunktionsausfall.

GOT und GPT können auch bei Muskelerkrankungen erhöht sein. Es muß zur Klärung dann die Kreatinkinase (CK) bestimmt werden. Dieses Enzym kommt insbesondere im Skelettmuskel vor und ist bei Muskelerkrankungen (z. B. Muskeldystrophie) stark erhöht.

Die LDH kommt besonders auch in den Erythrozyten vor, bei den hämolytischen Anämien ist sie deshalb stark erhöht.

Bei Erkrankungen, die mit Untergang von Lebergewebe einhergehen (Hepatitis, Leberzirrhose, Vergiftungen), soll mitunter die Syntheseleistung der Leber genauer untersucht werden. Aufschluß darüber gibt die Cholinesterase (CHE). Bei Einschränkung der Syntheseleistung ist die CHE erniedrigt. Hinweise zur Syntheseleistung gibt auch die Bestimmung von Produkten der Leber. Sie produziert das Albumin im Serum und v.a. auch einige Gerinnungsfaktoren. Bei mangelnder Syntheseleistung finden sich entsprechend niedrige Spiegel.

18.9 Gerinnung

Die Blutgerinnung erfolgt durch die hintereinander stattfindende Aktivierung der Gerinnungsfaktoren, die letztlich dazu führt, daß aus Fibrinogen Fibrin entsteht (s. auch Lehrbuch der Physiologie). In der klinischen Routine ist es zu aufwendig, immer die Gerinnungsfaktoren einzeln zu bestimmen. Deshalb wendet man zur Überprüfung der Gerinnungsfähigkeit des Blutes Gruppentests an:

- Thromboplastinzeit (Quick-Wert oder TPZ) und
- partielle Thromboplastinzeit (PTT).

Quick-Wert

Normalwert:

70–100% der Norm. Die Norm ergibt sich aus Vergleichsplasma. Dieser Test prüft die Funktion der Faktoren I, II, V, VII, X, des sog. exogenen Systems.

Verminderte Werte:

Sie treten auf bei Leberzellschaden, Vitamin-K-Mangel, Blockierung der Vitamin-K-Wirkung durch Kumarinpräparate (Marcumar), bei angeborenen Synthesestörungen und vermehrtem Verbrauch.

PTT

Normalwert bis 40 s.

Es werden die Faktoren I, II, V, VIII, IX, X, XI und XII des sog. endogenen Systems geprüft.

Verlängerungen der PTT:

- Angeborene Blutungsleiden wie Hämophilie A + B (Faktor-VIII- und Faktor-IX-Mangel). Dabei ist der Quick-Wert normal.
- Erhöhter Verbrauch.
- Heparin-Therapie.

Ergänzend zu Quick-Wert und PTT kann noch *Fibrinogen (Faktor I)* bestimmt werden. Dieses stellt gewissermaßen die Endstrecke der Gerinnung dar. Eine Verminderung weist auf einen vermehrten Verbrauch hin. Sie kommt aber auch bei verminderter Produktion durch die Leber vor.

Das System der Gerinnungshemmung und Fibrinolyse ist dafür zuständig, daß die Aktivierung der Gerinnung auf den Ort beschränkt bleibt und nicht überschießend stattfindet. Das Antithrombin III ist ein Eiweiß aus diesem System. Eine Verminderung bedeutet, daß die Hemmung nicht ausreichend funktioniert und überschießende Gerinnungsvorgänge stattfinden können. Dadurch drohen Thrombosen und im schwersten Fall die sog. disseminierte intravasale Gerinnung, auch Verbrauchskoagulopathie genannt. Dabei finden überall innerhalb der Gefäße in Zusammenspiel mit den Thrombozyten Gerinnungsvorgänge statt, die zum einen zu entsprechenden Durchblutungsstörungen führen, zum anderen aber zu einem massiven Verbrauch an Gerinnungsfaktoren. Dadurch entsteht letztlich eine starke Blutungsgefahr.

18.10 Urinuntersuchungen

18.10.1 Urinstatus

Der sog. Urinstatus stellt die einfachste Urinuntersuchung dar. Er wird aus einer Spontanurinprobe gemacht. Es werden mit Teststreifen bestimmt:

- Eiweiß,
- Zucker,
- Aceton.

Außerdem werden mikroskopisch die Erythrozyten und Leukozyten pro mm^3 gezählt, dabei erhält man zusätzliche Information über Urate (Salze, die auskristallisieren) und evtl. Bakterien.

Der Urinstatus stellt eine Suchuntersuchung dar. Zumindest die Teststreifenbestimmungen sind relativ ungenau, reichen aber zum Screening aus.

Eiweiß

Das Eiweiß ist erhöht bei Nierenerkrankungen (z. B. Glomerulonephritis), aber auch bei Harnwegsinfekten. Eine geringe Eiweißausscheidung ist normal: bis 100 mg/m² Körperoberfläche/Tag.

Es muß evtl. eine genaue Bestimmung der Menge im 24-h-Sammelurin durchgeführt werden.

Zucker

Zucker sollte nicht nachweisbar sein.

Azeton

Azeton taucht im Urin auf bei Zuständen, in denen bei mangelndem Kohlenhydratangebot die Fettreserven angegriffen werden. Bei der überwiegenden Energiegewinnung aus Fetten entsteht Azeton als Stoffwechselprodukt. Es kommt vor bei Hunger (Fasten), Gastroenteritis (identischer Effekt), Diabetes mellitus.

Erythrozyten

Erythrozyten tauchen normalerweise nur in sehr geringer Zahl im Urin auf.
Normalwert: 0–3 Erythrozyten/mm³.
Erhöhte Werte bei:
– Harnwegsinfektionen (HWI, Schleimhautdefekt),
– Nierenentzündung (Glomerulonephritis),
– Nierensteinen (Scharfkantige Steine verletzen die Schleimhaut),
– Nierenverletzung durch Stoß von außen.
Werden bei Mädchen Erythrozyten im Urin nachgewiesen, so muß immer geklärt werden, ob sie nicht gerade ihre Monatsblutung haben. Es geraten dann meist Erythrozyten in den Urin. Ein Rückschluß auf eine Erkrankung der Harnwege ist dann natürlich nicht möglich.

Leukozyten

Sie sind vor allen Dingen bei Infektionen der Harnorgane im Urin nachweisbar.
Normalwerte: < 10–(20)/mm³.
Bei *erhöhten Zahlen* stets Kontrolle aus Mittelstrahlurin mit Urinkultur.

18.10.2 Urinkultur

Bei Nachweis von 1 Mio. (10⁶) Keimen/ml Urin wird, wenn es sich dabei um eine Reinkultur handelt, von einer Harnwegsinfektion ausgegangen. Bei

Nachweis von mehr als 2 Keimen ist eine tatsächliche Infektion der Harnwege unwahrscheinlich. Es liegt dann eher eine Verunreinigung vor. 10^4 Keime
im Katheterurin beweisen einen Harnwegsinfekt.

Jeder Keimnachweis im Blasenpunktionsurin beweist einen Infekt, vor-
ausgesetzt, daß technisch keine Fehler gemacht wurden.

18.11 Liquor

Die Untersuchung des Liquors dient meist dem Nachweis oder Ausschluß
einer Hirnhautentzündung (Meningitis).

Beurteilt werden:

- Zellzahl (Leukozyten): normal bis 4/mm^3,
- Eiweißgehalt: bis 40 mg/dl,
- Glukose: mindestens $^2/_3$ des Blutzuckers,
- evtl. Laktat,
- Kultur,
- Mikroskopie auf Bakterien.

Die Zellzahl steigt bei Entzündungen der Hirnhäute an: bei Virusmeningitis
häufig bis 1000/mm^3, bei bakterieller Meningitis meist auf mehrere Tau-
send/mm^3.

Eine ganz frische bakterielle Meningitis kann aber auch eine (noch) geringe Zellzahl aufweisen. Bei der Unterscheidung hilft dann der Liquorzucker
(auch das Laktat). Er ist bei einer Virusmeningitis normal hoch, bei einer
bakteriellen Meningitis erniedrigt, da die Bakterien ihn verbrauchen. Ist die
Entscheidung dann immer noch nicht zu treffen, so wird das Laktat im Liquor
bestimmt. Eine deutliche Erhöhung (> 2 mg/dl) spricht für eine bakterielle Infektion.

Das Eiweiß kann als allgemeiner Ausdruck der Entzündung bei beiden
Formen erhöht sein. Die Liquorkultur bringt letztlich Gewißheit darüber, ob
Bakterien die Entzündung hervorgerufen haben. Das Ergebnis der Liquorkultur kann aber nicht abgewartet werden. Je früher die antibiotische Therapie
beginnt, um so besser ist die Prognose. Das bedeutet: Man muß sich sofort
entscheiden, ob es sich um eine bakterielle Infektion handelt. Man beginnt
dann innerhalb der ersten Stunde nach Aufnahme in die Klinik mit der hoch-
dosierten Antibiotikatherapie.

Entscheidungshilfe können die Entzündungsparameter im Blut sein.

19 Anämien

Eine Anämie („Blutarmut") liegt vor, wenn der Hb-Wert unter den altersnormalen Wert absinkt (s.18.1.3). Die Ursachen sind vielfältig. Sie lassen sich in 4 große Gruppen einteilen:

- mangelnde Neubildung (hypoplastisch),
- gesteigerter Abbau (hämolytisch),
- Anämien durch Strukturfehler des Hämoglobins,
- fehlerhafte Neubildung.

Die physiologische Trimenonreduktion (Abfall des Hb-Wertes innerhalb der ersten 3 Lebensmonate) durch weitgehende Einstellung der Bildung von Erythrozyten (Erythropoese) ist ein normaler Vorgang ohne Krankheitswert, da Hb-F mit seiner günstigeren O_2-Bindungskurve die O_2-Versorgung der Gewebe auch bei einem niedrigeren Hb-Wert sicherstellt. Bei fast völlig eingestellter Blutneubildung kommt es durch die Blutmauserung (Abbau der „alten", Hb-F-haltigen Erythrozyten) bei jedem gesunden Säugling zu einem Abfall des Hb-Wertes auf im Mittel 11,5 g/dl. Der Tiefpunkt liegt etwa in der 10. Lebenswoche. Dieser Abfall findet auch bei Frühgeborenen statt. Die Werte sinken jedoch wesentlich stärker ab (8 g/dl und sogar tiefer). Die Notwendigkeit einer Bluttransfusion ergibt sich nur, wenn die Kinder klinisch auffällig sind, z.B. nach wiederholten Apnoen, die sonst nicht zu erklären sind oder bei drohender Herz-Kreislauf-Insuffizienz. Durch die starke Zunahme des Körpergewichts und damit des Blutvolumens ergibt sich im Verlauf des ersten Lebensjahres regelmäßig ein gewisser Eisenmangel, der sich jedoch im Verlauf des 2. Lebensjahres wieder ausgleicht. Besonders schwer sind jedoch die Frühgeborenen betroffen, diese müssen deshalb unbedingt Eisen zugeführt bekommen (z.B. Ferro 66-Tropfen). Begonnen wird im 2. Lebensmonat, weil der Darm vorher nicht in der Lage ist, das Eisen aufzunehmen. Die Eisenaufnahme ist ein aktiver Prozeß.

19.1 Hypoplastische Anämien

Unter diesen Begriff fallen alle Formen, bei denen es aus unterschiedlichem Grund zu einer nicht ausreichenden Neubildung kommt.

19.1.1 Mangel an Grundstoffen (z.B. Eisen oder Folsäure)

Eisenmangelanämie

Der Eisenmangel, der durch Fehl- oder Mangelernährung, chronische Infektionen oder Wurmerkrankungen entsteht, ist die absolut häufigste Ursache für eine Anämie. Man schätzt, daß etwa 500 Mio. Menschen davon betroffen sind (WHO). In unseren Breiten ist die Eisenmangelanämie selten geworden. Sie kommt vor bei:

- groben Fehlernährungen (aus Unkenntnis oder Idealismus),
- chronischen Erkrankungen der Verdauungsorgane (Zöliakie),
- chronischen Darminfektionen (einschließlich Wurminfektionen),
- chronischem Blutverlust (z.B. sehr häufigem Nasenbluten, Blutungen aus Darmpolypen etc.).

Die Krankheitserscheinungen sind, wenn man von sehr seltenen, sehr starken Anämien absieht (Hb < 6g/dl), in der Regel sehr gering ausgeprägt und vor allen Dingen wenig spezifisch. Oft werden Appetitlosigkeit, Müdigkeit, Blässe oder Leistungsminderung in der Schule angegeben. Jedoch findet man diese Symptome auch bei Kindern, die keine Anämie haben.

Diagnose

Die Diagnose wird aus dem Blutbild gestellt:
- niedriger Hb-Wert,
- kleine Erythrozyten,
- normale Erythrozytenzahl.

Therapie

Die Therapie richtet sich nach der Ursache, die man gefunden hat. Bluttransfusionen sind in der Regel bei einer chronischen Anämie sinnlos. Bei Überlastung des Herz-Kreislauf-Systems durch eine schwere Anämie kann in seltenen Fällen aber eine Transfusion nötig werden.
Bei einer akuten Blutungsanämie, bei der der Organismus keine Zeit hatte, sich anzupassen, besteht in der Regel ein Kreislaufschock, und es muß Blut gegeben werden.

Folsäuremangel

Dieser ist in der Regel ernährungsbedingt und wird bei uns nur sehr selten beobachtet. Es entwickelt sich eine Anämie, die dadurch gekennzeichnet ist, daß die Erythrozyten sehr groß und farbstoffreich sind. Die Zahl der Erythrozyten ist jedoch vermindert.

Therapie

> Man gibt Folsäure oder behebt die Aufnahmestörung am Darm, wenn eine Entzündung als Ursache festgestellt werden konnte.

19.1.2 Infektanämie

Bei fast jeder Infektion kommt es kurzfristig zu einer Störung der Blutbildung und somit zur Ausbildung einer Anämie.

Nach Ausheilung des Infektes normalisiert sich die Anämie von selbst, Eisentherapie ist nicht erforderlich. Der Mechanismus der Entstehung dieser Anämie ist nicht geklärt.

19.1.3 Sonstige Störungen mit verminderter Neubildung

Diese sind selten, sie betreffen meist das Knochenmark, und ihre Ursachen sind überwiegend nicht bekannt. Hierzu gehören:

- einfache hyporegeneratorische Anämie,
- transitorische Erythroblastopenie,
- akute Erythroblastopenie,
- kongenitale hypoplastische Anämie (Blackfan-Diamond-Anämie).

19.2 Hämolytische Anämien

Hämolyse bedeutet Auflösung des Blutes; gemeint ist die Zerstörung der Zellen. Diese fällt wegen der Zahlenverhältnisse (Erythrozyten gegenüber Leukozyten) v.a. bei den Erythrozyten ins Gewicht.

Die normale Lebensdauer der Erythrozyten beträgt 120 Tage. Die Neubildung (Erythropoese) kann auf das 6- bis 10fache gesteigert werden, wenn ein entsprechender Bedarf besteht. Eine Anämie tritt erst auf, wenn die Lebenszeit der Erythrozyten auf weniger als 12–20 Tage verkürzt ist. Dann kann die Neubildung den ständigen Verlust nicht mehr ausgleichen.

19.2.1 Korpuskulär bedingte hämolytische Anämien

Die Ursache für die Hämolyse kann bei den Erythrozyten selbst liegen, sog. korpuskulär bedingte hämolytische Anämien. Sie kann auch außerhalb der Erythrozyten liegen, sog. extrakorpuskuläre hämolytische Anämien (toxisch oder immunologisch).

Beispiele für korpuskulär bedingte Formen der Anämie sind:

- hereditäre Sphärozytose (Kugelzellenanämie),
- Stoffwechseldefekte (Enzymdefekte), z.B. der Glukose-6-Phosphat-Dehydrogenasemangel.

Die Kugelzellenanämie soll als Beispiel für die korpuskulären hämolytischen Anämien genauer beschrieben werden.

Kugelzellenanämie

Es handelt sich um eine relativ häufige angeborene Störung im Aufbau der Erythrozyten. Sie haben nicht die typische Scheibenform, sondern sind kugelig. Sie sind dadurch nicht so elastisch und werden schneller in der Milz abgebaut, die Häufigkeit beträgt 1 : 5000.

Symptome

Blässe, Ikterus und Milzvergrößerung.

Deren Ausprägung ist verschieden, häufig werden durch Infektionen stärkere Anämiesierungen ausgelöst (sog. aplastische Krisen; Phasen, in denen die Produktion fast erlischt, der Abbau in der Milz aber unvermindert weitergeht). Die Anämie kann dann so stark sein, daß die Kinder im Kreislaufversagen sterben. Wegen des ständigen Bilirubinanfalls können nach mehreren Jahren Gallensteine und Leberschäden auftreten.

Therapie

Nur wenn sich durch die Anämie eine körperliche Beeinträchtigung ergibt, ist die Gabe von Blut erforderlich. Eine ursächliche Therapie, also eine Normalisierung der Erythrozyten, ist nicht möglich. Da die Anämie aus der Elimination der Erythrozyten in der Milz resultiert, ist die Therapie der Wahl die operative Entfernung der Milz. Da sich dadurch eine größere Infektionsgefährdung ergibt (insbesondere Peritonitis durch Pneumokokken), wird der Eingriff nach Möglichkeit nicht vor dem 5. Lebensjahr und nur nach Impfung gegen Pneumokokken durchgeführt. Zusätzlich wird eine antibiotische Dauerbehandlung empfohlen.

19.2.2 Immunhämolyse

Es gibt verschiedene Möglichkeiten:

- Bildung von Autoantikörpern (Antikörper, die der Körper selbst gegen körpereigene Stoffe bildet). Diese können passager oder chronisch auftreten. Ihre Bildung wird ausgelöst durch Infekte (besonders Mykoplasmen), Tumoren oder Kollagenosen. Kollagenosen sind Erkrankungen aus dem rheumatischen Formenkreis, allgemein als Bindegewebserkrankungen bezeichnet.

- Fremdantikörper, die bei Blutgruppenunverträglichkeit und dennoch durchgeführter Bluttransfusion zur Hämolyse führen.
- Bei der arzneimittelinduzierten Immunhämolyse bilden sich die Antikörper im Zusammenhang mit der Einnahme oder i.v.-Gabe von verschiedenen Medikamenten und nur solange, wie das Präparat gegeben wird. Vorkommen bei Penizillin, verschiedenen anderen Antibiotika und Schmerzmitteln.

19.2.3 Hämolyse durch chemisch-physikalische Schädigung

Bei der Marschanämie und bei Herzklappenprothesen kommt es zur Zerquetschung bzw. Zerschlagung der Erythrozyten. Eine Anämie kann sich aber nur entwickeln, wenn die Erythrozyten entsprechend empfindlich sind.

Zur osmotischen Hämolyse beim Ertrinken kommt es dadurch, daß viel salzarmes Wasser in den Kreislauf gelangt. Die Erythrozyten nehmen sehr viel salzarmes Wasser auf und platzen, sie hämolysieren.

19.3 Anämien durch Strukturfehler des Hämoglobins

Als Beispiel wird kurz die sog. *Sichelzellenanämie* beschrieben:

Das Hämoglobin ist bei dieser angeborenen Erkrankung so verändert, daß es bei Sauerstoffmangel zu Veränderungen der Molekülstruktur des Hämoglobins kommt. Diese führt dann zu einer Form- und Elastizitätsveränderung der Erythrozyten. Diese Veränderungen stören die Fließfähigkeit des Blutes, da sich die Erythrozyten nicht mehr gut durch enge Gefäße zwängen können. Es kommt so zur chronischen Hämolyse, da die hängenbleibenden Erythrozyten aufgelöst werden. Außerdem treten Verschlüsse größerer Gefäße mit entsprechenden Organproblemen auf. Diese organbezogenen Verschlüsse (Infarkte) von Gefäßen treten gewöhnlich erst ab dem späteren Kindesalter auf und betreffen das Herz, die Lunge, die Nieren, die Augen, das Gehirn und die Knochen. Diese Anämieform ist in Afrika häufig. Sie kommt aber auch im Mittelmeerraum vor und ist deshalb für unsere Breiten von Interesse.

19.4 Anämien durch fehlerhafte und nicht ausreichende Neubildung
(Beispiel)

Vorbemerkung:

Das Hämoglobin setzt sich aus 4 Eiweißketten (Polypeptidketten) und dem eisenhaltigen Häm zusammen. Es treten 4 Sorten von Eiweißketten auf (α-, β-, γ- und δ-Ketten). Innerhalb eines Hämoglobinmoleküls sind immer 2 Ketten identisch. Jede Art von Hämoglobin enthält also 2 verschiedene Sorten von Eiweißketten. Aus der Zusammenstellung der Ketten ergibt sich die Art des Hämoglobins.

- Hb-A$_1$ macht etwa 96–98% des Hämoglobins beim Erwachsenen aus und setzt sich aus 2 α- und 2 β-Ketten zusammen.
- Hb-A$_2$ bildet 1-3% des Hämoglobins beim Erwachsenen. Es besteht aus 2 α- und 2 δ-Ketten.
- Hb-F ist aus 2 α- und 2 γ-Ketten aufgebaut und ist nach der Blutmauserung der ersten Lebensmonate nur noch in Spuren nachweisbar.

19.4.1 β-Thalassämie

Als Beispiel für die Thalassämien wird die β-Thalassämie besprochen.

Durch einen angeborenen (genetischen) Defekt kommt es bei der β-Thalass-ämie zu verminderter Bildung der β-Ketten des Hämoglobins (deshalb β-Thalassämie). Das Hb-A$_1$ kann deshalb nicht ausreichend gebildet werden.

Dieser Defekt wird rezessiv vererbt. Es kommt also nur zur vollen Ausprägung der Erkrankung, wenn ein Kind das Merkmal von Vater **und** Mutter vererbt bekommt.

Jemand, der das Merkmal nur *einfach* hat, wie die Eltern eines Kindes mit einer Thalassaemia major, fällt auch durch eine Anämie auf. Diese ist aber nur leicht ausgeprägt. Man nennt die Erkrankung dann Thalassaemia minor (minor = klein), ihre Prognose ist gut.

Haben beide Eltern eine Thalassaemia minor, so beträgt das Risiko, daß ein Kind von beiden Eltern das kranke Gen bekommt, 25%. Diese Form der Thalassämie nennt man dann Thalassaemia major (major = groß). Durch den Mangel an β-Ketten ist die Hämoglobinsynthese nicht ausreichend. Quasi als Ausgleich werden deshalb vermehrt α-Ketten gebildet. Diese finden keine Partner zur Bildung des Hämoglobins. (Hb aus 4 gleichen Ketten gibt es nicht.) Die α-Ketten verklumpen (denaturieren) und führen zu einem Elastizitätsverlust der Erythrozyten. Diese können deshalb zu einem großen Teil nicht aus dem Knochenmark ausgeschleust werden, und die tatsächlich ausgeschleusten gehen schnell im Gewebe zugrunde, weil sie mangels Elastizität in den Gefäßen (Kapillaren) hängenbleiben. Sie werden hämolysiert, dadurch entsteht ein milder Ikterus, der allenfalls zu einer leichten Gelbfärbung der Augen (Skleren = Augenweiß) führt.

Da also auf normalem Wege nicht genug Hämoglobin gebildet werden kann, wird kompensatorisch Hb-F gebildet! Dieses wird zur Diagnose der Erkrankung in der sog. Hämoglobin-Elektrophorese erhöht nachgewiesen. Die gebildete Hb-F-Menge ist aber nicht ausreichend, um die Anämie auszugleichen.

Erste Symptome treten bei den Kindern mit 3 bis 4 Monaten auf. Das sind Blässe, mangelnde Entwicklung, Ikterus, Hepatosplenomegalie (Vergrößerung von Milz und Leber).

Der Hb-Wert liegt meist < 8 g/dl, auch Extremwerte < 4 g/dl sind möglich. Führt man keine Behandlung durch, so kommt es durch die starke Stimulation des Knochenmarkes und den Verbleib der Erythrozyten im Markraum zu einem Platzmangel. Die Knochen geben dem entstehenden Druck nach, und es kommt zu Verformungen. Diese sieht man besonders am Schädel. Außerdem kommt es zur Ablagerung von Eisen in den Organen (Hämosiderose) durch die Eisenüberladung des Körpers. Die Anämie bewirkt die gesteigerte Eisenaufnahme, aber das Eisen kann nicht in Hämoglobin eingebaut werden und lagert sich deshalb in den Organen ab. Betroffen sind besonders die Leber, das Pankreas und der Herzmuskel. Durch die Eisenablagerungen kommt es innerhalb des 2. Lebensjahrzehntes zum Tod durch Organversagen.

Therapie

Sie besteht darin, daß die eigene Blutbildung durch regelmäßige Bluttransfusionen unterdrückt wird (der Hb-Wert soll über 10–12 g/dl gehalten werden). Dadurch kann den Knochenveränderungen vorgebeugt werden. Andererseits überlädt man den Organismus aber durch die Transfusionen auch mit großen Mengen Eisen. Durch regelmäßige Gabe eines Medikamentes, das Eisen bindet und dann zusammen mit dem Eisen ausgeschieden wird, versucht man, die Hämosiderose in Grenzen zu halten. Das Medikament heißt Desferal und muß parenteral verabreicht werden. Das geschieht üblicherweise durch nächtliche subkutane Infusion über eine Pumpe. Die Infusion erfolgt regelmäßig in mindestens 5 Nächten/Woche. Hierzu werden die Eltern angelernt, oder die größeren Kinder machen es selbst.

Die Prognose ist heute besser. Die Kinder erreichen das Erwachsenenalter. Da die oben genannte Therapie aber noch nicht so lange eingeführt ist, läßt sich über die weitere Prognose noch nichts sagen.

20 Blutungskrankheiten

Der Begriff Blutungskrankheiten faßt einige verschiedene Leiden zusammen, die durch unterschiedliche Mechanismen zu Blutungsneigung führen.

Physiologie

Bei einer Verletzung werden Blutgefäße eröffnet. Bei der Stillung der entstehenden Blutung greifen verschiedene Mechanismen nacheinander ein. Zunächst erfolgt die primäre Blutstillung durch Zusammenziehen der Gefäße und Bildung eines Pfropfes aus Thrombozyten. Dieser Pfropf ist nur eine relativ kurze Zeit stabil.

Die nicht wieder auflösbare Verklebung der Thrombozyten erfolgt im Rahmen der endgültigen Blutstillung durch Fibrinbildung, die durch die Gerinnungskaskade ausgelöst wird. Die Aktivierung der Gerinnungskaskade erfolgt durch das sog. „Extrinsic-" und „Intrinsicsystem" (s.a. Lehrbuch der Physiologie). Anschließend zieht sich der Thrombus zusammen und schafft so die Bedingungen für eine gute Wundheilung durch möglichst geringen Abstand der Wundränder.

Die Blutstillung kann auf der Ebene der Gefäße, der Thrombozyten oder des Gerinnungssystems gestört sein.

20.1 Krankheiten der Blutgefäße

20.1.1 Schoenlein-Henoch-Purpura

Für das Kindesalter ist diese Erkrankung im Grunde die einzig relevante aus der Gruppe der Gefäßkrankheiten. Diesem sehr vielgestaltigen Krankheitsbild liegt eine Entzündung der kleinen Blutgefäße (Vaskulitis) zugrunde.

Die Ursache dafür ist nicht ganz klar, es scheinen aber vorangehende Infekte eine Rolle zu spielen, denn diese werden häufig angegeben. Kinder zwischen 2 und 5 Jahren sind überwiegend betroffen. Es fällt eine Häufung im Winterhalbjahr auf (Infekte).

Die allgemeine Entzündung der kleinen Gefäße führt zu einer Gefäßbrüchigkeit, die zu den Krankheitserscheinungen, den Blutungen, führt. Es ist sinnvoll, die unterschiedlichen Organsysteme getrennt zu betrachten.

Haut

Es finden sich rötlichbraune Flecken mit dazwischen liegenden punktförmige Hautblutungen (Petechien), die symmetrisch v.a. an der Haut des Gesäßes und der Streckseiten der Beine auftreten. Diese können sich bläulich verfärben und wechselnd ausgeprägt sein. Sie bilden sich meist innerhalb von einigen Tagen, spätestens nach einigen Wochen, folgenlos zurück. Begleitend können manchmal leichte Ödeme an Fuß- und Handrücken sowie im Gesicht auftreten.

Gelenke

Der Befall der Gelenke zeigt sich durch schmerzhafte Bewegungseinschränkung und leichte Schwellung. Betroffen sind meist die Sprunggelenke und Knie: Die Kinder wollen nicht mehr laufen. Der Gelenkbefall kann sehr wechselhaft sein. Von einem Tag zum nächsten sind beispielsweise die Sprunggelenke beschwerdefrei, aber die Kinder geben dann Knieschmerzen an. Die Erscheinungen bilden sich grundsätzlich innerhalb von Tagen ohne Folgeprobleme zurück.

Darm

Durch Blutungen in die Schleimhaut treten Bauchschmerzen und Blutbeimengungen im Stuhl auf. Schwerwiegende Probleme sind nicht zu erwarten.

Nieren

Ein Befall der Nieren ist insgesamt häufig. Er zeigt sich durch Blut im Urin (Hämaturie). In der Mehrzahl der Fälle klingt die Beteiligung der Nieren vollständig wieder ab, wenngleich es mitunter Jahre dauern kann.

Bei einem kleinen Teil jedoch entwickelt sich ein bleibender Nierenschaden mit insgesamt schlechten Aussichten, d.h. daß sich über die Entzündung (Glomerulonephritis) ein Ausfall der Nierenfunktion (Niereninsuffizienz) entwickelt.

Gehirn und Nerven

Selten treten neurologische Symptome auf, die von Kopfschmerzen über Lähmungen (Paresen) bis hin zur Bewußtlosigkeit (Koma) reichen. Sie haben insgesamt eine gute Prognose und bilden sich innerhalb von Tagen bis Wochen zurück.

Therapie

> Im akuten Schub sollten die Kinder Bettruhe einhalten unter der Vorstellung, daß man durch geringere Druckbelastung der Gefäße eine Zunahme der Blutungen verhindern kann. Die Erkrankung heilt in der Regel spontan aus. Die Prognose ist nur für die Glomerulonephritis ungewiß, sie ist medikamentös nicht beeinflußbar.

20.1.2 Seltene Sonderformen

Seltene Sonderformen der Schoenlein-Henoch-Purpura sind:

- Purpura necroticans und
- Purpura fulminans.

Diese verlaufen sehr schwer, gehen mit tiefen Hautnekrosen und allgemeinen Gerinnungsstörungen einher. Die Purpura fulminans führt unbehandelt rasch zum Tode jedoch ist auch mit Behandlung wegen Schock und Gerinnungsstörung nur selten der tödliche Ausgang zu verhindern.

20.2 Störungen der Thrombozytenfunktion

Bei den Erkrankungen, deren Ursachen bei den Thrombozyten liegen, sind zu unterscheiden:

- Thrombozytenmangel (Thrombozytopenien),
- Funktionsdefizite.

> Typisches Blutungsbild sind Petechien (punktförmige, bis linsengroße Hautblutungen) am Stamm, den Extremitäten und den Schleimhäuten.

Bei Verletzungen kommen auch größere Hautunterblutungen vor. Grundsätzlich sind die Blutungen bei Thrombozytopenien schwerer als bei den Funktionsstörungen. Eine akute Blutungsgefahr ergibt sich bei Abfall der Thrombozyten auf Werte $< 20\,000/mm^3$.

20.2.1 Akute Immunthrombozytopenie (ITP)

Die häufigste Ursache für eine Thrombozytopenie im Kindesalter (und gleichzeitig auch die häufigste Blutungskrankheit) ist die akute Immunthrombozytopenie. Diese Erkrankung tritt überwiegend nach Infekten auf, und es lassen sich Antikörper gegen die Thrombozyten nachweisen.

Die Ursache der Bildung dieser Antikörper ist unbekannt. Es treten 10–20 Tage nach dem Infekt ohne weitere Krankheitszeichen generalisierte Purpura und oft auch sehr heftiges, anhaltendes Nasenbluten auf. Auch Hirnblutungen sind möglich.

Diese erste Thrombozytopeniephase dauert etwa 1–2 Wochen. Bei 90% der Kinder normalisieren sich die Werte anschließend wieder. 10% der Erkrankungen verlaufen chronisch. Die Kinder sind meist über 10 Jahre alt.

Therapie

> Eventuell Kortison oder Immunglobuline. Vor Gabe von Kortison sollte zum Ausschluß einer Leukämie eine mikroskopische Untersuchung des Knochenmarks erfolgen. Bei chronischem Verlauf kann die Milzentfernung erforderlich werden.

20.2.2 Andere Ursachen einer Thrombozytopenie

Klinisch relevant sind auch:

- Thrombozytopenien durch allgemeine Knochenmarkschwächung (Depression) im Rahmen einer zytostatischen Therapie (Chemotherapie);
- Thrombozytopenien, die durch Medikamente ausgelöst werden;
- Funktionsstörungen der Thrombozyten, sog. Thrombozytopathien, hier sind die Thrombozyten trotz normaler Zahl nicht in der Lage, eine ausreichende primäre Blutstillung zu erzielen.

Diese Krankheiten sind angeboren und selten.

20.3 Krankheiten des Gerinnungssystems (Koagulopathien)

Krankheiten der eigentlichen Blutgerinnung sind meist angeboren. Ausnahmen sind die Blutungsneigung bei Vitamin-K-Mangel (s.7.1) und im Rahmen von Lebererkrankungen, bei denen die Syntheseleistung der Leber zurückgeht und deshalb nicht genug Gerinnungsfaktoren gebildet werden.

Der Blutungstyp bei Gerinnungsstörungen (hämophiler Blutungstyp) ist charakterisiert durch:

- verletzungsbedingte Blutungen, münzengroße bis flächige Hautblutungen,
- Blutungen in tiefe Weichteile wie Muskulatur, auch in Gelenke,

● Neigung zu Nachblutungen und Rezidivblutungen,
● verzögerte Wundheilung.
Als Beispiel wird die Hämophilie beschrieben!

20.3.1 Hämophilie

Die Hämophilie ist eine Blutungskrankheit, die durch einen angeborenen Mangel an Blutgerinnungsfaktor VIII oder IX (Hämophilie A oder B) hervorgerufen wird.

Häufigkeit

1 von 4 200 männlichen Personen ist betroffen. Davon haben 85% eine Hämophilie A, 15% eine Hämophilie B.

Der Defekt wird rezessiv auf dem X-Chromosom vererbt, das bedeutet, daß sich die Erkrankung nur ausprägt, wenn das X-Chromosom allein ist, also bei Jungen. (Seltene Ausnahme: ein Mädchen hat 2 betroffene X-Chromosomen.) In 30–45% findet sich aber keine familiäre Belastung. Dann ist eine Neumutation wahrscheinlich. Eine Frau mit einem gesunden und einem kranken Chromosom ist selbst nicht krank, es lassen sich aber meist Gerinnungsveränderungen messen. Sie gibt das kranke Chromosom an die Hälfte ihrer Kinder weiter. Wenn ein Junge das kranke Chromosom erhält, tritt die Erkrankung bei ihm auf.

Die Diagnose wird durch Bestimmung der Blutgerinnungsfaktoren gestellt.

Verlauf

Die Neugeborenenzeit ist bis auf seltene Ausnahmen unauffällig. Mitunter sind starke Nabelblutungen hinweisend.

Mit dem Laufenlernen treten dann erste verletzungsbedingte (traumatische) Blutungen an der Haut, der Muskulatur und den Gelenken auf. Rezidivierende Einblutungen in Gelenke können zu schwerer Hämarthrose mit Gelenkzerstörung und somit zu Behinderung führen. Grundsätzlich können Blutungen überall auftreten, Hirnblutungen sind eher selten. Die Schwere der Blutungsereignisse ist von der noch vorhandenen Restaktivität des entsprechenden Gerinnungsfaktors abhängig. Danach teilt man auch die Erkrankung grundsätzlich ein:

schwere Blutung: 0–1%   Restaktivität,
mittelschwere Blutung: 1–5%   Restaktivität,
leichte Blutung: 5–45% Restaktivität.

Therapie

Seit etwa1970 stehen Gerinnungsfaktoren konzentriert zur Verfügung und erlauben, bei Blutungen oder zu erwartenden Blutungen (Operationen), die Faktorenaktivität anzuheben und somit die Gerinnungsfähigkeit zu normalisieren. Bei schwerer Hämophilie kann zur Gewährleistung einer normalen motorischen Entwicklung eine Dauerbehandlung durchgeführt werden.

Bei der Hämophilie A müssen dazu 3 Injektionen/Woche erfolgen, bei der Hämophilie B reicht 1 Injektion/Woche aus, um anhaltend Spiegel zu erzielen, die schwere Blutungen verhindern.

Problem der Dauerbehandlung ist die Infektionsgefährdung (Hepatitis, HIV, CMV, Herpes), die rein statistisch mit der Zahl der gegebenen Dosen steigt. Zwischen 1978 und 1987 traten 36% der Todesfälle bei Blutern durch Aids auf, 17% durch Leberzirrhose nach Hepatitis.

Das Aids-Risiko konnte durch Auswahl der Spender und Behandlung der Präparate wohl grundsätzlich reduziert werden, gegen Hepatitis B müssen die Kinder geimpft werden.

21 Bösartige Neubildungen bei Kindern

Krebserkrankungen sind bei Kindern selten. Jährlich treten bei uns etwa 10 Neuerkrankungen pro 100 000 Kinder bis 15 Jahre auf. Das sind in der Bundesrepublik Deutschland (vor der Vereinigung) einschließlich Westberlin etwa 1200–1400 Neuerkrankungen pro Jahr. Davon sind:

- mehr als die Hälfte Leukämien und bösartige Lymphome (Hodgkin- und Non-Hodgkin-Lymphome),
- 18% Tumoren des Zentralnervensystems (ZNS),
- 20% embryonale Tumoren (z.B. Wilms-Tumor),
- 6% Knochentumoren,
- 5,5% andere Tumoren (Gonaden, Karzinome etc.).

Die Daten stammen vom Institut für medizinische Statistik und Dokumentation der Universität Mainz, 1991.

Insgesamt ergibt sich durch die intensivierte Therapie eine Heilungschance von etwa 50%.

Im einzelnen ergeben sich aber große Unterschiede. So liegen die Heilungschancen bei Leukämien bei bis zu 70%, bei Lymphomen bei bis zu 95%. Bei anderen ergeben sich deutlich schlechtere Aussichten.

Die Prognose ist natürlich auch davon abhängig, zu welchem Zeitpunkt die Diagnose gestellt werden konnte und welche Ausdehnung die Erkrankung bei Therapiebeginn hatte. Die Therapie umfaßt je nach Erkrankung 3 Methoden:

- operative Entfernung,
- Chemotherapie,
- Bestrahlung.

Operative Entfernung kommt natürlich nur bei lokalisierten Tumoren in Frage. Bei allgemeinem Befall, wie bei einer Leukämie, ist sie nicht möglich oder nur unterstützend für bestimmte Bereiche, z.B. Schädel.

21.1 Leukämien

Unter diesem Begriff werden einige Erkrankungen zusammengefaßt, bei denen es zu einer Wucherung weißer Blutzellen kommt.

Ausgangspunkt ist das Knochenmark, von dort kommt es zu einer Ausschwemmung der Leukämiezellen ins Blut und zum Befall anderer Organe.

Die Ausschwemmung ins Blut kann sehr stark sein, bis über 200 000 Leukozyten/µl (Weißblütigkeit = Leukämie) oder auch nur gering ausgeprägt sein („aleukämische Leukämie"). Die Ursachen sind noch unklar. Radioaktive Strahlung scheint auslösend wirken zu können. Knaben erkranken etwas häufiger als Mädchen.

Man unterscheidet die Leukämien nach den Zelltypen, aus denen sie hervorgehen und danach, ob sie akut oder chronisch verlaufen.

Als Beispiel wird die häufigste Leukämie des Kindesalters, die akute lymphoblastische Leukämie (ALL), beschrieben.

21.1.1 Akute lymphoblastische Leukämie (ALL)

Man muß sich den Verlauf etwa so vorstellen:

Irgendwo im Knochenmark verändert sich eine Zelle derart, daß sie sich ungehindert vermehren kann. Tochterzellen breiten sich über den Blutweg über das gesamte Knochenmark und evtl. andere Organe (Hirnhäute, Hoden, Nieren) aus. Es werden mit der Zeit alle anderen Zellen des Knochenmarks mehr oder weniger verdrängt, so daß die normale Funktion eingeschränkt wird. Das bedeutet, es entwickeln sich:

- Anämie,
- Granulozytopenie (wenig Granulozyten) und
- Thrombozytopenie.

Daraus folgen:
- Blässe, Abgeschlagenheit, Gewichtsabnahme,
- anhaltende oder rezidivierende Infekte, Fieber,
- Haut-und Schleimhautblutungen (Nasenbluten).

Diese Symptome führen die Kinder häufig zum Arzt. Mitunter sind es auch Knochenbeschwerden, die zuerst bemerkt werden. Bei der Untersuchung fallen dann (meist) folgende Befunde auf:

- allgemeine Lymphknotenschwellung (sind im Unterschied zu entzündlichen Schwellungen nicht schmerzhaft).
- leichte Vergrößerung von Leber und Milz.

Labor

Eventuell erhöhte Leukozyten, niedriges Hämoglobin, Thrombozytopenie, erhöhte LDH, beschleunigte BKS.

Diagnose

Die Diagnose wird aus dem Knochenmarkausstrich gestellt. Der eventuelle Befall der Hirnhäute muß durch eine Liquoruntersuchung ausgeschlossen oder gesichert werden.

Therapie

> Die Behandlung erfolgt nach festgelegten Therapieschemata über eine meist recht lange Zeit (etwa 2 Jahre). In der Regel werden mehrere verschiedene Zytostatika eingesetzt, unter der Vorstellung, daß sich die Wirkungen addieren. Bei Befall der Hirnhäute wird der Schädel bestrahlt, Zytostatika werden intrathekal verabreicht (direkt in den Liquorraum, durch Lumbalpunktion).
> Die Therapie ist sehr eingreifend, insbesondere auch durch die Nebenwirkungen der Medikamente.
> Durch die allgemein knochenmarkschädigende Wirkung kommt es zum weiteren Abfall der Granulozyten, der Thrombozyten und der Erythrozyten. Die Immunabwehr wird geschwächt. Die Patienten sind also sehr infektgefährdet.
> Weitere häufige Nebenwirkungen sind: Übelkeit, Erbrechen, Haarausfall.

Prognose

Früher verlief die Erkrankung binnen 2–4 Monaten tödlich (durch Blutungen oder Infektionen). Heute überleben 70–80% der Kinder 6 Jahre rückfallfrei und gelten dann als geheilt.

Andere Leukämietypen

Die unterschiedlichen Leukämietypen ergeben sich aus den verschiedenen Zelltypen, aus denen sie hervorgehen. Bei Kindern sind es in der Regel unreifzellige Leukämien. Die chronisch-myeloische Leukämie, die bei Erwachsenen häufig ist, gibt es bei Kindern nur selten. Die chronisch-lymphatische Leukämie tritt bei Kindern nicht auf.

21.2 Bösartige Lymphknotenschwellungen (maligne Lymphome)

Das sind von den Lymphknoten ausgehende bösartige Zellvermehrungen, die ohne Behandlung zum Tode führen.

Man unterscheidet:
- das Hodgkin-Lymphom (Morbus Hodgkin) und
- das Non-Hodgkin-Lymphom (NHL).

21.2.1 Hodgkin-Lymphom

Die Erkrankung betrifft vorwiegend junge Erwachsene zwischen 20 und 30 Jahren. Kinder sind im Mittel 12 Jahre alt, Kleinkinder werden nur selten, Säuglinge nicht betroffen. Jungen erkranken etwa doppelt so häufig wie Mädchen.

Symptome

Es entwickeln sich schleichend, zunächst örtlich begrenzt, schmerzlose, insgesamt nicht entzündlich wirkende Lymphknotenpakete.

Bei 85% der Kinder sind die Halslymphknoten befallen, 50% haben Lymphome im Mediastinum (Raum zwischen den Lungenhälften). In abnehmender Häufigkeit werden die anderen Lymphknotenstationen und andere Organe befallen.

Allgemeinsymptome wie Abgeschlagenheit, Appetitlosigkeit, Gewichtsverlust, Nachtschweiß und Temperaturerhöhung sind nur bei einem Drittel der Kinder zu finden. Die Diagnose wird histologisch gestellt (mikroskopische Beurteilung von Gewebeschnitten). Das Knochenmark ist meist nicht betroffen.

Therapie

> Zunächst wird eine Chemotherapie durchgeführt und eine Kobaltbestrahlung der befallenen Lymphknotenregionen angeschlossen.
> Wenn nur eine Lymphknotenstation befallen war, können mindestens 95% der Kinder geheilt werden. Selbst bei ausgedehntem Befall ist eine Heilung in bis zu 80% der Fälle möglich.

21.2.2 Non-Hodgkin-Lymphom

Es tritt etwa doppelt so häufig auf wie das Hodgkin-Lymphom (1:100 000/ Jahr), das Verhältnis Jungen zu Mädchen beträgt 3:1.

Symptome

Die Symptome zum Zeitpunkt der Diagnose sind abhängig vom Sitz des Ausgangstumors. Bei Zwei Drittel der Kinder liegt der Primärherd oberhalb des Zwerchfells im Mediastinum und kann so Atemnot oder eine Behinderung des Rückflusses des Blutes zum Herzen (sog. Einflußstauung) bewirken. Der

Primärherd liegt bei dem restlichen Drittel der Patienten im Bauch, und oft wird die Diagnose zufällig gestellt, wenn diese Kinder notfallmäßig wegen Verdachts auf akute Appendizitis operiert werden. Nur 20% der Kinder haben Lymphknotenschwellungen am Hals.

Therapie

> Die Erkrankung neigt dazu, in eine ALL überzugehen, die Behandlung ist deshalb sehr ähnlich (s. S. 154). Die Heilungschancen liegen je nach Ausdehnungsgrad bei Diagnosestellung zwischen 50 und 90%.

21.3 Tumoren

Es sollen hier einige häufige „solide" Tumoren besprochen werden.
Dazu gehören:
- Hirntumoren,
- Neuroblastom,
- Nephroblastom.

21.3.1 Hirntumoren

Sie stehen mit 18% an 2. Stelle in der Häufigkeit. Sie können von verschiedenen Zelltypen ausgehen und beziehen daher ihre Benennung, z.B. Astrozytom – ausgehend von Astrozyten.

Symptome

Die Symptome ergeben sich entweder durch Gewebezerstörung, Verdrängung oder Verlegung des Liquorabflusses. Es ergibt sich jeweils eine Drucksteigerung im Schädelinnern, die wesentlich an der Entstehung der Symptomatik beteiligt ist. Nur selten zeigt sich der Tumor durch ein einziges Symptom wie z.B. Kopfschmerzen.

In der Regel fallen die Kinder durch mehrere Symptome auf:

Kopfschmerzen, Schwindel, Nackensteifigkeit, Schiefhaltung des Kopfes, Erbrechen (besonders morgens nüchtern), Lähmungen, epileptische Anfälle (bei $1/3$ der Hirntumoren).

Die Diagnose wird aus der Computertomographie und mit der Kernspintomographie gestellt. Nur in Zweifelsfällen ist heute noch die Gefäßdarstellung erforderlich.

Therapie

> Die Therapie ist im wesentlichen neurochirurgisch.
> Es schließen sich Chemotherapie und Bestrahlung an.
> Die Heilungschancen sind sehr stark abhängig vom Alter des Kindes,
> von der Art des Tumors und den Möglichkeiten, ihn zu operieren. Letz-
> tere wiederum sind abhängig von der Lage des Tumors im Gehirn.

21.3.2 Neuroblastom

Dieser Tumor entwickelt sich aus embryonalen Zellen des Sympathikus, einem Anteil des vegetativen Nervensystems. Das Tumorgewebe liegt entweder im Nebennierenmark oder im Bereich von Sympathikusganglien. Somit
ist er in 70% der Fälle im Bauch, sonst im Brustkorb und nur selten am Hals
anzutreffen. Er ist meist sehr bösartig, und die Symptome ergeben sich nicht
durch den Primärtumor, sondern durch die Tochtergeschwülste (Metastasen).

Symptome

Fieber, Bauchschmerzen, Knochenschmerzen, Abmagerung, Blässe.
Bei Verdacht wird v.a. ein 24-h-Sammelurin auf die Ausscheidung von
Stoffwechselprodukten der Katecholamine (Adrenalin u.ä.) untersucht, die
von diesen Tumoren vermehrt ins Blut abgegeben werden. Wesentlich ist
auch die Durchführung einer Knochenmarkpunktion, da häufig eine Durch-
wucherung (Infiltration) des Knochenmarks mit Tumorzellen besteht.
Sonographie und Computertomographie dienen der Erkennung der Tu-
morausdehnung.

Therapie

> Sie besteht aus operativer Entfernung und anschließender Chemothera-
> pie.
> Die Überlebenschance hängt neben der Tumorausdehnung bei
> Diagnosestellung ganz wesentlich vom Alter ab. Je jünger ein Kind ist,
> um so größer sind die Chancen. Betrachtet man alle Altersgruppen zu-
> sammen, so ergibt sich eine Heilungsrate von 45%.

21.3.3 Nephroblastom (Wilms-Tumor)

Dieser embryonale Tumor wächst anfangs nur lokal im Bereich einer Niere
(selten beidseitig) und verursacht erst spät Tochtergeschwülste, die dann fast
nur in der Lunge zu finden sind.

Der Wilms-Tumor ist häufig ein Zufallsbefund bei Routineuntersuchungen, bei denen der Bauch abgetastet wird. Manchmal ist auch eine Vorwölbung zu erkennen.

Therapie

> Wenn durch technische Untersuchungen (Sonographie, CT und i.v.-Pyelogramm) die Diagnose sehr sicher ist, wird zunächst eine Chemotherapie durchgeführt. Der Tumor wird dadurch kleiner und ist besser zu operieren. Anschließend muß die Chemotherapie noch über 6–12 Monate fortgeführt werden.
> Die Heilungsaussichten sind mit etwa 80% recht gut.
> Wenn 2 Jahre nach der Operation kein erneutes Tumorwachstum nachweisbar ist, kann von einer Heilung ausgegangen werden.

21.4 Allgemeines zur Chemotherapie

Unter dem Begriff „Chemotherapie" versteht man die Behandlung einer bösartigen Erkrankung mit Medikamenten, die in der Lage sind, Zellen abzutöten. Die Medikamente setzen an unterschiedlichen Stellen des Zellstoffwechsels an und treffen die sich teilenden Zellen.

Die verschiedenen Erkrankungen sprechen erfahrungsgemäß unterschiedlich auf die Medikamente an, so daß jede Erkrankungen mit einer spezifischen Kombination von Präparaten behandelt wird.

Das große Problem dieser Behandlung ist, daß die Medikamente alle Zellen des Organismus erreichen und auch gesunde Zellen schädigen. Getroffen werden Gewebe, in denen häufige Zellteilungen stattfinden. Von wesentlicher Bedeutung ist hier das Knochenmark. Es wird durch die Chemotherapie unterdrückt. Dadurch wird seine normale Funktion, Blutzellen und Thrombozyten zu produzieren, eingeschränkt. Es kommt also nach einer Chemotherapie zu einem Abfall aller Blutzellen und der Thrombozyten. Durch die verminderte Zahl der Leukozyten (Leukopenie) ergibt sich eine gesteigerte Infektionsgefährdung. Durch die Thrombozytopenie ergibt sich eine Blutungsgefahr sobald der Wert $< 20\,000/\mu l$ absinkt. Durch die Anämie ergibt sich eine Leistungsminderung.

Die angeführten Nebenwirkungen sind immer unterschiedlich stark ausgeprägt. Neben engmaschiger Kontrolle ist v.a. eine Infektionsvorbeugung wichtig. Diese erfolgt medikamentös und durch eventuelle Isolation der Patienten bei sehr niedrigen Leukozytenzahlen ($<1\,000/\mu l$). Grundsätzlich sollten die Patienten den Kreis der Kontaktpersonen einschränken.

22 Erkrankungen der Harnorgane

22.1 Anatomisch-physiologischer Überblick

Den Nieren kommen sehr unterschiedliche Funktionen zu. Die wichtigsten sind die Regulation des Salz- und Wasserhaushaltes und die Ausscheidung von Stoffwechselendprodukten. Dazu ist eine hohe Durchblutungsrate erforderlich. Es werden etwa 20–25% der in den Körperkreislauf gepumpten Blutmenge zu den Nieren geleitet. Die Nieren funktionieren wie Filter, in denen durch den Blutdruck ca. 20% des Plasmawassers mit den darin gelösten Stoffen abgepreßt werden. Dieses Filtrat nennt man Primärharn (ca. 150 l/Tag beim Erwachsenen). Die Porengröße läßt alle Stoffe mit einem Molekulargewicht < 15000 frei passieren. Stoffe mit einem Molekulargewicht von mehr als 60000–80000 werden zurückgehalten. Frei filtriert werden also alle Salze, Glukose, Aminosäuren, Harnstoff, Kreatinin usw. Nicht filtriert werden alle Plasmaeiweiße und die Blutzellen. Es werden viele Stoffe abfiltriert, die der Körper noch benötigt. Die Niere muß deshalb den größten Teil des Wassers und der gelösten Stoffe wieder ins Blut zurückholen. Diesen Vorgang nennt man Resorption.

Letztlich als Urin ausgeschieden wird eine Menge, die etwa 1–2% des Primärharnvolumens entspricht, beim Erwachsenen ca.1,5 l/Tag (Sekundärharn/Endharn).

Funktionelle Einheit in der Niere ist das sog. Nephron. Es besteht aus dem Glomerulus und dem Tubulussystem. Es gibt in jeder Niere 1,2 Mio. Nephra. Im Glomerulus findet die Filtration statt, im Tubulussystem die Resorption.

In den dann anschließenden Sammelrohren wird die Endkonzentration des Urins eingestellt (Abb. 16). Hier wirkt das antidiuretische Hormon (ADH). Es können unter dem Einfluß des ADH noch 2–4% der Primärharnmenge resorbiert werden.

Die Organfunktionen sind direkt abhängig von der Zahl der funktionierenden Nephra und der Nierendurchblutung. Eine Verringerung der Nephra kann bis zu einem hohen Grade kompensiert werden. Es kommt erst zu einem Anstieg des Serumkreatinins, wenn die Zahl um mehr als 50% verringert ist. Die eingeschränkte Funktion läßt sich aber durch sog. Clearanceuntersuchungen schon früher nachweisen; z.B. Kreatininclearance. Dabei fällt dann die verminderte „glomeruläre Filtrationsrate" auf (GFR, Angabe: ml/min/ 1,73 m² Körperoberfläche).

Die für die Filtration erforderliche Nierendurchblutung ist insbesondere vom Blutdruck abhängig. Dabei regelt die Niere bei arteriellen Drücken zwi-

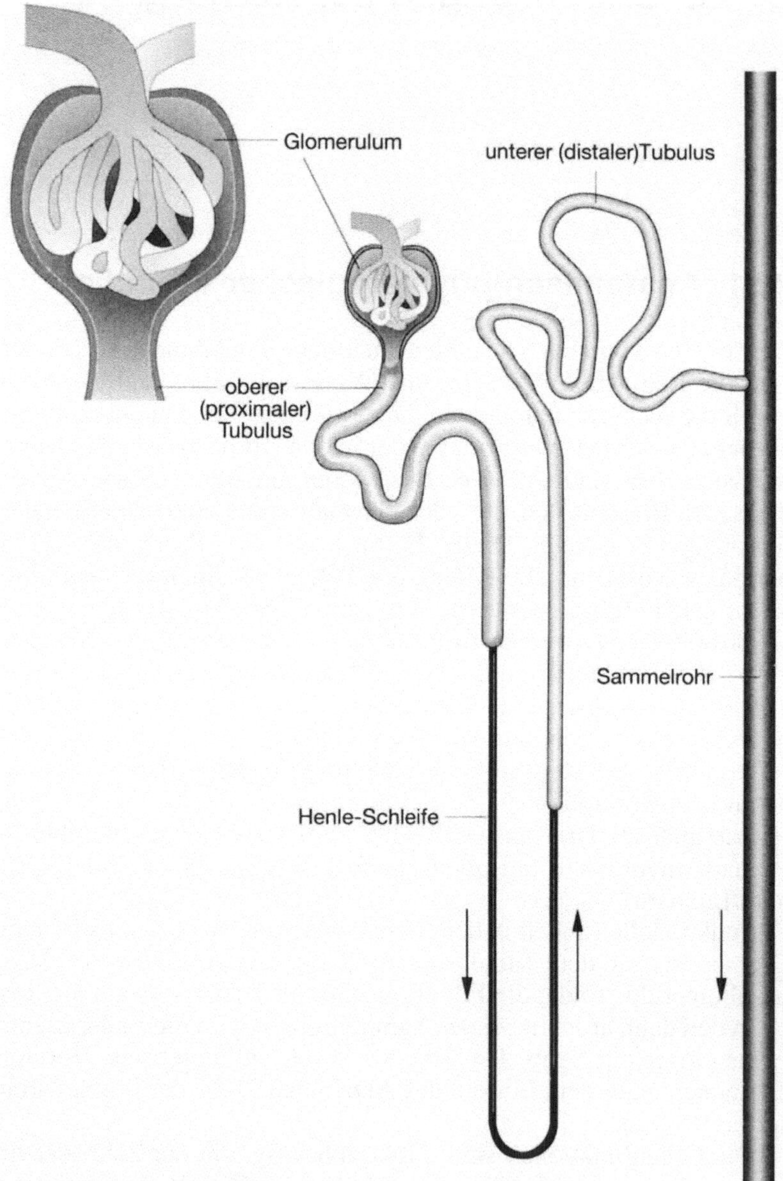

Abb. 16. Das Nephron in der Übersicht

schen 80 und 200 mm Hg durch Gefäßverengung den Blutdruck im Organ selbst auf den optimalen Filtrationsdruck ein. Sinkt der Druck im Körperkreislauf auf Werte < 80 mm Hg ab, so nimmt die Nierendurchblutung rasch ab, und es erfolgt keine Filtration mehr.

22.2 Fehlbildungen der Harnorgane

Es gibt viele verschiedene Mißbildungen im Bereich der Harnwege, sie reichen vom Fehlen der Nieren über Zystennieren, Doppelnieren und Fehlbildungen der Harnleiter zu Störungen der Blasenentwicklung.

Besprochen werden sollen die Doppelniere, Ureterabgangsstenose, Uretermündungsstenose, vesikoureteraler Reflux und persistierender Urachus.

22.2.1 Doppelniere

Hierbei findet sich meist auf einer Seite eine zusätzliche Nierenanlage, die mit der Hauptanlage verschmolzen ist. Es gibt zwei Harnleiter, diese können jedoch im Verlauf verschmelzen und zusammen in die Blase münden.

Möglich ist auch eine eigene Mündung des 2. Ureters in die Blase oder die Mündung unterhalb der Blase direkt in die Harnröhre. Da dabei der Schließmuskel umgangen wird, ist Einnässen die Folge. Die Diagnosestellung erfolgt sonographisch und durch Röntgenkontrastdarstellung. Je nach den Problemen, die sich ergeben, muß evtl. eine operative Korrektur erfolgen.

22.2.2 Ureterabgangs- und Mündungsstenose

Bei beiden Formen ist der Abfluß des Urins behindert oder nicht möglich.

Der Urin staut sich bei der Ureterabgangsstenose im Nierenbecken, bei der Uretermündungsstenose im Verlauf des Ureters oberhalb der Stenose und im Nierenbecken. Immer kommt es durch die Stauung und der damit verbundenen Druckerhöhung zu einer Schädigung der Niere.

Die Diagnose wird sonographisch und durch Röntgenkontrastdarstellung gestellt. Vom Ausmaß der Stenose und dem Zeitpunkt der Operation ist abhängig, inwieweit sich die Niere erholt (Abb. 17).

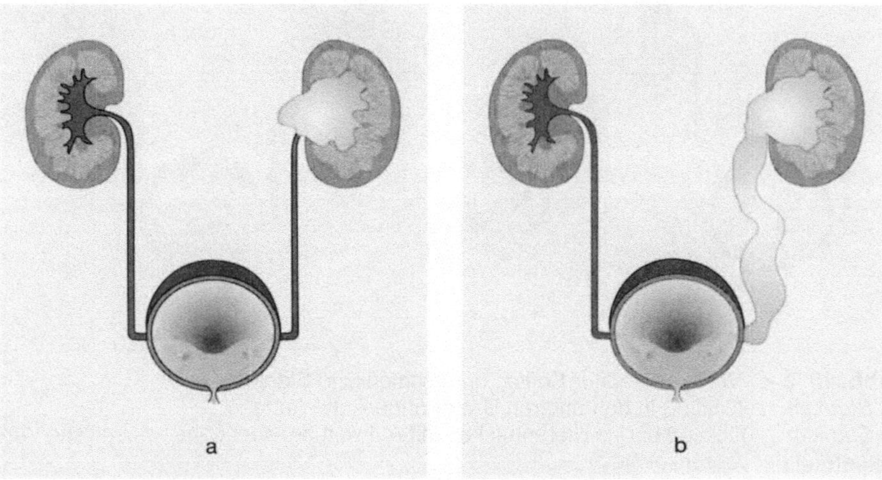

Abb. 17. a Ureterabgangsstenose, **b** Uretermündungsstenose

22.2.3 Vesikoureteraler Reflux

Dabei funktioniert der Ventilmechanismus an der Mündungsstelle des Ureters in die Blase nicht richtig. Es kann Urin, der schon in der Blase war, wieder in den Ureter zurückfließen (Abb. 18).

In schweren Fällen kommt es zum Aufstau bis zum Nierenbecken. Neben der möglichen Druckschädigung der Niere besteht die Hauptgefahr in Infektionen, denen der Weg von der Blase zur Niere offensteht.

Die Diagnosestellung erfolgt sonographisch und durch Röntgenkontrastdarstellung (MCU).

Therapie

> Es stehen antibiotische Dauerbehandlung oder operative Neueinpflanzung des Ureters zur Auswahl.

22.2.4 Persistierender Urachus

Während der Schwangerschaft besteht eine Verbindung von der Blase zur Nabelschnur, der sog. Urachus. Dieser verschließt sich in der Regel bis zur Geburt. In seltenen Fällen bleibt die Verbindung bestehen. Der Nabel näßt dann anhaltend und heilt nicht ab. Es können auch größere Mengen Urin abgehen. Die Diagnosestellung erfolgt sonographisch und durch Röntgenkontrastdarstellung. Meist muß ein operativer Verschluß erfolgen.

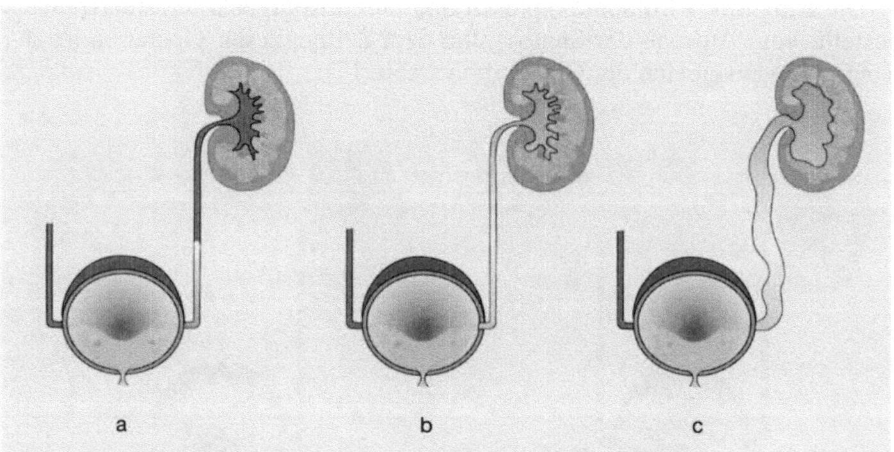

Abb. 18. a–c. Vesikoureteraler Reflux, unterschiedliche Stadien.
a *Stadium 1:* Rückfluß in den unteren Ureter ohne Aufweitung.
b *Stadium 3:* Rückfluß bis ins Nierenbecken mit Aufweitung, aber ohne wesentliche Veränderung der Nierenkelche.
c *Stadium 5:* Deutliche Aufweitung bis in die Nierenkelche mit ausgeprägter Formveränderung/Verplumpung

22.3 Harnwegsinfektionen (HWI)

Infektionen im Bereich der Harnwege werden immer durch mangelnden Urinfluß begünstigt, also durch nicht ausreichende Spülung.

Da die Harnwegsmißbildungen häufig so gestaltet sind, daß Harnwegsinfektionen begünstigt werden, muß bei Auftreten von rezidivierenden HWI immer nach solchen Fehlbildungen gesucht werden. Eine besondere Situation liegt bei Säuglingen vor. Wegen des noch unreifen Immunsystems zeigt sich eine HWI bei bestehender Fehlbildung häufig als Urosepsis (s.a. 8.2.6). Diese Kinder sind schwerkrank und haben häufig ein auffälliges (fast typisches), graugrünliches Hautkolorit.

Symptome

- Bei den größeren Kindern (nach dem 1. bis 2. Lebensmonat) treten folgende Symptome auf:
  Fieber, Bauchschmerzen, Flankenschmerzen (Nierenlager), Brennen/ Schmerzen beim Wasserlassen, häufiges Wasserlassen, Harnträufeln, ständiger Harndrang, Einnässen, stinkender, trüber Urin.

- Bei Säuglingen äußern sich HWI durch Trinkunlust und Erbrechen.

Diagnose

Die Diagnose wird aus dem Urinstatus und v.a. der Urinkultur gestellt. Eine Mio. (10^6) Keime/ml Urin sind beweisend für einen HWI, sofern es sich um eine Reinkultur (nur 1 Keimart) und um sauber gewonnenen Urin handelt. Katheterurin darf 10^3 Keime enthalten. Jeder Keimnachweis in Blasenpunktionsurin ist beweisend für einen HWI. An weiterer Diagnostik wird die Sonographie durchgeführt, die Erweiterungen der Ureteren und der Nierenbecken aufzeigen kann.

Therapie

Nach dieser Basisdiagnostik erfolgt zunächst die antibiotische Behandlung, die je nach Schwere des Krankheitsbildes oral oder parenteral erfolgt. Wenn der Urin steril ist und man annehmen kann, daß evtl. entzündungsbedingte Engen oder ähnliches nicht mehr wirksam sind, schließt man die weiterführende Diagnostik an, um anatomische Veränderungen zu finden.

22.4 Spezielle diagnostische Methoden bei Fehlbildungen und Erkrankungen der ableitenden Harnwege

22.4.1 i.v.-Pyelogramm

Es wird Kontrastmittel, das rasch und vollständig über die Nieren ausgeschieden wird, in eine Vene injiziert. Anschließend werden in bestimmten Intervallen Röntgenaufnahmen angefertigt. Auf diesen kann man dann die Form und Größe der Nierenbecken, den Abfluß über die Ureteren und deren Verlauf beurteilen. Ureterabgangs- und Mündungsstenosen werden damit erfaßt.

22.4.2 Miktionszystourethrogramm (MCU)

Bei dieser Untersuchung wird die Blase über einen Katheter mit Kontrastmittel gefüllt. Es werden beurteilt: Die Form der Blase, der Ventilmechanismus zu den Ureteren, d.h. ob Kontrastmittel zu den Ureteren hochsteigt, die Blasenentleerung und die Harnröhre, nachdem der Katheter entfernt wurde. Bei der Untersuchung geht es im wesentlichen um den Nachweis des vesikoureteralen Refluxes.

22.4.3 Uroflow

Das Messen der Blasenentleerungsgeschwindigkeit ermöglicht eine Aussage darüber, ob unterhalb der Blase eine Enge besteht.

22.5 Erkrankungen der Nieren

22.5.1 Erkrankungen des Glomerulus

Diese Erkrankungen führen unabhängig von der Ursache zu einer Veränderung der Filterfunktion der Glomeruli. Nach einfachen Laboruntersuchungen und dem klinischen Bild unterscheidet man 2 Krankheitsbilder:

- nephritisches Syndrom,
- nephrotisches Syndrom.

Das **nephritische Syndrom** ist gekennzeichnet durch folgende Befunde:

- Erythrozyturie,
- Bluthochdruck,
- leichte bis mittelschwere Proteinurie,

- Einschränkung der Filtration,
- Einschränkung der Salz- und Wasserausscheidung.

Häufigste *Ursache* im Kindesalter ist die Poststreptokokkenglomerulonephritis.

Das **nephrotische Syndrom** ist gekennzeichnet durch:

- hochgradige (große) Proteinurie (>1 g/Tag),
- daraus folgende Hypoproteinämie,
- Hyperlipämie (Blutfette erhöht),
- Ödeme.

Ursachen sind in der Regel Entzündungen bzw. pathologische Immunreaktionen.

Poststreptokokkenglomerulonephritis

Das nephritische Syndrom entwickelt sich 6–10 (–21) Tage nach einem Infekt mit bestimmten A-Streptokokken (Scharlach).

Ursächlich sind Antigen-Antikörper-Komplexe, die sich an den Glomeruli ablagern und dort zur Entzündung führen. Dadurch kommt es zur Einschränkung der Filtration (evtl. bis zum völligen Versiegen der Harnproduktion). Es werden aber durch die Entzündung Erythrozyten und Eiweiß freigesetzt und ins Tubulussystem abgegeben, so daß sie im Urin auftauchen. Der Bluthochdruck ergibt sich durch den vermehrten Flüssigkeitsgehalt des Kreislaufsystems. Daraus können Folgeprobleme wie Herzinsuffizienz und zerebrale Störungen entstehen.

Therapie

Die Therapie umfaßt zum einen die antibiotische Behandlung des Streptokokkeninfektes, zum anderen die genaue Flüssigkeitsbilanzierung. Dabei erhält der Patient folgende Menge:
Urinmenge des Vortages plus die sog. Perspiratio insensibilis (unbemerkter Flüssigkeitsverlust durch Schwitzen, Atmung etc.), etwa 400–500 ml/Tag. Bei Problemen durch den Hypertonus oder bei Störungen im Salzhaushalt erfolgt die symptomatische Therapie, evtl. auch durch Dialyse.

Die Dauer der Symptome beträgt meist etwa 1–2 Wochen. Die Erkrankung heilt auch bei schweren Verläufen in mehr als 90% der Fälle folgenlos aus. Eine leichte Hämaturie kann noch über Monate nachweisbar sein.

Heilt die Erkrankung nicht aus, so kommt es (wie immer bei chronischen Entzündungen) zu einem bindegewebigen Umbau mit Untergang der Nephra.

Letztlich entwickelt sich eine Niereninsuffizienz. (Einschränkung oder Erliegen der Ausscheidungsfunktion der Nieren mit Anstieg der sog. „harnpflichtigen Substanzen".)
Bei den Glomerulonephritiden anderer Ursache sind die Aussichten nicht so günstig, sie münden häufiger in die Niereninsuffizienz.

Minimal-change-Glomerulonephritis

Häufigste Ursache für das nephrotische Syndrom im Kindesalter ist die Minimal-change-Glomerulonephritis (früher Lipoidnephrose genannt).

Es handelt sich um eine Glomerulonephritis mit minimalen Veränderungen an den Glomeruli (nur im Elektronenmikroskop sichtbar). Da man die Ursache nicht kennt, nennt man die Erkrankung auch idiopathisches nephrotisches Syndrom.

Die Veränderungen an den Glomeruli führen im wesentlichen zu einer Vergrößerung der Filterporen. Dadurch gelangen vermehrt kleine Eiweiße in den Primärharn, vor allem Albumin (Molekulargewicht ca. 60 000). Bei großen Verlusten kommt es mit der Zeit, da die Leber nicht ausreichend Albumin nachliefern kann, zu einem Abfall des Eiweißspiegels im Blut (Hypoproteinämie). Die Serumeiweiße sind verantwortlich für den sog. onkotischen Druck. Das ist ein Maß für die eiweißabhängige Wasserbindungsfähigkeit des Blutes.

Durch den Blutdruck wird ständig in den Geweben Wasser aus dem Blut abgepreßt. Dieses Wasser wird z. T. über die Lymphwege abtransportiert. Zum überwiegenden Teil wird es aber durch den onkotischen Druck wieder in das Blutgefäßsystem aufgenommen. Ist der onkotische Druck durch Mangel an Eiweiß niedrig, bleibt das Wasser im Gewebe, und es entwickeln sich Ödeme. Meist werden die Patienten erst durch die Ödeme auffällig und einem Arzt vorgestellt. Die Ödeme sind besonders stark ausgeprägt an den unteren Extremitäten und im Gesicht, beziehen sich aber auf den gesamten Körper. Es kommt auch zu Flüssigkeitsansammlungen in den Körperhöhlen (Pleuraerguß, Aszites).

Durch die verminderte Wasserbindungsfähigkeit ist das intravasale Volumen vermindert (Flüssigkeit in den Blutgefäßen). Der Blutdruck ist eher niedrig, dadurch kann es zu verminderter Durchblutung der Nieren mit Anstieg der harnpflichtigen Substanzen kommen.

Labor

Große Proteinurie, Nachweis von Zylindern im Urinsediment. (Das sind Ausgüsse der Tubuli durch Eiweiß, die sich lösen und im Urin auftauchen.)
In der Regel keine Erythrozyturie, Serumeiweiß erniedrigt < 3–4 g/dl, Triglyzeride und Cholesterin erhöht, evtl. leichte Erhöhung von Harnstoff und Kreatinin.

Therapie

> – Kortison (2 mg Prednisolon/kg/Tag in 3 Dosen),
> – Eiweißreiche und kochsalzarme Diät.
>
> Die Kortisontherapie erstreckt sich über ca. 9 Wochen.
> Bei Rezidiv erfolgt erneute Kortisontherapie. Treten sehr häufig Rezidive auf und sind die Nebenwirkungen des Kortisons nicht mehr vertretbar, kann eine Behandlung mit Zytostatika durchgeführt werden. 50% der Kinder haben danach keine Rezidive mehr
> Täglich muß der Morgenurin mittels Albustix auf Eiweiß untersucht werden, mindestens 2 Jahre lang nach dem letztem Rezidiv. Wird 3 Tage hintereinander Albumin im Morgenurin gefunden, so besteht ein Rezidiv.
> Die Prognose ist insgesamt gut.

22.5.2 Erkrankungen der Tubuli

Angeborene Krankheiten

Es gibt einige in der Regel angeborene Erkrankungen der Tubuli, die deren Funktion, also die Resorption, beeinträchtigen.
Bei den unterschiedlichen Erkrankungen kommt es zum Verlust von:

- Aminosäuren (Fanconi-Syndrom),
- Bikarbonat (renaltubuläre Azidose),
- Phosphat (hypophosphatämische Rachitis),
- Glukose (renale Glukosurie).

Diese Erkrankungen sind selten und werden deshalb nicht genau beschrieben.

Interstitielle Nephritiden

Die interstitiellen Nephritiden gehen ebenfalls mit Einschränkung der Tubulusfunktionen einher. Dabei kommt es zur Entzündung oder Schädigung des Gewebes, in das die Nephra eingebettet sind. Auslöser können verschiedene Infektionen, aber auch Giftstoffe und Medikamente sein. Außerdem ist es möglich, daß sich bei Stoffwechselerkrankungen Ablagerungen im Gewebe entwickeln, die zu einer Schädigung führen (Kalk, Harnsäure). Auf lange Sicht entwickelt sich eine Niereninsuffizienz.

22.5.3 Niereninsuffizienz (Nierenversagen)

Man unterscheidet 2 Formen:

- akutes Nierenversagen,
- chronisches Nierenversagen.

Akutes Nierenversagen

Darunter versteht man den plötzlichen Ausfall der vorher normalen Nierenfunktion.

Leitsymptom ist der Rückgang des Harnflusses auf < 240 ml Urin/m^2 Körperoberfläche/Tag (Oligurie) oder das völlige Versiegen der Harnproduktion (Anurie). Weiter kommt es natürlich zu Störungen im Salz-Wasser-Haushalt und im Säure-Basen-Haushalt. Harnstoff und Kreatinin steigen als harnpflichtige Substanzen im Blut rasch an.

Die *Ursachen* können sein:
- prärenal (vor der Niere gelegen bis 40% der Fälle),
- renal (in der Niere gelegen bis 50% der Fälle) und
- postrenal (im Bereich der ableitenden Harnwege bis 10% der Fälle)

Prärenale Ursachen

- Schock (mangelnde Durchblutung),
- mangelnde Herzleistung (z.B. bei Herzfehlern),
- Giftstoffe,
- Verbrennungen,
- schwerer Sauerstoffmangel (Hypoxie).

Renale Ursachen

- Akute Tubulusnekrose,
- akute Entzündungen (glomerulär/tubulär),
- arterielle oder venöse Thrombosen,
- Verstopfung der Tubuli, z.B. durch Harnsäure.

Postrenale Ursachen

- Stenosen (z.B. nach Entzündung),
- Steine,
- Blutkoagel,
- Entzündungen (Harnwegsinfekt),
- Tumoren.

Diagnose

Bei Nachweis eines Nierenversagens gilt es vordringlich, die Ursache zu klären. Folgende Untersuchungen sind in der angegebenen Reihenfolge durchzuführen:

1. Klinische Untersuchung
Exsikkose spricht eher für eine prärenale Ursache, Zeichen der Überwäs-

serung für eine intrarenale oder postrenale Ursache, ein Tumor kann tastbar sein.
2. *Blutdruckmessung.*
3. *Labor*
   Harnstoff, Kreatinin, Harnsäure, Elektrolyte, Urinstatus mit Kultur, BGA, BZ, großes Blutbild, BKS, CRP, Gerinnung mit AT3 und Fibrinogen. Bestimmung von Kreatinin und Natrium im Urin.
4. *Sonographie*
   Thromben in den großen Gefäßen, Größe und Form der Nieren, Harnstau, Steine und Tumoren, auch im Verlauf der Harnleiter werden damit nachgewiesen.

Therapie

Sie richtet sich natürlich nach der Ursache, also Behandlung des Schocks, der Herzinsuffizienz, der Gerinnungsstörung, der Steine oder der Infektion usw. Begleitend ist in der Regel eine Flüssigkeitsbilanzierung, Ausgleich von Säure-Basen-Störungen oder Störungen im Salzhaushalt ist erforderlich. Bei längerem Ausfall der Nierenfunktion kann, auch vorübergehend, eine Dialysebehandlung nötig sein. Wie vollständig sich die Nieren erholen, ist abhängig von der Dauer des Bestehens der Störung. Langanhaltende Minderdurchblutung oder Sauerstoffmangel sind häufig mit einem bleibenden Schaden verbunden.

Chronisches Nierenversagen

Ursachen sind im Kindesalter meist Erkrankungen der Glomeruli, also chronische Glomerulonephritiden, die zum fortschreitenden Untergang der Nephra führen.

Weitere Ursachen sind Mißbildungen der Nieren und der ableitenden Harnwege sowie sekundäre Schäden bei Stoffwechselerkrankungen, bei denen es zu Ablagerungen in den Nieren kommt, interstitielle Entzündungen, wie z.B. bei Harnwegsinfekten, vorbestehendes akutes Nierenversagen.

Es kommt zum langsamen Anstieg der harnpflichtigen Substanzen im Blut (Urämie). Bis zu einem gewissen Grad ist das tolerabel, ab einer bestimmten Grenze ist eine Dialysebehandlung erforderlich.

Durch Mangel an Erythropoetin (einem Hormon, das von der Niere produziert wird und die Blutbildung im Knochenmark stimuliert) entwickelt sich eine Anämie.

Vitamin D wird normalerweise in der Niere in die aktive Form umgebaut. Bei der Niereninsuffizienz erfolgt dieser Umbau nicht, der Kalziumstoffwechsel gerät durcheinander, es entwickelt sich eine Rachitis.

22.5.4 Bluthochdruck

Da arterielle Hypertonie im Kindesalter sehr häufig eine renale Ursache hat (80% vor der Pubertät), soll sie hier kurz erwähnt werden (zum Verständnis s. auch 22.1 und Lehrbuch der Physiologie).

Direkte Ursache sind meist Stenosen im Bereich der versorgenden Arterien. Die ganze Niere oder auch nur ein Teil wird dadurch nicht ausreichend durchblutet.

Der sog. juxtaglomeruläre Apparat reagiert darauf mit Ausschüttung von Renin, das über Zwischenschritte in das die Arteriolen verengende Angiotensin II umgebaut wird. Angiotensin II wirkt blutdrucksteigernd.

Durch die geringere Durchblutung wird weniger Primärharn gebildet. Weniger Natrium erreicht den distalen Tubulus. Auch auf den niedrigen Natriumgehalt reagiert der juxtaglomeruläre Apparat mit Ausschüttung von Renin. Zusätzlich wird auch Aldosteron vermehrt ausgeschüttet, wodurch die Natriumresorption zunimmt. Dadurch wird das Blutvolumen erhöht.

Ziel dieses Mechanismus ist es, über eine Blutdrucksteigerung eine Verbesserung der Nierendurchblutung zu erreichen. Bei Vorliegen einer Stenose führt das aber nicht zum erwünschten Effekt, so daß sich das System weiter aufschaukeln kann. Der Blutdruck steigt, ohne daß die Durchblutung der Niere verbessert wird.

Der erhöhte Blutdruck führt zu Allgemeinsymptomen wie Kopfschmerzen, Schwindel, Müdigkeit. Hält der erhöhte Blutdruck über längere Zeit an, kommt es zu Schäden an der möglicherweise gesunden Niere, besonders aber auch an den Netzhäuten der Augen.

Therapie

Eine Behandlung sollte ursächlich erfolgen, sie ist also meist operativ.

Weitere *Ursachen* für arterielle Hypertonie sind:

- Erkrankungen der Nebennieren,
- erhöhter Hirndruck,
- Hyperthyreose,
- Aortenisthmusstenose (s. 29.6).

23 Erkrankungen des Magen-Darm-Traktes

23.1 Symptome und Ursachen

Viele Symptome, die bei Erkrankungen des Magen-Darm-Traktes auftreten, sind sehr unspezifisch und haben ihre Ursache häufig außerhalb des Organsystems. Deshalb erfolgt zunächst die Beschreibung der Symptome und ihrer möglichen Ursachen.

23.1.1 Appetitlosigkeit

Appetitlosigkeit der Kinder wird von vielen Eltern geklagt. Es handelt sich jedoch meist um einen subjektiven Eindruck, der bei einem normal gediehenen Kind keinen Anlaß zu Sorge gibt. Bestehen jedoch eine Gedeihstörung (objektiv an den Perzentilenkurven ablesbar) oder zusätzliche Krankheitssymptome, so muß nach Stoffwechsel- und Darmerkrankungen gesucht werden.

23.1.2 Erbrechen

Erbrechen ist eines der häufigsten Symptome, gerade bei kleineren Kindern. Es kommt vor bei:

- hypertropher Pylorusstenose,
- Dünndarmatresie,
- gastroösophagealem Reflux,
- Invagination/Ileus,
- Darminfektion,
- Nahrungsmittelallergie,
- Zöliakie,
- azetonämischem Erbrechen,
- adrenogenitalem Syndrom (AGS),
- habituellem Erbrechen,
- Hirndruck (bei Hirntumor oder Meningitis),
- Rumination (Hochwürgen von Nahrung und erneutes Kauen).

Die Liste ist lang und verdeutlicht, wie unspezifisch dieses Symptom ist.

23.1.3 Bauchschmerzen

Bauchschmerzen lassen schon eher einen Rückschluß auf die mögliche Ursache zu. Die Frage ist immer, ob sie akut oder chronisch auftreten. Wichtig sind Schmerzcharakter und -lokalisation.

Akut auftretende heftige Bauchschmerzen sind immer verdächtig auf eine Erkrankung, die ein chirurgisches Eingreifen nötig macht. Bei Kindern sind das: akute Appendizitis und Invagination (Ileus). Bei diesen Erkrankungen stellen die Bauchschmerzen das Hauptsymptom dar. Sie können diffus oder lokalisiert sein. Wenngleich genauso heftig, können sie aber auch Nebensymptom bei z.B. Pneumonie oder Harnwegsinfekten sein.

Die chronischen Bauchschmerzen stellen häufig ein großes diagnostisches und therapeutisches Problem dar, da sie nur zu etwa 10% eine organische Ursache haben. Sie beruhen auf gewissen Nahrungsmittelunverträglichkeiten, Obstipation und psychosomatischen Ursachen.

Organische Ursachen für chronische Bauchschmerzen sind chronische Darmentzündungen (z.B. Morbus Crohn), Harnwegserkrankungen, Magengeschwüre, spastische Obstipation, Regelbeschwerden.

23.1.4 Durchfall

Geht eine Erkrankung mit Bauchschmerzen, Erbrechen und Durchfall einher, so handelt es sich in der Regel um eine Darminfektion. Wenn die Durchfälle aber länger als 2–3 Wochen andauern, so muß an andere Ursachen gedacht werden, z.B. Malabsorption (Zöliakie; mangelhafte Aufnahme der Nahrungsbestandteile allgemein), Störung der Verdauung (Maldigestion) durch mangelhafte Funktion der Bauchspeicheldrüse (Pankreas) oder Morbus Crohn.

Wichtig ist zu klären, ob wirklich Durchfälle vorliegen. Also müssen die Stühle angesehen und die Gewichtsentwicklung erfragt werden. Ein Kind, das nicht abgenommen hat, kann nicht über längere Zeit Durchfall gehabt haben!

23.1.5 Blutbeimengungen zum Stuhl/Darmblutungen

Je nach Lokalisation der Blutungsquelle sieht der Stuhl unterschiedlich aus.
- Liegt die Blutung so hoch, daß das Blut mit der Salzsäure des Magens in Kontakt kommt, so verfärbt es sich schwarz (Hämatin). Stuhl und Erbrochenes sehen dadurch schwarz aus (Kaffeesatzerbrechen und Teerstuhl). Die Blutungsquelle ist in diesem Fall oberhalb des Duodenums zu vermuten.
- Liegt die Blutungsquelle tiefer, so verfärbt sich das Blut nicht schwarz, eine gewisse Verfärbung in Richtung Braun tritt aber ein.
- Frischblutige Stuhlbeimengungen sind nur zu erwarten, wenn die Blutung im Dickdarm- oder Mastdarmbereich liegt.

Darmblutungen gibt es bei Infekten, Invagination, Geschwüren, Polypen u.a.

23.1.6 Blähungen (Meteorismus)

Vermehrt Gas findet sich im Magen-Darm-Trakt bei Nahrungsmittelallergien, bei Verdauungsstörungen, bei Mukoviszidose, Zöliakie und Infekten.

Ursache ist wohl, daß mehr unverdaute Nahrungsbestandteile in tiefere Darmabschnitte gelangen, wo sie von den dort siedelnden Bakterien verarbeitet werden. Dabei entsteht Gas (Methan/Schwefelwasserstoff).

23.1.7 Verstopfung (Obstipation)

Verstopfung ist ein sehr häufiges Problem. Akut tritt sie meist im Rahmen fieberhafter Infekte auf, bei denen es zu verminderter Flüssigkeitsaufnahme kommt. Als Folge davon enthält der Stuhl zu wenig Feuchtigkeit und wird sehr fest.

Bei akut obstipierten, flaschenernährten Säuglingen sollte auf eine volladaptierte Nahrung mit Laktose als einzigem Kohlenhydrat gewechselt werden. Akut Linderung schaffen kleine Einläufe, Mikroklist oder Yal, die die Stuhlmassen aufweichen und die Entleerung schmerzarm ermöglichen.

Die chronische Obstipation ist, wenn nicht ein Morbus Hirschsprung dahintersteckt, meist reaktiv bedingt, oft schon in der Säuglingszeit. Nach schmerzhafter Darmentleerung halten die Kinder bei neuem Stuhldrang die Darmentleerung auf. Es kommt zu einer Überdehnung des Darmes. Mit dieser Überdehnung geht die Sensibilität für den Füllungszustand verloren, es sammelt sich immer mehr Stuhl an, und es bilden sich Kotsteine. Diese können von durch Fäulnis erweichtem Stuhl umflossen werden, der dann unkontrolliert abgeht. Es tritt Einkoten bzw. Stuhlschmieren auf.

Therapie

Es muß versucht werden, die Stuhlmassen durch Einläufe zu mobilisieren und anschließend durch Abführmittel die Darmpassage zu beschleunigen, damit der Darm sich wieder an seinen normalen Dehnungszustand gewöhnen kann. Mitunter ist aber bei sehr großen Kotsteinen die Ausräumung mit der Hand nötig, evtl. in Narkose. Parallel wird schlackenreiche Kost verordnet und nach 6–8 Wochen die Behandlung mit Abführmitteln beendet.

23.2 Erkrankungen und Fehlbildungen der Organe

Es sollen nun chronologisch wichtige Erkrankungen und Fehlbildungen des Magen-Darm-Traktes besprochen werden.

23.2.1 Erkrankungen des Mundes

Es gibt mehrere angeborene Anomalien im Bereich des Mundes, die recht häufig und meist harmlos sind.

Ebstein-Perlen

Die sog. Ebstein Perlen bei Neugeborenen sind kleine, weiße, kugelige Gebilde in der Mitte des harten Gaumens, die nach einigen Wochen verschwinden. Sie haben keine Bedeutung; es erfolgt keine Therapie.

Lippen- und Zungenbändchen

Ein verdicktes Lippenbändchen oben oder ein kurzes Zungenbändchen sind meist nicht therapiebedürftig. Bei Problemen wird es operativ durchtrennt.

Große Zunge

Eine Vergrößerung der Zunge, ist recht typisch für die Hypothyreose, einige Stoffwechselerkrankungen und auch für Trisomie 21. Sie kommt aber auch vor, ohne daß eine dieser Störungen vorliegt.

Lippen-Kiefer-Gaumen-Spalten

Sie werden in der 3. bis 8. Schwangerschaftswoche durch Entwicklungshemmung angelegt, d.h. daß zunächst bei jedem Kind eine gemeinsame Öffnung besteht, die dann erst durch Oberkiefer und harten Gaumen unterteilt wird. Die Häufigkeit beträgt 1 : 1000 Geburten. Es fällt eine familiäre Häufung auf.

Die Spalten können ein- oder beidseitig auftreten, vollständig sein oder sich nur auf 1 oder 2 Anteile beziehen. Es sind also reine Lippen- oder Gaumenspalten möglich. Auch Spaltbildungen des Unterkiefers mit Lippen- und Zungenspalten werden selten beobachtet (Abb. 19).

Therapie

Diese ist letztendlich operativ. Lippenspalten und Spalten des weichen Gaumens werden früh mit 3–4 Monaten operiert. Spalten des Kiefers und des harten Gaumens werden erst mit 3–4 Jahren verschlossen. Es wird jedoch in gewissem Rahmen von Klinik zu Klinik anders gehandhabt. Die kosmetischen Ergebnisse sind selbst bei doppelseitiger kompletter Spaltbildung meistens sehr gut.

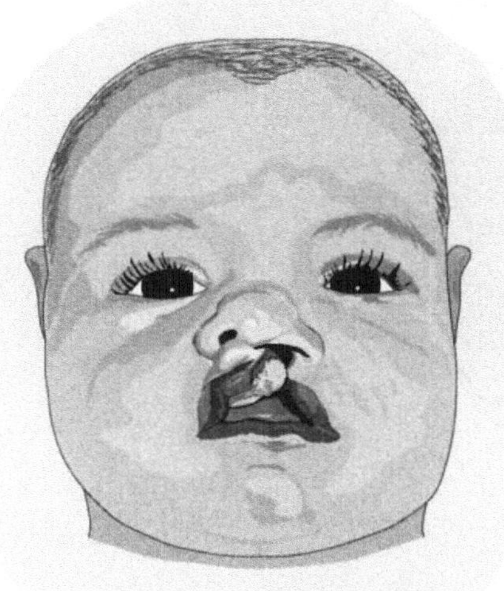

Abb. 19. Lippen-Kiefer-Gaumen-Spalte

Bis zum operativen Verschluß des harten Gaumens wird, damit die Kinder trinken lernen, eine Gaumenplatte aus Plastik eingepaßt. Diese verhindert, daß die Zunge sich ständig in die Spalte legt und diese evtl. noch weiter auseinanderdrückt. Wenn die Platte gut sitzt, lernen die Kinder gut zu trinken. Manche können es auch ohne Platte, ohne sich zu verschlucken.

Pierre-Robin-Sequenz

Mitunter sind Gaumenspalten mit einem zu kleinen und nach hinten verlagerten Unterkiefer verbunden. Man spricht von der Pierre-Robin-Sequenz. Da der Unterkiefer zu weit hinten liegt, behindert die Zunge die Atmung. Das kann sehr bedrohlich sein (Abb. 20).

Therapie

Sicherung des Atemweges durch Bauchlagerung und Guedel-Tubus. In manchen Fällen wird der Unterkiefer nach vorn gezogen (Drahtextension). Es kommt zu einer Aufholentwicklung im Bereich der Kiefergelenke, und nach einigen Wochen verschwinden die Atemprobleme.

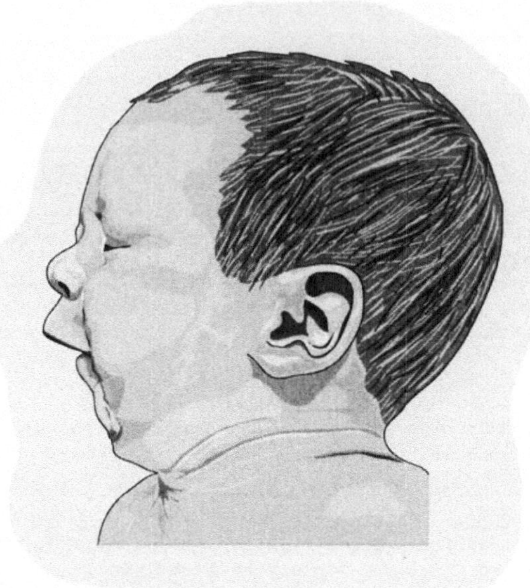

Abb. 20. Pierre-Robin-Sequenz

Entzündliche Erkrankungen der Mundhöhle

Beim Säugling kommen Zahnkeimentzündungen durch Staphylokokken oder Streptokokken vor, die zur Sepsis führen können oder sich lokal ausbreiten und dann zu einer Vereiterung der Augenhöhle (Orbitalphlegmone), einer Osteomyelitis oder einem Hirnabszeß führen können.
Mundsoor ist erkennbar an dicken weißen Belägen an der Zunge und der Wangenschleimhaut.

Die Kinder mögen bei Mundsoor nicht trinken. Meist ist der gesamte Magen-Darm-Trakt besiedelt, und es besteht auch ein Windelsoor. Soor tritt besonders dann auf, wenn ein Kind antibiotisch behandelt wird.

Therapie

Antimykotisch mit Nystatin oral. Bei Windelsoor auch lokal mit Nystatinpaste.

Stomatitis aphthosa

Infiziert sich ein Kind erstmals mit einem Herpesvirus (meist Herpes simplex Typ I), kann es zur Stomatitis aphthosa kommen. Dabei treten an der gesamten Mundschleimhaut schmerzhafte linsengroße Geschwüre auf (Aphthen). Die Kinder fiebern hoch und wollen nicht essen und trinken. Dauer meist etwa 1 Woche.

Therapie

> Symptomatisch (im wesentlichen schmerzstillend), evtl. Flüssigkeitstherapie parenteral oder über Magensonde. Selten ist bei länger-dauerndem schwerem Verlauf die Behandlung mit Zovirax indiziert.

23.2.2 Erkrankungen der Speiseröhre (Ösophagus)

Angeborene Atresien und Stenosen des Ösophagus

Im Rahmen der Embryonalentwicklung kommt es hier zu einer Differenzierungsstörung, aus der am häufigsten die obere **Ösophagusatresie** folgt (Atresie = vollständiger Verschluß). Diese ist meist mit einer unteren Ösophagotrachealfistel vergesellschaftet (s. Abb. 15).

Bei den Atresien fällt in der Regel schon während der Schwangerschaft das **Hydramnion** (vermehrtes Fruchtwasser) auf. Das Hydramnion kommt wohl mit dadurch zustande, daß das Kind (Fetus) kein Fruchtwasser trinken kann. Nach der Geburt fallen die Kinder durch schaumiges Fruchtwasser im Mund, Hustenanfälle und Hervorwürgen der Milch bei den ersten Trinkversuchen auf. Die Diagnose wird durch Röntgendarstellung gestellt. Dabei wird Luft über eine Magensonde in den Ösophagusstumpf gedrückt.

Therapie

> **Atresien:** Zunächst muß gut abgesaugt werden, um eine Aspiration zu verhindern. Weiter muß die operative Korrektur erfolgen. In Abhängigkeit von eventuellen weiteren Mißbildungen beträgt die Überlebensrate 70–90%.
> **Ösophagusstenosen:** Es liegt in der Regel eine kurze Enge des Ösophagus vor, die meist gut zu entfernen ist. Die Aussichten sind dabei günstig.

Erworbene Stenosen des Ösophagus

Diese treten oft nach Verätzungen auf. Trinken Kinder bei einem Ingestionsunfall Säuren oder Laugen oder nehmen sie ätzende Festsubstanzen (z.B. Reiniger für Spülmaschinen) zu sich, so kommt es zu lokalen Verätzungen der Schleimhaut in Mund, Rachen und Ösophagus. Im Ösophagus kommt es in der Folge zu narbigen Stenosen, die meist auch operativ nur schwer zu beheben sind.

Bei Verdacht auf eine Ösophagusverätzung muß innerhalb von 24 h endoskopiert werden. Es wird bei positivem Befund versucht, durch hochdosierte Kortisontherapie die Narbenbildung zu verhindern. Wenn sich dennoch eine Stenose entwickelt, kann es erforderlich werden, daß wiederholt eine Bougierung durchgeführt wird. Bougierung bedeutet, daß die Enge endoskopisch aufgedehnt wird, indem ein Körper von bestimmter Dicke hindurchgeschoben wird. In besonders schweren Fällen wird täglich bougiert.

Sehr viel häufiger ergeben sich Probleme durch verschluckte Fremdkörper wie Münzen etc. Diese bleiben zu 70% relativ weit oben hinter dem Kehlkopf hängen (physiologische Enge). Sie machen Schmerzen und Schluckstörungen.

Wird das Verschlucken nicht bemerkt, so kann es zu einer lokalen Entzündung kommen, und der Fremdkörper wächst quasi in die Schleimhaut ein. Diagnose röntgenologisch oder endoskopisch.

Therapie

> Entfernung nach Möglichkeit endoskopisch. Ist ein Fremdkörper in den Magen gelangt, so geht er in 90% der Fälle auf natürlichem Wege ab, selbst Nägel und andere spitze Dinge. Endoskopisch entfernt werden sollten Fremdkörper, die sehr lang und spitz sind. Knopfbatterien (Quecksilber) und Gegenstände aus Metall müssen entfernt werden, wenn sie länger als 1 Woche im Magen liegen.

23.2.3 Erkrankungen des Magens

Erkrankungen des Magens sind im Kindesalter nicht häufig.

Typische Magenkrankheiten wie „Magengeschwür" (Ulcus pepticum, ein durch Übersäuerung hervorgerufenes Geschwür der Schleimhaut des Magens oder des Zwölffingerdarmes) oder Magenschleimhautentzündung (Gastritis) kommen zwar vor, spielen aber keine große Rolle.

Ulcus pepticum

Der Erkrankungsbeginn ist nach dem 10.–11. Lebensjahr, je zur Hälfte sind Magen und Duodenum betroffen. Bei der Hälfte der Patienten kommen Magengeschwüre in der Familie vor. Jungen erkranken doppelt so häufig wie Mädchen. Die Beschwerden sind viel unspezifischer als bei Erwachsenen. Meist bestehen nur diffuse Oberbauchbeschwerden. Erbrechen ist häufig, mitunter mit Blutbeimengungen (Hämatin), Sodbrennen, Teerstühle.

Die Diagnose wird bei entsprechendem Verdacht durch Endoskopie gestellt.

Therapie

> Verringerung der Magensäureproduktion durch H_2-Rezeptorenblocker. Das sind Medikamente, die die Wirkung des Histamins an diesen Histaminrezeptoren unterbinden (H steht für Histamin, H_1-Rezeptoren sind die Histaminrezeptoren an den Bronchien, den kleinen Gefäßen und am Darm; s. 17.5.3 und 28.2.2).
> Bei Stimulation der H_2-Rezeptoren wird Magensäure sezerniert. Die Medikamente blockieren die Rezeptoren, es wird dann deutlich weniger Magensäure abgegeben. Diese Wirkung möchte man besonders nachts erzielen, wenn keine Nahrung zur Neutralisation der Säure im Magen ist. Da Streß sog. „Streßulzera" auslösen kann, werden H_2-Blocker bei schwerkranken Patienten prophylaktisch gegeben.

Gastritis

Eine Magenschleimhautentzündung kann durch Übersäuerung lange Zeit, bevor ein Ulkus auftritt, bestehen. Die Symptome sind ähnlich, die Therapie identisch. Eine durch Viren oder Bakterien ausgelöste akute Gastritis tritt auch allein oder zusammen mit einer akuten Enteritis auf. Der Schleimhautschaden ist dem der Darmschleimhaut vergleichbar.

Therapie

> In der Regel nur symptomatisch durch Nahrungspause, dabei evtl. parenterale Flüssigkeitszufuhr.

Hypertrophe Pylorusstenose

Die hypertrophe Pylorusstenose ist eine Erkrankung des frühen Säuglingsalters. Sie ist mit 1 : 500 Neugeborene häufig. Jungen sind 4- bis 5mal häufiger betroffen als Mädchen. Die Ursache für diese Störung ist unklar. Denkbar ist, daß zunächst eine Verkrampfung (Spasmus) des Muskels besteht und sich die Vergrößerung mit dem Unvermögen zur Öffnung erst anschließend langsam entwickelt.

In der Regel beginnt die Erkrankung in der 2. bis 4. Lebenswoche mit schwallartigem Erbrechen (in hohem Bogen). Vorher kann man evtl. als Ausdruck der Anstrengung des Magens, das Hindernis zu überwinden, Magensteifungen im Oberbauch durch die Haut sehen. Das Kind hat sofort wieder Hunger und trinkt gierig, erbricht aber wieder. Es macht einen gequälten Eindruck. Eine Exsikkose bildet sich zunehmend aus, und das Kind scheidet keinen Stuhl und kaum noch Urin aus. Da der Pylorus dicht ist, enthält das Erbrochene keine Gallenflüssigkeit, kann aber, da die Magensäure die Schleimhaut angreift, Hämatin enthalten. Durch das ständige Erbrechen geht vor allem auch Salzsäure verloren (HCl). Das äußert sich in der Blutgasanalyse in Form einer metabolischen Alkalose. Der pH-Wert liegt oft über 7,5 und die Basenabweichung oft über +20 mmol. Der Verlust an Chlorid zeigt sich in einem niedrigen Serumspiegel (Hypochlorämie). Die Diagnose ergibt sich aus dem klinischen Befund, den Labordaten, der Sonographie und einer eventuellen Kontrastmitteldarstellung.

Therapie

> Die Therapie richtet sich nach dem Ausmaß der Befunde.
> Anfangs ist grundsätzlich eine parenterale Flüssigkeitssubstitution und im Ausgleich der Säure-Basen-Störung erforderlich.
> Wenn die Stoffwechselentgleisung noch nicht so schwer ist und sonographisch noch nicht eindeutig eine Hypertrophie nachweisbar ist, so kann ein konservativer Behandlungsversuch erfolgreich sein. Das Kind wird dabei hochgelagert, sediert und erhält parallel zur Infusion mehrere kleine Mahlzeiten. Bei Mißerfolg oder wenn die Kriterien der Hypertrophie bei eindeutiger Klinik schon erfüllt sind, kommt man in der Regel nicht um die Operation herum. Dabei wird der Muskel gespalten, nach Möglichkeit, ohne die Schleimhaut zu verletzen. Anschließend erfolgt ein vorsichtiger Kostaufbau, mit dem man schon wenige Stunden nach der Operation mit sehr kleinen Mengen beginnen kann.

23.2.4 Erkrankungen des Darmes

Angeborene Atresien und Stenosen

Atresien und Stenosen kommen im gesamten Darmtrakt mit einer Häufigkeit von 1 : 1500 vor. Die Symptome sind Erbrechen, aufgetriebener Bauch und fehlende Stuhlentleerung. Atresien verursachen früher und drastischer Symptome als Stenosen.

Hochsitzende Hindernisse führen früh zu Erbrechen. Der Bauch ist meist nicht aufgetrieben, und die Kinder entleeren zunächst Stuhl. Sitzt das Hindernis oberhalb der Mündung des gemeinsamen Ausführungsganges von Galle und Pankreas, so ist das Erbrochene nicht gallig. Je tiefer sich der Verschluß befindet, um so später treten Symptome auf und um so stärker wird der Bauch aufgetrieben.

Bei entsprechendem Verdacht auf ein Passagehindernis wird die Diagnose röntgenologisch mit Kontrastmittel gestellt.

Die Analatresie sollte bei der U2 auffallen.

Therapie

Hier ist natürlich immer eine operative Behandlung notwendig.

Morbus Hirschsprung (Megacolon congenitum)

Anatomische Vorbemerkung

Der Darm unterliegt zwar dem vegetativen Nervensystem, aber die Koordination der Peristaltik wird von in der Darmwand liegenden Nervengeflechten (Plexus, Ganglien) übernommen. Beim Morbus Hirschsprung fehlen diese Nervengeflechte oberhalb des Anus (unterschiedlich weit ausgedehnt). In die betroffenen Bezirke wachsen andere Nervenfasern ein, die zu einer dauernden Kontraktion und damit Engstellung des Darmabschnittes führen. Daraus folgen Probleme mit der Darmentleerung: Es stauen sich große Mengen Stuhl an, die den davor (proximal) gelegenen Darmteil aufweiten. In 75% der Fälle bezieht sich die Enge (aganglionäres Segment) auf das Rektum und das Sigma. Der Abschnitt, der sich aufweitet, ist das Kolon, deshalb auch Megakolon (großes Kolon; Abb. 21).

Die Häufigkeit beträgt 1 : 5000, Jungen sind 4mal häufiger betroffen als Mädchen. Die Diagnose wird oft erst im Schulalter gestellt. Diese älteren Kinder fallen durch extrem stinkenden Stuhl auf.

Der Morbus Hirschsprung kommt gehäuft bei Kindern mit Trisomie 21 vor. Diese haben ohnehin oft durch die Hypotonie Probleme mit der Darmentleerung, so daß die Diagnose spät gestellt wird.

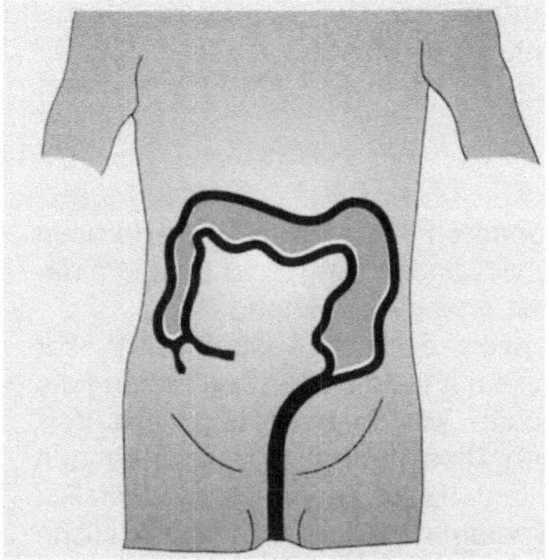

Abb. 21. Morbus Hirschsprung/Megakolon

Die Diagnose ergibt sich aus dem Kolonkontrasteinlauf und dem histologischen Nachweis des Fehlens der Nervengeflechte.

Therapie

> Das aganglionäre Segment wird operativ entfernt.

Akute Appendizitis

Sie ist die häufigste akute chirurgische Baucherkrankung im Kindesalter.

Symptome

Die klassischen Symptome sind: Bauchschmerzen, Erbrechen und Fieber. Je jünger die Kinder sind, um so uncharakteristischer ist die Symptomatik.

Diagnose

Die Diagnose ergibt sich aus der Untersuchung des Bauches, und dabei besonders durch die Abtastung (Palpation). Man findet Druckschmerz und Abwehrspannung mit Betonung des rechten Unterbauches. Erschütterungsschmerz, Loslaßschmerz, Hustenschmerz und Schmerz bei Anspannung des rechten M. psoas (Beinheben gegen Widerstand). Die Symptome ergeben sich durch die lokale Entzündung. Bei geplatzter (perforierter) Appendizitis ist der ganze Bauch angespannt und schmerzhaft. Liegt der entzündete Wurmfortsatz im kleinen Becken, so läßt sich bei der rektalen Untersuchung ein Druckschmerz auslösen.

Laborparameter (z.B. Gesamtleukozytenzahl) helfen bei der Diagnose kaum, sie können selbst bei perforierter Appendizitis unauffällig sein. Fieber ist, gerade bei Kindern, auch kein Symptom, das viel weiterhilft. Normale Körpertemperatur spricht gegen eine akute Appendizitis.

Therapie

> Sie zielt auf die Entfernung der entzündeten Appendix. Bei Perforation muß der Bauchraum gespült und anschließend in der Regel eine Drainage eingelegt werden, außerdem wird mit Antibiotika behandelt.
> Ein Sonderfall ist die gedeckte Perforation, die zum Abszeß führt. Hier kann evtl. zugewartet werden und erst nach antibiotischer Behandlung die Appendektomie erfolgen. Nach Peritonitis kommt es häufiger zu Verwachsungen (Briden) der Darmschlingen. Diese führen zu rezidivierenden Bauchschmerzen und evtl. auch zum Ileus. Briden können grundsätzlich nach jeder Eröffnung der Bauchhöhle vorkommen, auch ohne wesentliche Entzündung. Mädchen neigen mehr dazu als Jungen.

Invagination

Bei dieser Form des Darmverschlusses stülpen sich Darmanteile ineinander. In der Regel stülpt sich ein proximaler (proximal = zum Rumpf hin weisend, dem Rumpf nahe) Anteil in den distalen (distal = entfernter vom Rumpf liegend). Begünstigt wird der Vorgang durch Veränderungen am proximalen Teil, z.B. durch Schleimhautschwellung bei Infektionen, Schwellung der Lymphknoten, Polypen, Tumoren, Kotmassen.

Der veränderte Anteil wird von der Peristaltik des unteren (distalen) Darmabschnittes erfaßt und mittransportiert. Es kommt zur Abknickung der mesenterialen Gefäße. Das sind die den Darm versorgenden Gefäße. Dabei werden zunächst die Venen betroffen. Folge ist ein Ödem der Darmwand durch Stauung des Blutes und Blutungen der Schleimhaut. Später kommt es auch zur Abklemmung der Arterien mit nachfolgender Nekrose (Absterben) des Darmes (Abb. 22).

Am häufigsten treten Invaginationen am Übergang vom Dünndarm in den Dickdarm auf (ileozäkal oder ileokolisch, je nach Länge des Invaginats). Die Hälfte aller Invaginationen tritt im 1. Lebensjahr auf, $1/4$ im 2. Lebensjahr, der Rest verteilt sich auf die übrigen Altersgruppen. (Bei Schulkindern treten In-

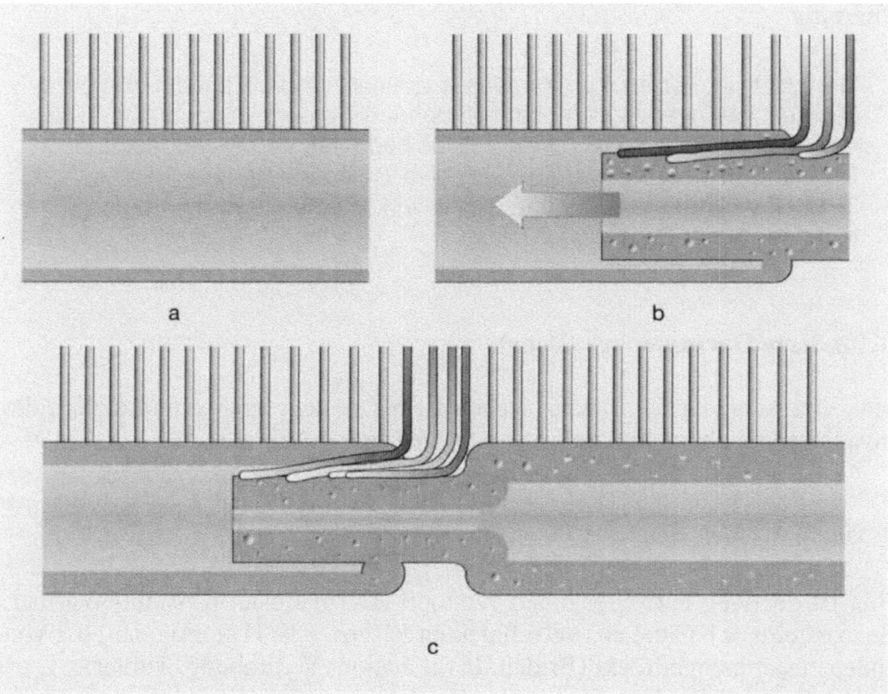

Abb. 22. Schematische Darstellung der Invagination. **a** Normalsituation. Die Blutgefäße verlaufen gerade. **b** Die Gefäße des eingestülpten Darmteiles werden an der Umschlagfalte teilweise abgeklemmt. Ödembildung im Versorgungsgebiet. **c** Zunehmende Ödembildung. Dadurch kann ein Zurückgleiten unmöglich werden. Vollständige Unterbindung der Durchblutung. Absterben des eingestülpten Darmabschnitts

vaginationen nur noch selten auf.) Die Symptomatik ist wechselhaft. Sie beginnt häufig damit, daß die Kinder aus heiterem Himmel sehr starke Bauchschmerzen bekommen, Erbrechen tritt auf.

Nach einer solchen Attacke kann das Kind wieder völlig unbeeinträchtigt wirken. Die Symptomatik wiederholt sich. Die Kinder werden zunehmend beeinträchtigt, wirken kollaptisch, in den Zwischenphasen lethargisch.

In dieser Phase kann mitunter ein walzenförmiger Tumor im rechten Unter/Mittelbauch getastet werden. Bei der rektalen Untersuchung fällt bei einigen Kindern Blut am Untersuchungsfinger auf. Wird die Situation verkannt und kommt es zur Nekrose mit Perforation, so entwickelt sich eine Bauchfellentzündung (Peritonitis) mit diffuser Abwehrspannung. Die Kinder sind dann schwer beeinträchtigt und vital bedroht.

> Der Verdacht auf eine Invagination besteht bei allen unklaren Bauchschmerzen mit Erbrechen und heftigen Schreitouren beim Säugling.

Sonographisch läßt sich evtl. die Invagination finden.

Des weiteren kann ein Kolonkontrasteinlauf die Invagination nachweisen. Das Kontrastmittel umspült das Invaginat in typischer Weise.

Therapie

> Grundsätzlich ist es möglich, das Invaginat mit dem Einlauf zurückzudrücken. Gelingt das nicht, so muß operiert werden; wenn der Darm Nekrosen aufweist, wird teilreseziert. Das bedeutet, daß die abgestorbenen Darmanteile entfernt werden. Rezidive (Wiederauftreten) kommen bei 2–3% der Kinder vor, unabhängig davon, ob die Reposition durch Einlauf oder durch Operation erfolgte.

Behinderte Darmpassage (Ileus)

Man unterscheidet den mechanischen Ileus (zu dem auch grundsätzlich die Invagination gehört) und den paralytischen Ileus (Abb. 23).

Mechanischer Ileus

Hier ist der Weg entweder innen verstopft (Darmatresie, Kotstein, Würmer, Bezoarsteine = Knäuel aus verschluckten Fasern, z.B. Haaren) oder aber von außen zusammengedrückt (Briden, Invagination, Verdrehung, Tumor).

Der Darm versucht zunächst, das Hindernis zu überwinden. Es kommt zu einer vermehrten Peristaltik. Darmgase und Flüssigkeit stehen unter erhöhtem Druck, dadurch sind die Geräusche plätschernd bis klingend (wie eine Münze, die in einen Brunnen fällt). Es folgt, dadurch, daß der Darm erlahmt, eine Phase mit wenig Darmgeräuschen, die man Subileus nennt. Das Kind be-

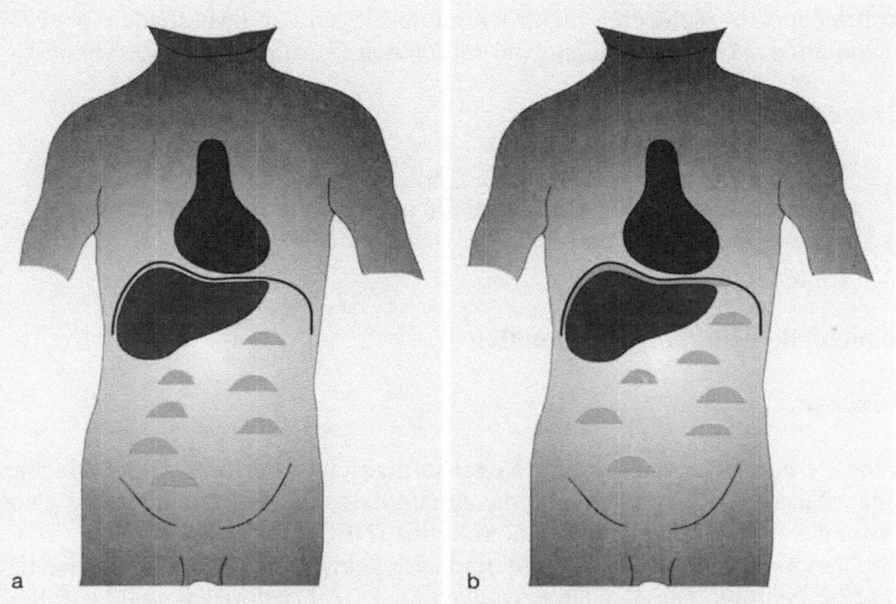

Abb. 23 a–b. Röntgenbefunde bei Ileus. **a** Normalsituation. Die Blutgefäße verlaufen gerade. **b** Die Gefäße des eingestülpten Darmteiles werden an der Umschlagfalte teilweise abgeklemmt. Ödembildung im Versorgungsgebiet. **c** Zunehmende Ödembildung. Dadurch kann ein Zurückgleiten unmöglich werden. Vollständige Unterbindung der Durchblutung. Absterben des eingestülpten Darmabschnitts

ginnt, zu erbrechen, zunächst Mageninhalt, später gallig, zuletzt kann nach Stuhl riechender Darminhalt erbrochen werden. Der Bauch ist sehr empfindlich.

Dann folgt der komplette Ileus: Der Darm ist aufgebläht, es sind keine Darmgeräusche mehr zu hören.

Im Röntgenbild (Abdomenübersicht im Stehen oder bei liegendem Patienten im horizontalen Strahlengang) sieht man durch Luft aufgeweitete Darmschlingen mit Spiegelbildung (Flüssigkeit, die am Grund der Schlingen steht).

Therapie

Die Therapie erfolgt in der Regel operativ.

● **Paralytischer Ileus**

Der paralytische Ileus ist eine funktionelle Darmlähmung. Der Darm „hält still", z.B. bei Peritonitis, Nierenkoliken, nach Operationen. Dieser Ileustyp kommt auch bei schweren Elektrolytentgleisungen vor, insbesondere bei Hypokaliämie. Manche Medikamente stellen den Darm relativ ruhig (Opiate).

Therapie

> Die Behandlung hängt von der Ursache ab.
> Außerdem muß das Flüssigkeitsdefizit ausgeglichen werden (Schockbehandlung), evtl. müssen Antibiotika verabreicht werden.

Bauchfellentzündung (Peritonitis)

Ursache

Eine Peritonitis entsteht in der Regel infolge einer Perforation der Magen- oder Darmwand. Ursachen sind die Appendizitis, die Invagination und ganz besonders die nekrotisierende Enterokolitis (NEC) des Frühgeborenen.

Die Ursache der NEC ist nicht eindeutig geklärt, sie ist wohl teilweise infektiös bedingt. Die Kinder erkranken meist sehr plötzlich und verfallen rasch. Häufig müssen große Anteile des Darmes entfernt werden (s. 8.2.5).

Symptome

Die Symptome der Peritonitis sind: heftige Bauchschmerzen, starkes Krankheitsgefühl, Erbrechen und Fieber. Der Bauch ist insgesamt hart, das Kind möchte sich nicht untersuchen lassen. In der Abdomenübersicht im Stehen finden sich Spiegel des immer bestehenden paralytischen Ileus (s. oben) und als Beweis einer Perforation Luftsicheln unter den Zwerchfellen, wenn Luft durch die Perforationsstelle austreten konnte.

Eine Peritonitis ohne Perforation kommt nur bei abwehrgeschwächten Patienten vor: z.B. die Pneumokokkenperitonitis bei Kindern, denen die Milz entfernt werden mußte.

Therapie

> Operative Beseitigung der Ursache. Schockbehandlung, Antibiotikatherapie.

23.2.5 Erkrankungen des Anus

Analfissuren

Einrisse im Bereich der Analschleimhaut (Analfissuren) sind recht häufig. Ursache ist meist eine Obstipation oder die Entleerung sehr harten Stuhls.

Da Analfissuren schmerzhaft sind, führen sie zu einer aktiven Stuhlverhaltung, so daß die Kinder oft wegen Bauchschmerzen vorgestellt werden, mitunter auch wegen Blutauflagerungen auf dem Stuhl. Die Diagnose ergibt sich aus Inspektion des Anus und Austasten des Enddarmes.

Therapie

> Ziel der Behandlung ist es, den Stuhl aufzuweichen und gleitfähig zu machen. Die Fissuren heilen dann ab, Kamillensitzbäder können unterstützend angewendet werden.

Analabszesse

Abszesse im Bereich des Anus nehmen ihren Ausgang meist von Schleimdrüsen, die durch Stuhl verstopft sind. Die Entzündung ist meist außen im Bereich des Anus durch Schwellung und Rötung zu sehen.

Patienten mit Morbus Crohn neigen besonders stark zur Bildung von Fisteln im gesamten Magen-Darm-Trakt und somit auch am Anus.

Bei Kindern mit einer Analfistel sollte immer nach einem Morbus Crohn gesucht werden.

Therapie

> Analabszesse sind sehr schmerzhaft und müssen inzidiert werden. Wird nicht chirurgisch vorgegangen, so perforiert der Abszeß irgendwann spontan, und es besteht die Gefahr, daß sich eine Anal- oder Rektumfistel entwickelt (Fistel = pathologische Verbindung zwischen 2 Hohlorganen oder einem Hohlorgan und der Haut). Fisteln müssen auch chirurgisch entfernt werden.

23.3 Durchfallerkrankungen

Erkrankungen, die mit Durchfall einhergehen, sind sehr häufig. Man unterscheidet zwischen akuten Durchfallerkrankungen mit infektiöser und nichtinfektiöser Ursache.

23.3.1 Durchfälle mit infektiöser Ursache

Akute Gastroenteritis

Häufigste *Ursache* für eine *Gastroenteritis* im Kindesalter sind Infektionen mit Rotaviren, Adenoviren und Coxsackie-Viren. *Bakterielle Infektionen* werden ausgelöst durch Eschericha coli, Shigellen, Salmonellen, Campylobacter und Klebsiellen. *Bakterielle Gastroenteritiden* sind seltener.

Anatomisch-physiologische Vorbemerkung

Eine Gastroenteritis spielt sich an der Schleimhaut des Magen-Darm-Traktes ab. Hier besteht normalerweise ein ausgewogenes Gleichgewicht zwischen Aufnahme und Sekretion von Elektrolyten und Wasser, wobei die Resorption überwiegt (die ja letztlich auch die Aufgabe der Schleimhaut ist). Die intakte Schleimhaut ist in der Lage, Zweifachzucker zu spalten und die Einfachzucker aufzunehmen (Glukose, Fruktose und Galaktose). Zucker-, Elektrolyt- und Wasserresorption sind eng miteinander verknüpft.

Grundsätzlich kann die Schädigung der Schleimhaut durch direkten Befall der Zellen durch die Erreger (Invasion), durch Toxinwirkung (Stoffwechselprodukte der Erreger, die sie in den Darm abgeben, wirken wie Gifte) oder durch beides erfolgen. Folge der Invasion sind meist blutige Durchfälle.

Wird die Schleimhaut und damit das Gleichgewicht geschädigt, so ist die Resorption nicht mehr ausreichend möglich, vielmehr gehen Elektrolyte zusätzlich verloren. Da viele Zweifachzucker den Dickdarm erreichen, wird der Flüssigkeitsgehalt des Darmes auf osmotischem Wege noch vermehrt. Durch die entzündliche Irritation des Darmes ist die Passage beschleunigt. Alles zusammen führt zu häufigen, dünnflüssigen Stühlen, eben dem Durchfall. Problematisch ist für die Kinder die sich entwickelnde Exsikkose.

Manche bakteriellen Erreger können auch zu septischen Verläufen führen (Salmonella typhi) und erfordern dann evtl. eine antibiotische Therapie.

Diagnose

Anamnese, klinischer Befund und Blutdruck sind zunächst maßgeblich, zusätzliche Informationen ergeben sich aus BGA, BZ, Harnstoff und Serumelektrolyten. Durch Stuhluntersuchungen (evtl. mehrfach) wird versucht, den Erreger zu identifizieren. Bei septischem Krankheitsbild werden Blutkulturen abgenommen, evtl. Virusserologie und Virusdiagnostik aus dem Stuhl.

Therapie

Vordringlich ist die Substitution von Wasser und Elektrolyten. Ein Ausgleich der Verluste sollte in den ersten 24 Stunden nach Therapiebeginn erreicht sein. Die Entscheidung, ob oral oder parenteral rehydriert wird, ist wesentlich abhängig vom Grad der Exsikkose (s. unten). Dieser wird nach dem Gewichtsverlust und klinischen Parametern festgelegt.
Bei Kindern mit leichter Exsikkose wird in der Regel die orale Substitution möglich sein. Wenn Kinder mit einer mittelgradigen Exsikkose trinken können, kann man versuchen, eine orale Substitution durchzuführen. Erscheint der Erfolg von Beginn an fraglich, so sollte man sofort parenteral beginnen. Kinder mit schwerer Exsikkose und kleine Säuglinge (< 2 500 g) werden immer parenteral behandelt.

Exsikkosegrade

Leichte Exsikkose

- Gewichtsverlust bis 5%, nur geringe Symptome.

Mittelgradige Exsikkose

- Gewichtsverlust zwischen 5–10%,
- Schleimhäute wirken trocken,
- Turgor (Hautspannung) wirkt reduziert, angehobene Hautfalten am Abdomen verstreichen nur langsam nach dem Loslassen,
- Fontanelle ist bei Säuglingen leicht eingesunken,
- leichte Tachypnoe,
- leichte Tachykardie.

Schwere Exsikkose

- Gewichtsverlust 10% und mehr,
- angehobene Hautfalten am Abdomen bleiben stehen,
- Fontanelle deutlich eingesunken,
- Schleimhäute trocken (evtl. Borken),
- hohes Fieber,
- Schocksymptome,
- Extremitäten kühl und marmoriert,
- Tachypnoe,
- Tachykardie,
- Apathie,
- Krampfanfälle möglich.

Orale Rehydratation

Die orale Flüssigkeitszufuhr muß mit Lösungen durchgeführt werden, die v.a. Elektrolyte und in geringen Mengen auch Kohlenhydrate enthalten.

Es gibt einige Präparate fertig zu kaufen: Oralpädon, GES 60 etc, aber man kann auch mit selbstzubereiteten Mischungen arbeiten (z.B. Bananentee, Karottensuppe).

Cola enthält bei einem sehr hohen Zuckeranteil von bis zu 15% viel zu wenig Kalium und Natrium. Das vielgerühmte „Rezept" Cola und Salzstangen kann daher nicht empfohlen werden. Es sollte wirklich nur bei leichten Störungen angewendet werden.

Die Lösung ist auch bei Erbrechen zu geben, evtl. in kleinen Mengen und gekühlt. Eine Teepause wird nicht mehr empfohlen. Teepause bedeutet: Gabe von allenfalls mit Süßstoff gesüßtem Tee ohne Glukose und Elektrolytzusatz über 12–24 h.

Die Rehydratationsphase dauert je nach Schweregrad der Exsikkose 12 bis 24 h. Es schließt sich der Kostaufbau an.

(Die parenterale Behandlung wird in Kap. 25 beschrieben.)

Kostaufbau

Bei der häufigen Rotavirusenteritis erholt sich die Darmschleimhaut nach 5–6 Tagen vollständig. Ziel des Kostaufbaus ist es, parallel zur Schleimhautregeneration schrittweise die Nahrungsbestandteile wieder einzuführen, zuletzt die Fette. Gestillte Säuglinge sollten möglichst schnell wieder angelegt werden. Künstlich ernährte Säuglinge können mit einer Mischung der Rehydratationslösung und der normalen Nahrung gefüttert werden. Man beginnt mit einem Milchanteil von $^1/_3$ und steigert ihn an den folgenden Tagen. Heilnahrungen bewirken im Grunde auch nur eine Reduktion der Nahrungsbestandteile, insbesondere der Fette. Bei kleinen und größeren Kindern ist das Prinzip der Aufbaudiät, daß schrittweise über 5–6 Tage schlackenarme Kalorienträger mit geringem Fettgehalt eingeführt werden.

Beispiel:

2.Tag:	Geriebener Apfel, geschlagene Banane, Karottensuppe,
3.Tag:	wie 2.Tag + Tee und Zwieback, Reisschleim,
4.Tag:	wie 3. Tag + Karottenpürree,
5.Tag:	wie 4. Tag + Wasserkartoffelbrei, Wasserreis, Joghurt (natur),
6.Tag:	wie 5.Tag

Danach Übergang auf eine leichte fettarme Schonkost, nach einigen Tagen Normalkost.

Postenteritisches Syndrom

Bei einigen Kindern entwickelt sich nach einer Gastroenteritis ein sog. „postenteritisches Syndrom". Trotz vorsichtigen Kostaufbaus haben diese Kinder weiterhin Durchfall und gedeihen nicht. Ursache ist eine noch nicht wiederhergestellte Verdauungs- und Aufnahmefunktion des Darmes.

Je nach Ausprägung kann es bei diesen Kindern erforderlich werden, zunächst eine parenterale Ernährung durchzuführen. Dann schließt sich ein vorsichtiger Kostaufbau an, der insbesondere *milchfrei* und *fettarm* sein sollte. Bei Mißerfolg müssen die Kinder zunächst mit semielementaren Nahrungen ernährt werden (z.B. Alfare oder Pregomin). Semielementar bedeutet, daß die Nährstoffe schon so weit aufgespalten sind, daß sie mit weniger Problemen verwertet werden können. Da diese Nahrungen nicht sehr attraktiv schmecken, kann es bei größeren Kindern Probleme mit der Akzeptanz geben. Anschließend wird vorsichtig auf normale Nahrung umgestellt. Der Zeitpunkt der Umstellung muß individuell gewählt werden. Man probiert aus, ob normale Nahrungsbestandteile vertragen werden.

23.3.2 Durchfälle ohne infektiöse Ursache

Durchfälle ohne infektiöse Ursache sind seltener. Sie beruhen meist auf einer Nahrungsmittelunverträglichkeit, am häufigsten auf der Kuhmilchintoleranz.

Nach Milchfütterung entwickeln sich heftige, wäßrige, oft blutige Durchfälle. Bei allen durch Nahrungsmittel verursachten Durchfällen muß der entsprechende Auslöser gemieden werden. Häufig verliert sich diese Störung wieder.

Malabsorption

Malabsorption bedeutet Störung der Aufnahme (Resorption) der Nahrungsbestandteile durch die Dünndarmschleimhaut.

Normalerweise werden 90% und mehr der gegessenen Nährstoffe auch aufgenommen. Wenn die Verdauung oder die Aufnahme durch die Schleimhaut gestört ist, werden große Teile der Nahrungsmittel unverändert wieder ausgeschieden. Es wird also mehr Stuhl produziert. Da die Nährstoffe den Bakterien in den tieferen Darmabschnitten zur Verfügung stehen, stinkt der Stuhl sehr stark. Bei hohem Fettgehalt der Nahrung ist er fettig glänzend.

● Zöliakie

Die Zöliakie ist die häufigste Erkrankung, die zur Malabsorption führt. Sie ist eine Erkrankung der Schleimhaut des oberen Dünndarms. Diese ist bei manchen Kindern besonders empfindlich gegenüber dem Gliadin, einem Eiweißbestandteil des Weizenklebers (Gluten). Für diese Empfindlichkeit gibt es eine gewisse erbliche Disposition, aber es wirken wohl auch Durchfallerkrankungen im Säuglingsalter disponierend. Einmal aufgetreten, besteht diese Empfindlichkeit lebenslang.

Die Schädigung der Schleimhaut besteht in einer Verflachung des Reliefs durch Verplumpung der Zotten. Dadurch wird die Oberfläche deutlich kleiner, und es können viele Nährstoffe nicht mehr ausreichend resorbiert werden. Die Schädigung beginnt mit der ersten gliadinhaltigen Mahlzeit (z.B. Grießbrei). Symptome treten aber erst nach Wochen bis Monaten auf.

Symptome

Gewichtsstillstand, Dystrophie mit großem Bauch und hageren Extremitäten. Große (topffüllende), übelriechende, fettige, breiige Stühle, Muskelhypotonie, Verlust schon erworbener motorischer Fähigkeiten, Mißlaunigkeit, Erbrechen, Appetitlosigkeit.

Diagnose

Die Diagnose wird meist zwischen dem 4. bis 12. Monat gestellt. Wird sie nicht gestellt, so entwickeln sich Minderwuchs und Osteoporose (Osteoporose = Entkalkung und nachfolgender Umbau der Knochen mit Vergröberung der Struktur). Durch mangelnde Vitamin-K-Resorption besteht die Gefahr von Blutungen. Je älter die Kinder werden, um so mehr treten die intestinalen Symptome in den Hintergrund. Bei manchen wird die Diagnose erst im Erwachsenenalter gestellt.

Die Diagnose wird aus einer Gewebeprobe (Dünndarmbiopsie) gestellt. Diese Gewebeprobe kann endoskopisch entnommen werden. In der Regel gewinnt man die Probe aber als Saugbiopsie mittels einer Watson-Kapsel. Das ist eine Metallkapsel, die an einem dünnen Schlauch befestigt geschluckt wird. Hat sie den Dünndarm erreicht (Röntgenkontrolle/Durchleuchtung), so wird über den Schlauch Schleimhaut in die Kapsel gesaugt. Diese verstopft die Ansaugöffnung, so daß der Unterdruck in Schlauch und Kapsel zunimmt. Dadurch wird ein Schneidemechanismus ausgelöst, der die eingesaugte Schleimhaut abschneidet. Die Ansaugöffnung ist so dimensioniert, daß nur eine oberflächliche Wunde entsteht. Komplikationen sind selten. Der Eingriff ist sehr zeitaufwendig.

Therapie

> Die Therapie der Zöliakie besteht in lebenslanger gliadinfreier Ernährung. Die Schleimhaut erholt sich, und die Kinder entwickeln sich dann normal.

● Kuhmilchproteinintoleranz

Sie kann ähnliche Symptome verursachen wie die Zöliakie. Dabei kommen jedoch zusätzlich blutige Durchfälle vor. Die Symptome treten schon kurze Zeit nach Kuhmilchfütterung auf. Kuhmilchintoleranz tritt bei Kindern, die älter als 2 Jahre sind, nicht auf.

Die Abgrenzung der Zöliakie zur Mukoviszidose gelingt spätestens durch die Dünndarmbiopsie.

● Andere Formen

Es gibt einige Formen der Malabsorption, die sich nur auf bestimmte Nahrungsbestandteile beziehen. Ursache sind Enzymmangel in der Darmschleimhaut, so daß bestimmte Zweifachzucker nicht gespalten werden können. Außerdem gibt es die Malabsorption von Einfachzuckern. Die isolierte Malabsorption von Vitamin B_{12} kommt vor, es entwickelt sich dabei eine Anämie ähnlich der bei Folsäuremangel. Diese Erkrankungen sind selten.

Maldigestion

Maldigestion bedeutet Störung der Verdauung bei Insuffizienz (= der Teil des Pankreas, der die Verdauungssäfte produziert). Wichtigste Ursache für eine Maldigestion im Kindesalter ist die Mukoviszidose (s. 17.6).

23.4 Chronisch-entzündliche Darmerkrankungen

Unter diesem Sammelbegriff werden Morbus Crohn und Colitis ulcerosa zusammengefaßt. Diese beiden Erkrankungen kommen vorwiegend in der industrialisierten westlichen Welt vor. Die Ursache ist letztlich nicht bekannt. Da eine familiäre Häufung offensichtlich ist, ist eine gewisse erbliche Beeinflussung anzunehmen. Auslösende Faktoren sind dann in der Umwelt zu suchen. Es wurden Nahrungsmittelzusatzstoffe und allgemein raffinierte Nahrungsstoffe als Auslöser beschuldigt, eindeutig bewiesen sind solche Zusammenhänge aber nicht.

23.4.1 Morbus Crohn (Enteritis granulomatosa Crohn)

Hierbei kann jeder Darmabschnitt vom Mund bis zum Anus befallen werden, besonders häufig tritt die Entzündung jedoch am Ende des Dünndarms (terminales Ileum) und am angrenzenden Dickdarm (Kolon) auf. (Daher rührt eine ältere Bezeichnung: Ileitis terminalis.) Die Erkrankung ist im Kindesalter 2,5mal so häufig wie die Colitis ulcerosa. Jungen und Mädchen sind gleich häufig betroffen. Die Entzündung betrifft alle Wandschichten des Darmes, es entwickeln sich typische Geschwüre.

Beginn meist um das 12. Lebensjahr mit uncharakteristischen Symptomen wie Müdigkeit, Appetitlosigkeit und Gewichtsverlust. Hinzu kommen nach einiger Zeit Bauchschmerzen, weiche, schleimhaltige, übelriechende Stühle evtl. mit Blutauflagerungen.

Zusätzlich können Fieberschübe und Gelenkentzündungen (Begleitarthritiden) auftreten.

Diagnose

Sie wird meist erst relativ spät gestellt, im Mittel 2 Jahre nach Beginn von Symptomen. Grund dafür ist, daß die Symptome fehlgedeutet werden und erst spät die letztlich beweisende Diagnostik eingeleitet wird. Diese besteht in der Endoskopie und der histologischen Untersuchung des entzündlichen Gewebes. Zwingend ist die Endoskopie des gesamten Kolons und des terminalen Ileums. Bei Oberbauchbeschwerden und Erbrechen sollte auch eine obere Endoskopie erfolgen.

Therapie

Wesentlich ist zunächst die Behebung des Mangelzustandes, der sich in der Regel bei den Kindern ergeben hat (Fehldiagnose Anorexia nervosa). Hierzu wird die Gabe von sog. Astronautenkost empfohlen. Diese ist eiweißreich und extrem schlackenarm. Darunter bilden sich oft die Ent-

zündungen wieder zurück. Medikamentös wird ebenfalls versucht, die Entzündung zur Ruhe zu bringen (Salizylazosulfapyridin, Kortison, Zytostatika). Der Gesamtverlauf ist jedoch von einem wiederkehrenden Aufflackern der Entzündungen geprägt. Da die Entzündung alle Wandschichten erfaßt, kommt es häufig zu narbigen Stenosen des Darmes und zu Fistelbildung, wenn die Entzündung in anliegendes Gewebe durchbricht.
Es gibt Fisteln zwischen 2 Darmschlingen (enteroenteral), Fisteln zwischen Darm und Blase (enterovesikal), zwischen Darm und Vagina (enterovaginal), zwischen Darm und Haut (enterocutan) und um den Anus herum (perianal).
Fisteln und Stenosen bedürfen in der Regel der chirurgischen Behandlung. Die Gefahr einer Krebsentwicklung im Bereich des Darmes ist 20- bis 100mal höher als in der übrigen Bevölkerung. Die Entzündungsaktivität verliert sich bei einem Großteil der Patienten im Alter von 40–50 Jahren.

23.4.2 Colitis ulcerosa

Dabei kommt es besonders im Bereich des Rektums und des Kolons zu Geschwürbildung, die aber auf die Schleimhaut und die schleimhautnahen Gewebe beschränkt bleibt und nicht die Muskelschichten erreicht.

Die Schleimhautentzündung reizt die Muskulatur zu einer Dauerkontraktion, die zu einer Darmverkürzung mit Verengung führen kann. Die Erkrankung tritt am häufigsten um das 11. Lebensjahr auf. Die Kinder haben häufige, wäßrige und auch blutige Durchfälle, die früh zum Arzt führen. Die Diagnose wird im Mittel nach 4 Monaten gestellt. Die Darmentleerungen sind mit krampfartigen Bauchschmerzen (Tenesmen) verbunden. Zu Appetitlosigkeit und Gewichtsverlust kommt es erst später.

Diagnose

Die Diagnose wird endoskopisch gestellt.

Therapie

Therapeutisch versucht man, die Entzündung zu unterdrücken mit Salizylazosulfapyridin, evtl. mit Kortison. Bei längerem Verlauf (kontinuierlich oder immer wiederkehrend (rekurrierend) steigt die Gefahr, daß sich auf dem Boden der Entzündung ein Dickdarmkrebs entwickelt, sehr stark an (nach mehr als 20 Jahren auf 50%). Deshalb wird dann als heilende Maßnahme die Entfernung des gesamten Dickdarmes empfohlen (Kolektomie). Dabei muß auch die Schleimhaut des Rektums vollständig entfernt werden.

23.5 Ernährungsstörungen

Die Nahrung sollte ausgewogen sein im Gehalt an Kohlenhydraten, Eiweiß, Fett, Vitaminen und Mineralstoffen. Sie sollte mengenmäßig so bemessen sein, daß sich Körpergröße und Gewicht auf derselben Perzentile entwickeln.

23.5.1 Übergewicht (Adipositas)

Liegt das Körpergewicht mehr als 20% über dem perzentilengerechten Gewicht, so liegt eine Adipositas vor.

Beispiel:

Körpergröße auf der 25er-Perzentile. Das altersentsprechende Gewicht auf der 25er-Perzentile sei 50 kg. Es liegt hier eine Adipositas vor, wenn das Körpergewicht 60 kg überschreitet.

Die Adipositas ist in der Mehrzahl der Fälle durch zu große Kalorienaufnahme bedingt, und zwar bezogen auf den Verbrauch. Es läßt sich keine absolute Obergrenze für die tägliche Kalorienaufnahme in einem bestimmten Alter oder mit einem bestimmten Gewicht angeben. Häufig spielen psychische Gründe eine Rolle.

Die körperliche Entwicklung ist oft beschleunigt, die Kinder sind eher groß (s. auch 13.8.4).

Therapie

Sie zielt auf Kalorienreduktion und ist bekanntermaßen sehr schwierig.

Eine endokrinologisch bedingte Adipositas ist eher selten, die Kinder sind dann in der Regel zu klein.

23.5.2 Unterernährung

Liegt das Gewicht mehr als 20% unter der längenentsprechenden Perzentile, so liegt eine Unterernährung vor.

Sie ist in unseren Breiten selten auf Nahrungsmangel zurückzuführen. Meist liegen chronische Erkrankungen vor, die entweder auszehrend sind, oder zu einer mangelhaften Aufnahme führen, z.B. Morbus Crohn, Colitis ulcerosa, Mukoviszidose, Herzinsuffizienz, chronische Niereninsuffizienz, bösartige (maligne) Tumoren.

23.6 Vitaminmangelkrankheiten

Mangelerscheinungen an einzelnen Nahrungsbestandteilen kommen bei uns nur im Rahmen allgemeiner Unterernährung vor.

23.6.1 Vitamin-K-Mangel

Siehe dazu 7.2.

23.6.2 Vitamin-D-Mangel/Rachitis

Vitamin D ist während des Wachstums für die ausreichende Verkalkung (Mineralisierung) der Knochen erforderlich. Es kann bei ausreichender Sonnenbestrahlung in der Haut gebildet werden. Diese ausreichende Bestrahlung ist bei uns meist nicht gegeben. Die Nahrung im ersten Lebensjahr, insbesondere Muttermilch, enthält nicht ausreichend Vitamin D. Daraus resultiert eine mangelnde Kalkeinlagerung in die Knochen, und es kommt zu einer Knochenweichheit der Rachitis.

Symptome

Sie treten meist im 3. Lebensmonat auf:
Unruhe, Schreckhaftigkeit, Mißstimmung, Schwitzen am Hinterkopf, Bewegungsarmut/Muskelhypotonie, Weichheit der Schädelknochen, die eindrückbar sind (Kraniotabes). Die Schädelknochen verhalten sich dabei wie ein Tischtennisball, den man eindrückt. Wenn man den Druck der Fingerkuppe reduziert, springt die „Delle" wieder heraus. Auftreibung der Knorpel-Knochen-Grenze (rachitischer Rosenkranz), Zahndefekte, Verbiegung der Beine, in der Regel im Sinne von O-Beinen, allgemeine Infektanfälligkeit.

Therapie

Gabe von Vitamin D (3000–5000 IE/Tag) für 1–3 Monate.
Prophylaxe anschließend wieder mit 500 IE Vitamin D/Tag.
Rachitisformen, die nicht durch Vitamin-D-Mangel bedingt sind (Vitamin-D-resistente Formen), werden dadurch auffällig, daß die Rachitis nicht 3 bis 4 Wochen nach Therapiebeginn ausheilt.

24 Erkrankungen der Leber und des Pankreas

Im Lauf der Entwicklung vom Embryo bis zum Neugeborenen übernimmt die Leber verschiedene Aufgaben. Beim Embryo ist sie v.a. Blutbildungsorgan. Mit Entwicklung des Knochenmarks geht diese Funktion zurück. Die Leber kann sich aber im späteren Leben bei Erkrankungen des Knochenmarks an diese Fähigkeit „erinnern" und wieder an der Blutbildung teilnehmen. Sie vergrößert sich dann.

In der Fetalzeit ist die Leber Bildungsstätte körpereigener Eiweiße (Albumin etc.). Ihre zentrale Rolle im Stoffwechsel übernimmt die Leber erst gegen Ende der Schwangerschaft.

Die Leber hat folgende Aufgaben:

- Bildung von Plasmaeiweißen (Gerinnungsfaktoren, Albumin, Enzyme, Komplement und viele andere),
- Aufbau und Verstoffwechselung vieler Fette,
- Abbau von Ammoniak aus dem Eiweißstoffwechsel,
- Aufbau und Abbau von Glykogen,
- Bilirubinstoffwechsel,
- Gallensäurestoffwechsel,
- Verstoffwechselung von Giften, Medikamenten, Stoffwechselendprodukten,
- Anteil des retikuloendothelialen Systems (RES; übernimmt den Abbau von abgestorbenen Zellen etc.).

Anatomie

Die Leber setzt sich aus 4 unvollständig getrennten Lappen zusammen. Die arterielle Versorgung erfolgt über die A. hepatica propria. Außerdem nimmt die Leber das Blut der Pfortader auf, die das Blut aus dem Darm heranführt. Dieses Blut ist reich an Nährstoffen, d.h. an Kohlenhydraten und Aminosäuren.

Die Fette werden über die Lymphwege abtransportiert und herznah über den Ductus thoracicus dem venösen Blut beigemischt.

Das Pfortaderblut passiert die Leber, die während der ersten Passage schon einen großen Teil der Nährstoffe verarbeitet („First-pass-effect"). Die im Körper anfallenden Stoffwechselendprodukte, Gifte oder Medikamente werden auch in der Leber umgebaut und zum großen Teil dann mit der Galle in den Darm ausgeschieden (z.B. Bilirubin).

24.1 Lebererkrankungen

Viele Lebererkrankungen gehen mit einer erhöhten Bilirubinkonzentration im Blut einher. Klinisch entsteht eine Gelbsucht (Ikterus). Diese ist häufig das erste Symptom. Man unterscheidet grundsätzlich 2 Formen des Ikterus.

- Unkonjugierter Ikterus: das Bilirubin wurde noch nicht in der Leber in die ausscheidbare Form umgebaut.
- Konjugierter Ikterus: das Bilirubin wurde in der Leber in die ausscheidbare Form umgebaut.

Unkonjugierter Ikterus

Zur Gruppe von Erkrankungen mit unkonjugierter Hyperbilirubinämie gehören z.B. die Hyperbilirubinämie des Neugeborenen (s. 7.4), sowie alle hämolytischen Anämien. Ferner gibt es einige angeborene Störungen im Bilirubinstoffwechsel, die mit unkonjugierter Hyperbilirubinämie einhergehen (z.B. Crigler-Najjar-Syndrom; Dubin-Johnson-Syndrom).

Konjugierter Ikterus

Bei den konjugierten Hyperbilirubinämien wird das unkonjugierte Bilirubin ungehindert in die Leberzellen transportiert und dort auch umgebaut. Aber aus unterschiedlichen Gründen ist die Ausscheidung über die Galle behindert. Diesen Zustand nennt man Cholestase (wörtlich: stehende Galle).

Es gibt grundsätzlich 2 mögliche Ursachen:

- Bei einigen Formen sind die Gallengänge in der Leber betroffen (intrahepatisch). So bei einigen Stoffwechselerkrankungen wie Galaktosämie oder Fruktoseintoleranz, nach Neugeborenenhepatitis, familiär erblichen Formen, toxisch-bedingt durch Arzneimittel oder auch durch parenterale Ernährung. Ein Problem ist bei allen diesen Formen die Entwicklung einer Leberzirrhose, die ins Leberversagen mündet.
- Die Abflußbehinderung liegt außerhalb der Leber. Es kann sich um eine angeborene Gallengangsatresie handeln, Gallengangzerreißung, Steinverschluß oder Kompression von außen. Hier sind die therapeutischen Möglichkeiten in der Regel besser als bei den intrahepatischen Formen, da man operieren kann.

Die Virushepatitis

Der Begriff „Virushepatitis" ist ein Sammelbegriff, unter dem sich sehr viele verschiedene Erkrankungen subsummieren. So die durch Hepatitisviren hervorgerufenen Formen, aber auch die Non-A-non-B-Hepatitis, die Hepatitis bei Mononukleose und bei Zytomegalie.

24.1.1 Hepatitis A

Inkubationszeit 2–6 Wochen. Die Infektion erfolgt oral. Infizierte scheiden das Virus 2 Wochen vor und bis zu 3 Wochen nach Auftreten des Ikterus mit dem Stuhl aus.

Symptome

Die Vorkrankheit (Prodromi) geht mit Müdigkeit, evtl. Erbrechen, auch Durchfall, Leib- und Gliederschmerzen einher.

Die Hauptkrankheit beginnt 3–4 Tage später mit dem Ikterus. Der Ikterus ist intrahepatisch bedingt. Der Stuhl wird hell bis farblos und fettig. Der Urin wird dunkel. Mitunter bestehen Schmerzen im rechten Oberbauch. Dauer der Erkrankung 2–6 Wochen.

Diagnose

Die Diagnose ergibt sich aus der Klinik, der Untersuchung der Transaminasen und der speziellen Hepatitisserologie.

Therapie

Es gibt keine spezifische Therapie. Wichtig sind hygienische Maßnahmen während der Zeit, in der das Virus mit dem Stuhl ausgeschieden wird. Das Blut ist in der Regel nicht infektiös (nur sehr kurzdauernde Virämie). Die Erkrankung heilt in der Regel folgenlos aus.

Prophylaxe

Neuerdings ist eine aktive Impfung möglich, die vor einer Reise in tropische Länder durchgeführt werden sollte. Die ebenfalls mögliche passive Immunisierung (γ-Globulin) bietet nur kurzfristigen Schutz.

24.1.2 Hepatitis B

Das klinische Bild der Erkrankung ist dem der Hepatitis A sehr ähnlich. Der wesentliche Unterschied liegt im Verhalten des Virus im Verlauf der Infektion.

Die Übertragung erfolgt in der Regel parenteral, vorwiegend über das Blut. Das Virus ist sehr lange im Blut der Infizierten nachweisbar, das Blut ist hochinfektiös, schon kleinste Mengen reichen aus, um die Infektion zu übertragen.

Wenngleich das Virus direkt ins Blut gelangt, ist die Inkubationszeit wesentlich länger als bei der Hepatitis A, sie beträgt 45–180 Tage.

Problematisch ist die Erkrankung deshalb, weil es zu einem chronischen Verlauf kommen kann. Ist die Erkrankung nach 3–4 Monaten nicht abgeheilt, dann ist mit einem chronischen Verlauf zu rechnen.

Bei der chronischen Form unterscheidet man die chronisch-persistierende (bestehen bleibende) und die chronisch-aggressive Hepatitis.

Chronisch-persistierende Hepatitis

Hier ist die Leber anhaltend entzündet (Leberwerte erhöht), aber es kommt wohl nicht zu einem fortschreitenden Untergang von Lebergewebe mit nachfolgender Zirrhose.

Chronisch-aggressive Hepatitis

Die chronisch-aggressive Hepatitis kann in eine Leberzirrhose übergehen. Die Erkrankten können ansteckend sein.

Prophylaxe

Wichtig ist für alle Gefährdeten die Vorbeugung: Zum einen durch Vorsicht im Umgang mit Blut und Nadeln, ganz wesentlich aber auch durch die Impfung. Geimpft wird 3mal (i.m.). Der Abstand der Folgeinjektionen beträgt 1 und 6 Monate zur ersten Injektion.

Wird bei Nachweis einer Hepatitis kein auslösendes Virus gefunden, so spricht man von einer „Non-A-non-B-Hepatitis". Also einer Hepatitis, die nicht durch das A-Virus oder das B-Virus verursacht wird. Seit kurzer Zeit hat man aus dieser Gruppe noch die Hepatitis C isoliert. Die Erkrankungen verlaufen sehr unterschiedlich, auch die Übertragungswege sind nicht einheitlich.

Sie haben besonders in der Transfusionsmedizin Bedeutung.

Therapie

> In der Regel keine spezifische Therapie. Bei chronisch-aggressiver Hepatitis ist die Interferonbehandlung in Erprobung.

24.2 Pankreatitis

Die Entzündung der Bauchspeicheldrüse ist recht selten: etwa 1 : 10000 Kinder. Ursachen sind Verletzungen, Medikamente und Infektionen.

Symptome

Die Symptome sind unspezifisch, im Vordergrund stehen Bauchschmerzen, die in der Regel im Oberbauch oder um den Nabel herum lokalisiert sind. Die Schmerzen werden durch Nahrungsaufnahme verstärkt. Erbrechen tritt spontan auf und nimmt bei oraler Nahrungs- und Flüssigkeitszufuhr zu.

Diagnose

Die Diagnose wird bei Verdacht sonographisch und durch Laborbefunde gestellt. Lipase **und** Amylase sind dann im Blut erhöht.

Therapie

- Wichtig ist die absolute Nahrungskarenz; evtl. sollte eine Magenablaufsonde gelegt werden.
- Parenterale Ernährung bis zur Normalisierung der Laborwerte.
- Antibiotische Therapie zur Vermeidung einer in das Pankreas aufsteigenden Infektion.

Zur Schmerzbekämpfung dürfen keine Morphinderivate eingesetzt werden, da diese den Schließmuskel an der Mündung des Ausführungsganges in den Darm verengen. Die akute Pankreatitis führt bei Kindern in ca. 30 % der Fälle zum Tode. Die Überlebenden haben unterschiedlich große Defekte am Organ.
Bei Mumps kommt es häufiger zu einer begleitenden Pankreatitis, die aber immer ohne Probleme ausheilt.

25 Flüssigkeitstherapie und parenterale Ernährung

25.1 Flüssigkeitstherapie

Flüssigkeitstherapie über einen venösen Zugang ist im Kindesalter in vielen Notfallsituationen erforderlich. Je kleiner die Kinder sind, desto anfälliger sind sie für Flüssigkeitsverluste, und um so eher entsteht bei ihnen ein Defizit, die sog. Exsikkose oder Dehydratation (Tabelle 8).

Tabelle 8. Basisbedarf an Wasser und Elektrolyten

	Säuglinge	Kleinkinder	Schulkinder
Wasser [ml/kg KG/Tag]	120–140	80–100	50–70
Natrium [mmol/kg KG/Tag]	3	3	3
Chlorid [mmol/kg KG/Tag]	3	3	3
Kalium [mmol/kg KG/Tag]	2	2	2

Isolierte Wasserverluste sind selten. In der Regel gehen auch die im Wasser gelösten Salze verloren. Dabei können sich 3 Situationen ergeben:

- *Isotone Dehydratation:* Dabei enthält die im Körper verbleibende Flüssigkeit normale Salzkonzentrationen.

- *Hypotone Dehydratation:* Der Salzverlust war relativ größer als der Wasserverlust. Die im Körper verbleibende Flüssigkeit enthält weniger Salze.

- *Hypertone Dehydratation:* Der Wasserverlust war größer als der Salzverlust. Die im Körper verbleibende Flüssigkeit enthält mehr Salze.

Parallel zu den Wasser- und Elektrolytverlusten kommt es auch häufig zu Störungen im Säure-Basen-Haushalt.

Beispiele für Erkrankungen, bei denen eine Exsikkose entstehen kann, sind:

- jeder hochfieberhafte Infekt,
- Brechdurchfall,
- Diabetes mellitus.

Prinzipien der Flüssigkeitstherapie

Grundsätzlich unterscheidet man zwischen der leichten Exsikkose, die nicht mit stärkerem Erbrechen oder Bewußtseinstrübung einhergeht, und der mittelschweren bis schweren Exsikkose (s. 23.3.1). Die leichte Exsikkose läßt sich in der Regel oral mit einer Glukose-Salz-Lösung (z.B. Oral-Pädon; GES 60) beherrschen. Die beiden anderen Formen müssen parenteral substituiert werden.

Die Infusionstherapie soll:

- das bestehende Wasserdefizit ausgleichen,
- einen eventuellen Schockzustand beheben,
- den Wasserbedarf decken,
- Verschiebungen im Elektrolythaushalt ausgleichen,
- den Elektrolytbedarf decken,
- Verschiebungen im Säure-Basen-Haushalt ausgleichen.

Das Wasserdefizit wird aus dem Gewichtsverlust (wenn bekannt) errechnet oder klinisch geschätzt (Hautspannung = Turgor) (s. 23.12.1). Gemäß dem Basisbedarf pro kg KG (s. Tabelle 6) errechnet sich die basale Tagesmenge an Flüssigkeit. Zusätzlich gibt man das Defizit über 24–48 h.
Je nach Art der Dehydratation wählt man die Infusionslösung aus. Mit einer isotonen Lösung wie z.B. Sterofundin oder Ringer-Laktat liegt man am Anfang bei unbekannten Serumelektrolyten immer gut. Bei der weiteren Therapie sind Lösungen mit reduzierter Elektrolytkonzentration, wie Sterofundin HG 5 oder Sterofundin BG 5 angezeigt. Das sind sog. Halb- oder Drittelelektrolytlösungen. Sie enthalten zusätzlich verwertbare Kohlenhydrate, in der Kinderheilkunde (von seltenen Ausnahmen abgesehen) grundsätzlich nur Glukose!!
Sorbit und Fruktose dürfen in Infusionslösungen für Kinder nicht vorhanden sein, da man nie weiß, wenn man das Kind nicht kennt, ob es evtl. eine Fruktoseintoleranz hat. Bei dieser Stoffwechselstörung führt die Infusion dieser Stoffe zu schweren Unterzuckerungen (Hypoglykämien) (s. auch 30.2.2).
Der Vorteil dieser Lösungen ist, daß man relativ viel „freies Wasser" (d.h. ohne adäquate Elektrolytmenge) anbieten kann. Der Elektrolytanteil unterscheidet sich bei den Lösungen z.T. erheblich. So enthält beispielsweise Sterofundin HG5 als wesentlichen Unterschied zum Sterofundin BG5 deutlich weniger Kalium. Es wird deshalb zu Beginn einer Dehydratationsbehandlung Sterofundin HG5 mit (wenig Kalium) eingesetzt, um eine Überladung mit Kalium zu verhindern, solange die Kinder aufgrund ihrer Dehydratation noch keinen Urin produzieren und somit die Niere zur Kaliumregulation ausfällt. Setzt die Diurese ein, so muß mehr Kalium angeboten werden, es wird auf Sterofundin BG5 umgesetzt. Befinden sich die Elektrolyte außerhalb des Normbereiches, so

> müssen sie in der Infusion entsprechend gesteigert oder vermindert werden. Dabei ist wesentlich, daß der Ausgleich langsam (!!) erfolgt, damit es auch zu einem schonenden Ausgleich zwischen Blut und Zellen kommt.
> Bei einer metabolischen Azidose wird mit Natriumbikarbonat gepuffert, wenn die Basenabweichung mehr als −10 mmol/l beträgt. Die Dosis ist gewichtsbezogen, man gleicht aber nur etwa $^2/_3$ der Abweichung aus.
> Kontrollen: BGA + Elektrolyte, Häufigkeit in Abhängigkeit von der Schwere der Entgleisung, anfangs meist stündlich. Gewicht, Blutdruck, Temperatur, Puls, Atmung, Urinausscheidung.
> In Abhängigkeit von der Klinik und den Laborwerten kann nach 36–48 h wieder mit oraler Ernährung begonnen werden. Parallel dazu erfolgt schrittweise die Verringerung der Infusionsmenge.

25.2 Parenterale Ernährung

Bei der Behandlung der Exsikkose liegt das Hauptaugenmerk auf der Substitution von Wasser und Elektrolyten. Die parenterale Ernährung dagegen kommt dann zur Anwendung, wenn über längere Zeit die Versorgung mit allen lebensnotwendigen Stoffen *parenteral,* d.h. *am Darm vorbei,* erfolgen muß. Der Kalorienbedarf liegt bei parenteraler Ernährung niedriger als bei oraler Ernährung, weil die Verdauungsarbeit entfällt (normaler Verbrauch für die Verdauung etwa 30% der Nahrungsenergie) und weil die Patienten in der Regel recht immobil sind.

Die parenterale Ernährung muß den Bedarf decken von:
Wasser, Elektrolyten/Mineralsalzen, Kohlenhydraten, Aminosäuren, Fetten, Vitaminen, Spurenelementen. Der Kalorienbedarf wird zu 40–60% aus Kohlenhydraten, zu 30–50% aus Fetten und zu 10–15% aus Aminosäuren gedeckt. Eine Zufuhr von bis zu 335 kJ/kg KG/Tag kann meist über periphere venöse Zugänge erfolgen. Bei höherem Bedarf muß ein zentraler Zugang gewählt werden. Man kann von Beginn an die bedarfsgerechte Flüssigkeitsmenge verabreichen, muß aber die Nährstoffe schrittweise in ihrer Konzentration steigern. Man beginnt mit Glukose, die langsam in ihrer Konzentration gesteigert wird, führt dann Aminosäuren und zuletzt Fette ein. Vitamine und Spurenelemente müssen erst dann gegeben werden, wenn die Behandlung länger als 1 Woche dauert (Tabelle 9).

Die Fette werden als Emulsionen gegeben und müssen, damit es nicht zu einer Entmischung kommt, patientennah im Nebenschluß infundiert werden.

Tabelle 9. Bedarf bei kompletter parenteraler Ernährung

Alter	Flüssigkeit [ml/kg KG/Tag]	Energiegehalt [kJ/kg KG/Tag]
Neugeborene/Frühgeborene	50–180	293–586
0–1 Jahre	100–180	377–502
1–7 Jahre	80–100	314–377
7–12 Jahre	60– 90	251–314
12–16 Jahre	50– 70	168–251

Kontrollen

Bei längerfristiger vollparenteraler Ernährung müssen regelmäßig Laborkontrollen erfolgen. Die Gewichts- und die Skelettentwicklung (Rachitis) müssen überwacht werden.

Die Beendigung der parenteralen Ernährung muß parallel zum Kostaufbau in Abhängigkeit von der Dauer langsam erfolgen, denn der Darm muß sich erst wieder an seine Funktion gewöhnen; es können Übelkeit, Erbrechen, Durchfälle usw. auftreten, auch der Stoffwechsel muß sich vollständig umstellen.

Komplikationen der parenteralen Ernährung

Mechanische Komplikationen: Venenentzündungen, Thrombosen,
Metabolische Komplikationen: Leberfunktionsstörungen, Rachitis,
Infektiöse Komplikationen: lokale Infektionen der Einstichstellen, Sepsis.

26 Infektionskrankheiten

Infektionskrankheiten sind durch bestimmte Erreger ausgelöste Erkrankungen. Die Erreger sind meist Mikroorganismen, aber auch Würmer. Wesentliches Merkmal der Erkrankungen ist, daß sie von einem Organismus auf den anderen übertragbar, also ansteckend sind.

26.1 Mikroorganismen

Als Mikroorganismen kommen vor:
- Bakterien,
- Viren,
- Pilze,
- Protozoen (sog. Urtierchen),
- Würmer (Erkrankungen durch Würmer spielen eine Sonderrolle, werden aber auch miterfaßt).

Am häufigsten sind Erkrankungen, die durch Bakterien und Viren verursacht werden. Zunächst werden wesentliche Merkmale dieser Erreger beschrieben.

26.1.1 Bakterien

Bakterien sind unterschiedlich große Organismen, die v.a. nach Form und Färbeverhalten eingeteilt werden. Die Größe schwankt zwischen 0,5 und 5 μm. (Ein Erythrozyt ist im Vergleich dazu etwa 7 μm groß.)

Nach der *Form* unterscheidet man:
- Stäbchenbakterien (z.B. Eschericha coli),
- Kugelbakterien (z.B. Staphylokokken),
- Schraubenbakterien (z.B. Treponema pallidum, Erreger der Syphilis).

In Abb. 24 sind die verschiedenen Bakterien schematisch dargestellt.

Die Einteilung nach dem *Färbeverhalten* bezieht sich auf die sog. Gram-Färbung. Ist ein Keim nach der Färbung mit dieser Methode violett, so nennt man ihn „grampositiv", d.h. er nimmt den violetten Farbstoff an. Ist er rosa

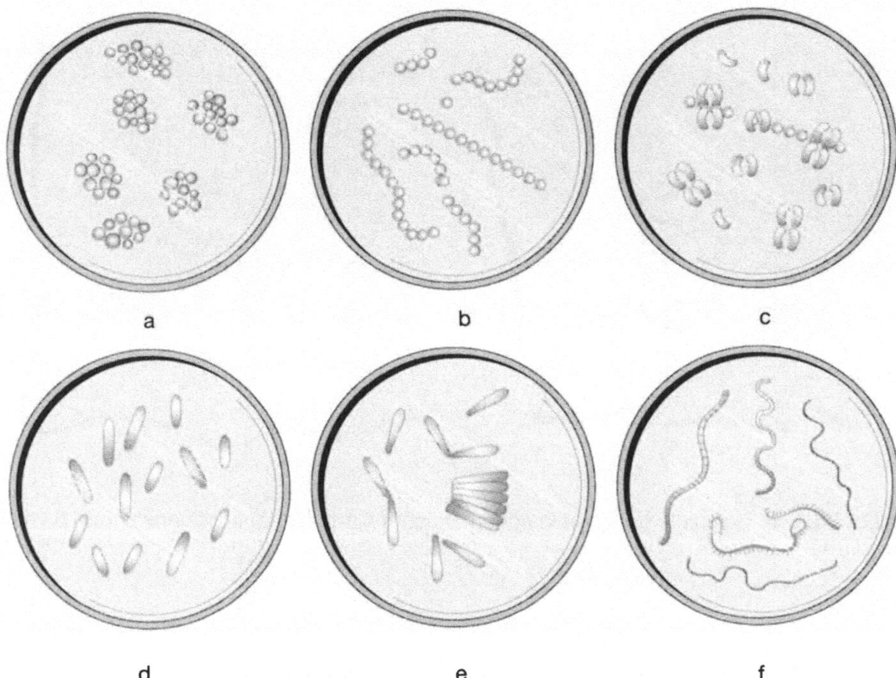

Abb. 24 a–f. Verschiedene Bakterien in schematischer Darstellung. **a** Staphylokokken, **b** Streptokokken, **c** Diplokokken, z.B. Meningokokken, **d** Stäbchenbakterien, z.B. Escherichia coli, **e** keulenförmige Stäbchenbakterien, **f** Spirochäten

gefärbt, so nennt man ihn „gramnegativ" d.h. er nimmt den violetten Farbstoff nicht an.

Bakterien haben einen eigenen Stoffwechsel, der zu dem des Wirtsorganismus in der Regel sehr unterschiedlich ist. Sie lassen sich auf Nährböden züchten.

26.1.2 Viren

Viren sind die kleinsten Mikroorganismen, ihre Größe beträgt 0,01–0,5 µm. Sie lassen sich nur elektronenmikroskopisch direkt darstellen.

Sie werden nach der Form, v.a. aber nach der Art der Nukleinsäure, auf der ihre Information enthalten ist, differenziert. Es gibt somit RNS- und DNS-Viren.

Viren haben keinen eigenen Stoffwechsel, d.h. sie benötigen zur Vermehrung den Stoffwechsel einer Wirtszelle.

Viren sind sehr spezialisiert, d.h. jedes Virus benötigt eine ganz bestimmte Zellart (Hepatitisviren > Leberzellen, Schnupfenviren > Zellen der Schleimhäute des Atemtraktes usw.)

Viren lassen sich nur auf Zellkulturen vermehren, die Verfahren sind sehr aufwendig. Abbildung 25 zeigt Beispiele verschiedener Viren.

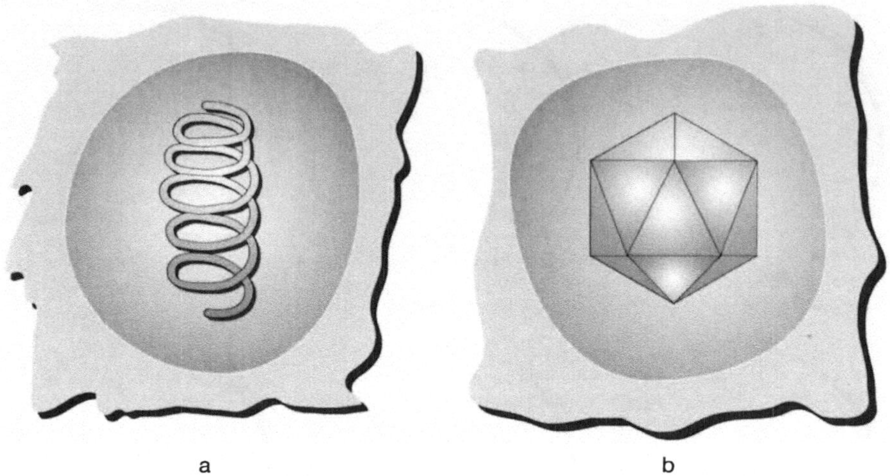

Abb. 25 a, b. Beispiele für Viren in schematischer Darstellung. **a** Influenzavirus, **b** Herpesvirus

26.2 Abwehrmechanismen des Organismus

26.2.1 Unspezifische Mechanismen

Es gibt zunächst eine ganze Reihe mechanischer Barrieren, die verhindern, daß Erreger von Krankheiten in den Organismus eindringen können:

Haut, Säureschutzmantel der Haut, Flimmerepithel der Atemwege, Bakterienbesiedlung der Schleimhäute, Hustenreflex, Säure im Magen, Spülwirkung von Schleimen, Spülwirkung des Urins.

Neben diesen wichtigen, sehr unspezifischen Mechanismen kommt natürlich noch das eigentliche Immunsystem zum Tragen.

26.2.2 Immunsystem

Es werden 4 Bereiche unterschieden (s. auch Kap. 28):

Unspezifische humorale Abwehr (d.h. nicht an Zellen gebunden)

Zu diesem Bereich gehören das Komplementsystem, Properdin, Lysozym und Interferone. Das sind grundsätzlich Stoffe, die in der Lage sind, die Vermehrung von Erregern zu behindern oder zumindest dabei zu helfen oder Erreger zu vernichten. Diese Mechanismen sind nicht gegen bestimmte Erreger gerichtet.

Unspezifische zelluläre Abwehr

Hier sind die Freßzellen (Phagozyten) beteiligt. Man unterscheidet Mikrophagen (neutrophile Granulozyten) und Makrophagen (Monozyten und Histiozyten, das sind Freßzellen im Gewebe).

Spezifische humorale Abwehr

Hier wirken Antikörper gegen einen bestimmten Erreger. Sie werden von den Plasmazellen gebildet. Diese entstehen aus den B-Lymphozyten nach Stimulation.

Man unterscheidet Immunglobuline der Gruppen A, M, G und E:

- IgA ist auf den Schleimhäuten aktiv.
- IgM tritt als sog. Frühantikörper bei Infektionen auf. Der Nachweis von IgM beweist die frische Infektion.
- IgG sind die entsprechenden Spätantikörper. Sie machen die Immunität aus. Sie sind als einzige Antikörpergruppe klein genug, um die Plazenta zu passieren und zum Kind überzutreten. Sie sind für den sog. Nestschutz verantwortlich, d.h. sie schützen den Säugling in der Zeit nach der Geburt gegen viele Krankheiten, gegen die die Mutter immun ist.
- IgE spielen ein Rolle bei Allergien.

Spezifische zelluläre Abwehr

Für diese Abwehr sind die T-Lymphozyten verantwortlich. Sie wirken gegen bestimmte Erreger oder Fremdstoffe und spielen eine Rolle bei der Abwehr der Tuberkulose, bei Organabstoßung und Allergien.

26.3 Übertragungswege

Wichtig für die Übertragung bestimmter Infektionskrankheiten ist das Vorkommen gesunder Keimträger, also Personen, die Erreger beherbergen, ohne ihnen die Chance zu geben, sie krank zu machen. Diese Personen scheiden die Erreger aus und infizieren andere Menschen, z.B. bei Kinderlähmung, Keuchhusten und Diphtherie.

Hat sich ein Patient von einer Erkrankung erholt und scheidet als Gesunder 10 Wochen nach der Infektion immer noch die Erreger aus, so nennt man ihn einen Dauerausscheider. Das ist besonders bei Salmonellen relevant.

Ein Inkubationskeimträger ist ein Infizierter, der noch nicht krank ist, aber die Keime schon weiterträgt und andere damit infiziert.

26.3.1 Schmierinfektion

Sie erfolgt direkt oder indirekt durch „verschmiertes" Material, meist über die Hände.

26.3.2 Übertragung durch infizierte Nahrungsmittel einschließlich Trinkwasser

Heute noch relevant sind Erkrankungen durch Salmonellen.

Die Übertragung von Bandwürmern und Trichinen wird durch die Fleischbeschau weitgehend verhindert. Infektionen durch Rinderbandwurm kommen jedoch vor, da der Befall des Fleisches oft nur gering ist und bei der Untersuchung mitunter nicht bemerkt wird.

Übertragung von Wurmkrankheiten durch kopfgedüngtes Gemüse sollte heute nicht mehr vorkommen.

26.3.3 Kontaktinfektion

Sie erfolgt durch körperlichen Kontakt, z.B. bei Geschlechtskrankheiten.

26.3.4 Tröpfcheninfektion

Dabei werden erregerhaltige Tröpfchen von Körperflüssigkeiten übertragen:
- direkt durch Anhusten oder Niesen; es können Entfernungen von 1–2 m überbrückt werden;
- indirekt, wenn keimhaltige Tröpfchen so klein sind, daß sie sich längere Zeit in der Luft halten können und dann eingeatmet werden.

26.3.5 Fliegende Infektion

Die Übertragung über größere Entfernungen mit der Luft (Wind, daher auch Windpocken), Vorkommen bei Windpocken, Masern, Grippe.

26.3.6 Staubinfektion

Staub kann z.B. durch niederfallende erregerhaltige Tröpfchen mit Erregern beladen sein. Wird der Staub dann aufgewirbelt und eingeatmet, so kann eine Infektion entstehen.

26.3.7 Inokulation

Infektion durch Einbringung infizierten Materials in den Körper, z.B. Wunden (Tetanus). Weitere Beispiele: Verletzung mit infizierten Nadeln, Bluttransfusion, Gabe von Blutbestandteilen.

26.3.8 Vertikale Übertragung

Hier handelt es sich um die Infektion eines noch ungeborenen Kindes, wobei die Infektion unter der Geburt (perinatal) eingeschlossen ist.

Beispiele:
Toxoplasmose, Lues, Hepatitis B, HIV.

26.3.9 Übertragung durch Tiere

Es gibt viele verschiedene Erkrankungen, bei denen dieser Übertragungsweg vorkommt.

Beispiele sind Malaria, Schlafkrankheit etc. In Mitteleuropa sind eigentlich nur die Tollwut und Erkrankungen, die durch Zeckenbiß übertragen werden, (Frühsommermeningoenzephalitis (FSME) und die Borreliose), relevant.

26.4 Krankheiten durch Staphylokokken und Streptokokken

Diese Erkrankungen werden auch in 8.2.4 und 27.3 abgehandelt.

Beide Erregerklassen gehören zu den Kugelbakterien (Kokken). Sie werden nach ihrer Anlagerungsform eingeteilt in Staphylokokken, die weinrebenartige Haufen bilden („Haufenkokken") und in Streptokokken, die sich zu Ketten aneinanderlagern.

Streptokokken und Staphylokokken sind häufige Erreger eitriger Infektionen, besonders der Haut. Sie kommen in der normalen Hautflora vor. Eine Erkrankung verursachen sie dann, wenn ihnen eine Eintrittspforte geboten wird. Besonders Staphylokokken spielen eine große Rolle bei Hospitalinfektionen, sog. Nosokomialinfektionen.

26.4.1 Erkrankungen durch Staphylokokken
(s. auch Kap. 8 und 27)

■ Typisches Erscheinungsbild einer Staphylokokkeninfektion ist der Abszeß.

Dabei bildet sich im Gewebe eine eitergefüllte Höhle, die recht gut gegen die Umgebung abgegrenzt ist. Staphylokokken bilden keine Enzyme, die ihnen die Möglichkeit geben, Bindegewebe aufzulösen, um so diffus in das Gewebe einzudringen. Es ist aber möglich, daß ein Abszeß Anschluß an ein Blutgefäß findet und sich daraus eine Sepsis oder aber eine Absiedelung in einem anderen Organ ergibt (z.B. Osteomyelitis). Abszesse neigen dazu, nach außen, also zur Hautoberfläche, durchzubrechen. Allgemeinreaktionen und deutliche Veränderungen bei den Laborparametern fehlen oft. Abszesse sind in allen Körperregionen möglich.

Therapie

■ Meist ist eine chirurgische Eröffnung des Abszesses erforderlich.

Staphylodermie

Bei Neugeborenen spielt die Staphylodermie eine Rolle. Dabei bilden sich sehr oberflächlich gelegene eitergefüllte Blasen.

Da das Abwehrsystem dieser Kinder noch unreif ist, kann sich daraus leicht durch Verschleppung eine Sepsis, eine Osteomyelitis oder eine Pneumonie ergeben.

Therapie

Antibiotikatherapie ist erforderlich.

Impetigo contagiosa

Bei der Impetigo contagiosa bilden sich auf gerötetem Grund goldgelbe Krusten. Diese Herde können am gesamten Körper vorkommen, meist findet man sie aber im Gesicht.

Teilweise werden bei der Impetigo contagiosa auch Streptokokken nachgewiesen.

Therapie

Die Therapie erfolgt antibiotisch und lokal-antiseptisch (z.B. Bäder oder Umschläge mit Braunol).

26.4.2 Erkrankungen durch Streptokokken

▪ Typische Erscheinung einer Streptokokkeninfektion ist die Phlegmone.

Da die Streptokokken Enzyme bilden können, die Bindegewebestrukturen auflösen, hat der Organismus oft nicht die Chance, die Infektion auf den Ort zu begrenzen. Sie breitet sich diffus im Gewebe aus und läßt sich klinisch nicht eindeutig abgrenzen.

Der infizierte Bereich ist diffus geschwollen, schmerzhaft und gerötet. Die Patienten haben in der Regel Fieber und sind allgemein krank, die Entzündungsparameter sind erhöht.

Von den vielen Erkrankungen durch Streptokokken werden 2 hier besonders hervorgehoben:
- Erysipel und
- Scharlach.

Erysipel (Wundrose)

Das ist eine Infektion der Haut und des Unterhautfettgewebes mit A-Streptokokken.

Die Erreger dringen durch meist unscheinbare Verletzungen in die Haut ein. Nach wenigen Stunden bis zu 5 Tagen bricht die Erkrankung aus.

Symptome

Es kommt zu einer rasch fortschreitenden Schwellung und Rötung der Haut. Diese Rötung ist gegenüber der gesunden Haut durch einen zackigen Rand begrenzt. Die Patienten haben Fieber und Schmerzen.

Unbehandelt können sich eine Sepsis oder Lymphknotenabszesse im Abflußgebiet ergeben (z.B. in der Leistenbeuge). Die Erkrankung ist ansteckend.

Therapie

Sie wird antibiotisch (zumindest am Anfang parenteral i.v.) mit Penizillin oder einem ähnlich wirksamen Medikament durchgeführt.

Scharlach

Diese „Kinderkrankheit" wird durch A-Streptokokken unterschiedlicher Art hervorgerufen. Meist ist die Eintrittspforte der Rachenraum, es gibt aber auch die Möglichkeit, daß es sich bei dem primären Erscheinungsbild um ein Erysipel oder eine Nabelphlegmone handelt.

Als Scharlach wird die Erkrankung bezeichnet, wenn es zu den typischen Erscheinungen an der Haut kommt. Dafür sind bestimmte Enzyme (erythrogene Toxine > erythrogen = rotmachend, hier die Haut) verantwortlich. Gegen Streptolysin bildet der Körper Antikörper, die sich nachweisen lassen (ASL). Die Erreger werden häufig im Rachen Gesunder angetroffen (5–20%), sind wegen der meist geringen Keimzahl aber nicht ansteckend (in der Regel). Die Übertragung erfolgt durch Tröpfchen- oder direkte und indirekte Schmierinfektion von Erkrankten.

Symptome

Nach einer Inkubationszeit von 1–8 Tagen (meist 2–4 Tage) tritt die Vorkrankheit auf (Prodromalstadium) mit Fieber, Entzündung der Gaumenmandeln (Tonsillitis), Schluckbeschwerden und auch Erbrechen. Nach weiteren 1–2 Tagen tritt die Hauptkrankheit mit einem feinfleckigen, dichtstehenden, hellroten Exanthem auf. Dieses betrifft den Stamm mit Betonung der Achseln und der Leistenbeugen und das Gesicht mit Aussparung des Mundes. Arme und Beine werden nicht wesentlich betroffen. Der Rachen ist stark gerötet, man sieht evtl. schmierig-eitrige Beläge. Die Zunge ist grauweißlich belegt. Dieser Belag löst sich nach 6–7 Tagen, und es kommt die typische Himbeerzunge zum Vorschein. Die Lymphknoten in den Kieferwinkeln sind geschwollen.

Nach 1–2 Wochen schuppt sich die Haut in großen Lamellen ab, besonders ausgeprägt an Händen und Füßen.

Streptokokkenerkrankungen kann man mehrfach durchmachen. Das typische Bild eines Scharlachs wiederholt sich aber in der Regel nicht, da gegen die Toxine, die die Hauterscheinungen auslösen, Antikörper gebildet werden. Besondere Verlaufsformen sind der toxische und der septische Scharlach:
- Beim *toxischen Scharlach* kommt es zu einer ausgeprägten Kreislaufreaktion mit Schock; dieser kann tödlich verlaufen.
- Beim *septischen Scharlach* dringen die Streptokokken selbst (und nicht nur ihre Stoffwechselprodukte/Toxine) in die Blutbahn ein und verursachen ein schweres allgemeines Krankheitsbild, das ebenfalls tödlich enden kann.

Therapie

Die Therapie erfolgt antibiotisch, in der Regel oral mit Penizillin oder einem Cephalosporin über 10 Tage. Ab dem 3. Tag ist nicht mehr mit einer Ansteckungsfähigkeit zu rechnen.

Gefürchtet war und ist der Scharlach wegen seiner *Folgekrankheiten:* dem rheumatischen Fieber und der Poststreptokokkenglomerulonephritis.

Rheumatisches Fieber

Das rheumatische Fieber ist eine entzündliche Erkrankung des Bindegewebes, die auf noch nicht vollständig geklärte Weise durch Streptokokkeninfektionen (ganz bestimmte A-Streptokokken) ausgelöst wird und mit einer Latenz von etwa 2–5 Wochen zur Hauptkrankheit auftritt.

Die entzündlichen Reaktionen betreffen v.a. die Gelenke und das Herz, seltener auch das Gehirn.

Durch die verbreitete Antibiotikatherapie bei Streptokokkeninfektionen ist diese Folgekrankheit recht selten geworden. Es ist aber seit Ende der 80er Jahre wieder eine gewisse Zunahme zu verzeichnen. Diese Komplikation tritt selbst bei ausreichend antibiotisch Behandelten auf.

Symptome

Nach einem Streptokokkeninfekt, der nicht unbedingt bemerkt werden muß, so daß ein Zusammenhang damit evtl. nicht augenfällig ist, tritt akut Fieber zwischen 39 und 40 °C auf. Zeitgleich kommt es bei 50–80% der Kinder zu einem Gelenkbefall unterschiedlicher Schweregrade. Es werden meist die großen Gelenke betroffen. Diese Gelenkentzündungen heilen aber auch unbehandelt folgenlos aus.

Folgenschwerer, aber meist weniger dramatisch beginnend, ist die Herzbeteiligung. Dabei können alle Anteile befallen werden, aber überwiegend kommt es zu einer Entzündung des Muskels und der Herzinnenhaut (Endokard).

Symptome einer Myokarditis: Tachykardie, Arrhythmie, Herzvergrößerung mit Herzinsuffizienz. Bei Befall der Herzinnenhaut kommt es zu einer Schädigung der Klappen, aus der sich durch Narbenbildung dann meist eine Stenose der Klappe ergibt.

Die Beteiligung des Gehirns zeigt sich in der sog. Chorea minor, die etwa 2–3 Monate nach dem Infekt auftritt. Die Kinder sind dabei allgemein schwach und zeigen Koordinationsstörungen mit überschießend ausfahrenden Bewegungen. Ohne besondere Behandlung heilt diese Erkrankung nach Wochen bis Monaten aus.

Hauterscheinungen sind selten, sie bestehen in ring- oder girlandenförmiger Rötung (Erythem), besonders am Rumpf.

Diagnose

Die Diagnose ergibt sich aus dem klinischen Bild. Häufig kann ein noch bestehender Streptokokkeninfekt nachgewiesen werden. Die Entzündungsparameter sind erhöht.

Therapie

Strenge Bettruhe, solange der Verdacht auf eine Herzbeteiligung und ausgeprägte Gelenkbeschwerden bestehen. Behandlung mit Penizillin zur Beseitigung evtl. noch vorhandener Streptokokken. Entzündungshemmung mit Aspirin und Kortison.

Die Erkrankung kann immer wieder durch neue Streptokokkeninfekte ausgelöst werden. Je häufiger sie auftritt, um so wahrscheinlicher wird die Herzbeteiligung, beim 2. Rezidiv schon 100%. Diese ist die lebensbedrohliche Komponente der Erkrankung. („Das rheumatische Fieber beleckt die Gelenke und das Gehirn, aber es beißt das Herz.")

Prophylaxe

Vorrangig ist die Vermeidung von Rezidiven, und zwar durch eine Dauerbehandlung mit Penizillin über Jahre, evtl. lebenslang, wenn z.B. eine schwere Herzbeteiligung bestand.

Die Poststreptokokkenglomerulonephritis wird in 22.5.1 beschrieben.

26.5 Sepsis

Bei einer Sepsis (der Volksmund sagt auch Blutvergiftung) werden dauernd oder in Schüben, von einem Herd ausgehend, Bakterien ins Blut eingeschwemmt.

Ursache kann jeder Abszeß sein. Auch bei anderen Infektionen (z.B. Erysipel oder Scharlach) kann eine Sepsis entstehen, oder auch durch einen zentral liegenden Venenkatheter.

Kurzfristiges Einschwemmen von Bakterien in die Blutbahn kommt häufig vor, man nennt das eine Bakteriämie. Die Abwehrmechanismen kommen damit gut zurecht, man spricht noch nicht von einer Sepsis.

Erst wenn die Keimzahl zu hoch wird, reagiert der Organismus mit dem Erkrankungsbild der Sepsis.

Symptome

- Schweres Krankheitsgefühl,
- Schüttelfrost,
- Fieber (kann bei kleinen Kindern fehlen),
- Kopfschmerzen,
- Schock,
- Vergrößerung von Milz und Leber,
- Exantheme,
- Hautblutungen (besonders bei Meningokokkensepsis).

Diagnose

Die Diagnose ergibt sich aus dem klinischen Bild, den stark erhöhten Entzündungsparametern und aus Blutkulturen. Blutkulturen sollen im Fieberanstieg abgenommen werden, sie beweisen die Diagnose (bei richtiger Blutentnahmetechnik), schließen aber eine Sepsis nicht aus, wenn sie negativ sind und alles andere dafür spricht.

Therapie

> Die Breitbandantibiotikatherapie wird immer parenteral durchgeführt. Zusätzlich können symptomatische Maßnahmen wie Schockbehandlung und Ausgleich von Gerinnungsstörungen ergriffen werden.

26.6 Meningitis (Hirnhautentzündung)

Einer Meningitis können sowohl bakterielle als auch virale Ursachen zugrunde liegen.

Häufig geht der Meningitis ein Atemwegsinfekt voraus. Bei kleinen Kindern werden die Erreger meist über die Blutbahn an die Hirnhäute getragen, bei älteren Kindern oder Erwachsenen kommt die Infektion i. allg. durch direkten Übergriff einer Infektion aus der Nachbarschaft der Hirnhäute zustande, z.B. ausgehend von einer eitrigen Stirnhöhlenentzündung. Hirnhautentzündungen sind aber bei älteren Kindern wesentlich seltener.

Häufige Erreger sind: Pneumokokken, Meningokokken und Haemophilus influenzae (deutlich geringer, seit gegen HIB geimpft wird).

Symptome

Die Symptome der bakteriellen und viralen Meningitis sind ähnlich, aber bei bakteriellen (eitrigen) Hirnhautentzündungen in aller Regel heftiger ausgeprägt:

- Fieber,
- Kopfschmerzen,
- Erbrechen,
- Lichtscheu,
- Empfindlichkeit gegenüber Geräuschen,
- Berührungsempfindlichkeit,
- Bewußtseinstrübung/Koma,
- Krämpfe,
- Nackensteifigkeit,
- evtl. Opisthotonus,
- vorgewölbte Fontanelle beim Säugling.

Liegen derartige Symptome vor, muß der Liquor untersucht werden. Bei Anhaltspunkten für eine eitrige Meningitis muß sofort antibiotisch behandelt werden. Dabei zählt jede Stunde.

Meningokokkenmeningitis

Besonders erwähnt werden muß die Meningokokkenmeningitis, da sich dabei im Verlauf einige Besonderheiten zeigen können. Diese Erkrankung geht praktisch immer mit einer Sepsis einher, und es treten dabei punktförmige (Petechien) bis großflächige Hautblutungen (Sugillationen) auf. Diese heilen unter Narbenbildung aus. Hautblutungen sind somit hinweisend auf Meningokokken, und es muß bei Verdacht auf Meningitis immer danach gesucht werden. Kommt es zu Einblutungen in die Nebennieren, so entsteht eine akute Nebennniereninsuffizienz, die den Verlauf stark verschlechtert. Es entwickelt sich zügig ein Schock, der oft zum Tode führt (meist innerhalb von 24 h). Diese Verlaufsform der Meningokokkensepsis nennt man Waterhouse-Friederichsen-Syndrom (WFS). Dieses Krankheitsbild entwickelt sich so dramatisch, daß sich die meningitischen Zeichen mitunter noch nicht entwickeln konnten, und somit bei Aufnahme des Kindes fehlen.

Therapie

> Die Therapie der Meningitis wie ihrer Komplikationen umfaßt v.a. die parenterale Antibiotikagabe, die Schocktherapie und die Beatmung bei Ateminsuffizienz. Die Beeinflussung der Gerinnungsstörungen, die sich beim WFS meist ergeben, ist umstritten.
> Der Entwicklung eines Hirn-ödems ist durch Lagerung Rechnung zu tragen, bei stabilen Kreislaufverhältnissen auch durch knappe Flüssigkeitszufuhr. Die Behandlung mit Kortison gewinnt an Bedeutung.
> Bei Nachweis von Meningokokken oder Haemophilus influenzae müssen Kontaktpersonen ebenfalls kurzfristig behandelt werden (s. 14.3.3).

26.7 Infektionen des Magen-Darm-Traktes

Die Infektionen des Magen-Darm-Traktes werden in 23.2.3 und 23.2.4 abgehandelt.

26.8 Diphtherie

Diphtherie ist eine der gefährlichsten Infektionskrankheiten. Sie wird durch das Diphtheriebakterium hervorgerufen. Die Übertragung erfolgt überwiegend durch Tröpfcheninfektion, aber auch durch Schmier-, Kontakt- und Staubinfektion. Die Inkubationszeit beträgt 3–5 Tage.

Der Erreger vermehrt sich an den Schleimhäuten des Atemtraktes, aber auch an den Bindehäuten, im Genitalbereich, an Wunden und am noch nicht abgeheilten Nabel Neugeborener. Es bilden sich an den Schleimhäuten fest haftende membranartige Beläge. Der Erreger vermehrt sich nur an der Oberfläche und dringt meist nicht in den Körper ein. Aber er bildet ein Gift (Toxin), das in den Körper eindringt und dort schwere Schäden verursacht. Die Menge des Toxins ist abhängig von der Ausdehnung der Beläge.

Je nach Lokalisation unterscheidet man folgende Verlaufsformen:
- Rachendiphtherie,
- Nasendiphtherie,
- Kehlkopfdiphtherie.

26.8.1 Rachendiphtherie

Symptome und Verlauf

Zeitgleich mit Fieber und Schluckbeschwerden bilden sich schmutzig-weiße Beläge auf den Mandeln, die bald zu einer Membran zusammenfließen. Schwerer verläuft die Erkrankung, wenn die Beläge sich auf den Gaumen und die Rachenhinterwand ausdehnen. Der Mundgeruch ist süßlich fade. Die Lymphknoten sind geschwollen. Die sog. toxische Diphtherie entwickelt sich dann, wenn bei entsprechend ausgedehnten Belägen die Toxinmenge sehr hoch ist. Es entsteht eine ödematöse Schwellung des weichen Gaumens und des Halses.

Durch das Toxin werden folgende *Schädigungen* verursacht:

Die Blutkapillaren werden brüchig, es kommt zu Blutungen in Haut und Schleimhäute. (Auch Nasenbluten und Magen-Darm-Blutungen sind möglich.) Durch Einblutung in die Beläge an den Mandeln verfärben sich diese braunschwarz, der Mundgeruch wechselt und wird faulig stinkend (wie Aas). Das Toxin verursacht eine Entzündung des Herzmuskels (Myokarditis), die oft schon früh nach Erkrankungsbeginn auftritt und mit Herzinsuffizienz (verminderte Herzleistung) und Herzrhythmusstörungen einhergeht. Die Myokarditis endet meist nach wenigen Tagen tödlich, auch ein plötzlicher Herztod bei leichten Belastungen ist möglich.

Durch Schädigung der Nerven kommt es zu Lähmungen, am häufigsten der Gaumensegel (näselnde Sprache, Schluckstörungen) und der Augenmuskeln. Aber es sind auch Lähmungen von Extremitäten oder eine Atemlähmung möglich. Bei Überleben bilden sie sich meist vollständig zurück.

Therapie

1. Gabe von Antiserum. Dieses macht das im Blut kreisende Toxin unschädlich, erreicht aber nicht das Toxin, das schon in den Geweben ist. Deshalb ist eine frühzeitige Gabe erforderlich.

2. Sind schon Probleme durch das Toxin aufgetreten, so müssen entsprechende symptomatische Maßnahmen erfolgen: Bettruhe bei Myokarditis, Digitalisierung. Sondenernährung bei Gaumensegellähmung, evtl. Beatmung.

3. Da das Antiserum gegen die Bakterien nichts ausrichtet, muß auch antibiotisch behandelt werden, um die lokalen Erscheinungen zu bekämpfen und die weitere Toxinproduktion zu unterbinden. Wirksame Medikamente sind Penizillin und Erythromycin.

Prophylaxe

Eine ganz wichtige Maßnahme, um vielen dieser Probleme vorzubeugen, ist die Diphtherieimpfung. Diese bewirkt die Bildung von Antikörpern gegen das Toxin. Sie schützt nicht vor der Diphtherieinfektion, aber vor den toxischen Folgen.

26.8.2 Nasendiphtherie

Die Nasendiphtherie tritt v.a. bei Säuglingen und Kleinkindern auf. Sie ist durch einen dünnflüssigen, blutigen oder blutig-eitrigen Schnupfen gekennzeichnet.

26.8.3 Kehlkopfdiphtherie

Die Kehlkopfdiphtherie ist die Verlaufsform, bei der es durch die Beläge selbst (und nicht durch das Toxin) zum Tod kommen kann.

Es bilden sich Beläge und Schwellungen im Bereich der Stimmritze, die zum Erstickungstod führen. Meist entwickelt sich die Kehlkopfdiphtherie aus einer Rachendiphtherie, die sich ausbreitet.

Symptome

Die Symptome sind die des sog. Krupps („echter" Krupp, im Unterschied dazu gibt es den häufigen Pseudokrupp mit der gleichen Symptomatik, aber meist durch Viren hervorgerufen (s. 17.4.6): Heiserkeit bis hin zur Stimmlosigkeit (Aphonie), bellender Husten, Atemnot mit inspiratorischem Stridor (ziehendes, rauhes Geräusch bei der Einatmung), Bewußtseinstrübung gegen Ende.

Therapie

> Die Atemwege müssen durch abschwellende Medikamente gesichert werden, evtl. Intubation, evtl. Luftröhrenschnitt. Reichen die Membranen bis tief in die Bronchien, so ist es evtl. nicht möglich, trotz intensivster Maßnahmen, den Patienten zu retten.

26.9 Keuchhusten (Pertussis)

Diese Krankheit wird in 17.4.11 besprochen.

26.10 Wundstarrkrampf (Tetanus)

Der Erreger ist der Tetanusbazillus (Bazillen = Bakterien, die Sporen als Dauerform bilden können). Er findet sich in Schmutz und Erde und wächst nur unter Luftabschluß (anaerob). Zur Infektion kann es nur dann kommen, wenn der Keim in eine Wunde eingebracht wird.

Er entwickelt sich dann besonders in tiefen Wunden (Stichwunden, z.B. durch Fahrradspeichen) oder Wundtaschen unter Luftabschluß. Das Problem ergibt sich wieder nicht durch die lokale Infektion, sondern durch ein Toxin, das vom Erreger in den Organismus abgegeben wird und das Nervensystem schädigt.

Symptome

Nach einer Inkubationszeit von 2–14 Tagen treten folgende Symptome auf:

Kopfschmerzen, Schwitzen, gesteigerte Erregbarkeit. Dann Starre der Kaumuskulatur mit Unfähigkeit, den Mund zu öffnen (Kieferklemme). Bei Befall der Gesichtsmuskulatur verzieht diese sich zu einem Grinsen (Teufelslächeln). Die Augen sind krampfhaft geschlossen. Die Verspannung der Muskulatur ist sehr schmerzhaft.

Letztlich betrifft die Starre die gesamte quergestreifte Muskulatur bei erhaltenem Bewußtsein. Die Verspannung nimmt bei Irritation zu. Lebensbedrohung besteht bei Befall der Atemmuskulatur und der Stimmritze.

Bei Neugeborenen kann ein Nabeltetanus auftreten (heute in unseren Breiten eigentlich kein Thema mehr, aber in der dritten Welt sehr wichtig). Dabei fällt das Kind meist durch Nahrungsverweigerung auf, denn es kann im Sinne einer Kieferklemme den Mund nicht aufmachen, es kommt zur Schnäuzchenstellung der Lippen. Weiter treten die oben beschriebenen Symptome auf. Die Sterblichkeit liegt trotz intensiver Therapie bei > 20%.

Therapie

> Zur Therapie gehört die Gabe von Tetanusimmunglobulin, wie sie bei jeder Verletzung bei einem Ungeimpften üblich ist, antibiotische Therapie, um die Produktion von Toxin zu unterbrechen, parenterale Ernährung, evtl. Schmerzbehandlung (Analgesie), starke medikamentöse Beruhigung (Sedierung), evtl. Beatmung über Tracheotomie und Relaxierung. Die Erkrankung hinterläßt keine Immunität!!

Prophylaxe

Folgende Maßnahmen sind wichtig:
- sorgfältige Händedesinfektion vor der Versorgung von Neugeborenen und
- Tetanusimmunisierung.

26.11 Tuberkulose

Die Tuberkulose ist eine chronische Infektionskrankheit. Sie wird hervorgerufen durch Mykobakterien (säurefeste Stäbchenbakterien. Säurefest bedeutet, daß sich der Farbstoff in einer bestimmten Färbetechnik durch Säure nicht
herauswaschen läßt). Es gibt 3 Erregertypen, die für den Menschen pathogen
sind, wobei eigentlich nur die beiden ersten relevant sind.

- Mycobacterium tuberculosis, das Tuberkelbakterium des Menschen,
- Mycobacterium bovis, das Tuberkelbakterium des Rindes,
- Mycobacterium avium, das Tuberkelbakterium bei Vögeln, besonders bei
  Hühnern. Es ist 1 von über 100 sog. atypischen Mykobakterien, die nur
  selten beim Menschen Erkrankungen verursachen, dann aber schwer zu
  behandeln sind.

Die Übertragung erfolgt durch Tröpfcheninfektion, Staubinfektion, Kontaktinfektion und Schmierinfektion, bei Rindertuberkulose durch infizierte
Milch. Aber nicht jede Infektion führt zur Erkrankung. Das Erkrankungsrisi-
ko ist in den Altersgruppen unterschiedlich hoch. Infizierte Säuglinge erkranken bis zu 80%, Schulkinder nur zu 1–2%, Kinder in der Pubertät und Erwachsene um 10%. Ob die Infektion zur Erkrankung führt, ist abhängig von
der Massivität der Infektion (Anzahl der Erreger), der natürlichen Widerstandskraft, der Veranlagung, den äußeren Lebensbedingungen und von anderen Erkrankungen. Diabetiker sind mehr gefährdet, aber v.a. andere Infektionskrankheiten schwächen die Widerstandskraft gegen Tuberkulose, besonders Masern, Windpocken, Grippe, Keuchhusten, Mumps, Typhus, Röteln
Poliomyelitis, Diphtherie, Scharlach und infektiöse Mononukleose.
Die Inkubationszeit beträgt 4–12 Wochen.

Infektionsverlauf

Primärtuberkulose

An der Eintrittsstelle (z.B. Rachen, Lunge, Darm) bildet sich ein kleiner tu-
berkulöser Herd. Von dort gelangen die Erreger über den Lymphweg in die
dazugehörigen Lymphknoten, die dann anschwellen. Primärherd und Lymphknotenschwellung bilden zusammen den Primärkomplex (Tabelle 10).

Tabelle 10. Typische Konstellationen

Primärherd	Zugehöriger Lymphknoten
Gaumenmandel	Lymphknoten im Kieferwinkel
Mittelohr	Lymphknoten hinter dem Ohr
Lungenbläschen	Hiluslymphknoten
Dünndarm	Mesenteriallymphknoten

In dieser Situation kann es zur Ausheilung kommen, Primärherd und Lymphknoten verkalken (sichtbar nach frühestens 6 Monaten auf dem Röntgenbild). In verkalkten Herden können die Tuberkelbakterien noch jahrelang infektiös bleiben. Kommt es nicht zur Verkalkung, so vergrößern sich die tuberkulösen Prozesse und zerfallen käsig. Sie bilden dabei Höhlen (Kavernen). Das zerfallene Material enthält die Bakterien. Die Prozesse können die Bronchien abdrücken. Es werden aber häufiger die Bronchialwände angegriffen, so daß die Tuberkelbakterien in die Bronchien gelangen. Die Tuberkulose ist dann „offen". Es setzt meist Hustenreiz ein, der erregerhaltige Schleim wird hochgebracht, und der Erkrankte ist infektiös. Die Erreger erreichen aber nun auch andere Lungenabschnitte, so daß dort ebenfalls Krankheitsprozesse einsetzen. Allgemeine Krankheitserscheinungen sind Mattigkeit, Appetitlosigkeit, Gewichtsverlust, erhöhte Temperaturen (subfebril, unter 38 °C). Auch in dieser Phase ist Ausheilung mit Verkalkung möglich.

Postprimäre Tuberkulose

Werden verkalkte Herde nach Jahren reaktiviert, durch z.B. andere schwere Erkrankung (s. oben) oder auch Therapie mit Kortison, so spricht man von der postprimären Tuberkulose.

Die dafür verantwortlichen Primärherde liegen meist in den Lungenoberfeldern (Spitzenherde). Neben dem Einbruch der Primärherde in den Bronchus ist auch der Einbruch in eine Lungenvene möglich. Es kommt dann zur Aussaat über den Blutweg. Gelangen große Mengen ins Blut, entwickelt sich eine generalisierte Infektion, die insbesondere an der Lunge die sog. Miliartuberkulose auslöst, dabei ist die Lunge voller kleiner hirsekorngroßer Herde. Die Patienten sind schwerkrank.

Unbehandelt führt die Miliartuberkulose nach 1–2 Monaten zum Tode.

Tuberkulöse Meningitis

Im Rahmen der Generalisation kann auch eine tuberkulöse Meningitis entstehen. Diese verläuft langsamer als die bakteriellen Meningitiden sonst. Die Kinder fallen zunächst durch Wesensveränderungen auf. Später treten langsam die typischen Symptome hinzu. Als besonderes Symptom wird ein Lähmungsschielen beobachtet. Aus der Liquoruntersuchung ergibt sich der Verdacht, insbesondere aus der deutlichen Zuckerverminderung, bei sonst nur mäßig veränderten Befunden.

Organtuberkulosen

Sind die Erregermengen, die ins Blut gelangen, nur gering, so entstehen sog. Organtuberkulosen (Knochentuberkulose besonders an den Wirbeln, Nierentuberkulose mit Ausbildung eines Morbus Addison).

Der Verdacht auf eine Tuberkulose ergibt sich aus der Anamnese, dem klinischen Befund, Röntgenbildern und Tuberkulintestungen an der Haut. Gesichert wird die Diagnose durch den Erregernachweis aus Sputum, Bronchialsekret, Magensaft (morgens nüchtern), Wundabstrichen oder selten aus Urin.

Therapie

Man behandelt mit Tuberkulostatika, je nach Ausmaß der Erkrankung über 6–12 Monate. Mitunter ist zusätzlich die Gabe von Kortison erforderlich, so z.B. bei Meningitis oder Pleuraergüssen. Manchmal sind auch chirurgische Maßnahmen erforderlich: Lymphknotenentfernung oder Lungenresektionen.

Prophylaxe

Als vorbeugende Maßnahme gilt die BCG-Impfung. Aber der Impfschutz ist nur relativ: Es werden schwere Verläufe verhindert, aber nicht grundsätzlich die Erkrankung. Ihre Bedeutung für den Rückgang der Tuberkulose ist umstritten. Eine Besserung der Tuberkulosesituation in Deutschland beruht sicherlich ganz wesentlich auf dem höheren Lebensstandard.

26.12 Lepra

Lepra wird ebenfalls durch ein Mykobakterium hervorgerufen. Sie kommt vornehmlich in tropischen und subtropischen Gebieten vor und wird nur durch engen körperlichen Kontakt übertragen, wobei Kinder besonders gefährdet sind. Die Inkubationszeit beträgt Monate bis Jahrzehnte.

Die Erkrankung befällt besonders die Haut, aber auch Muskeln, Knochen und Nerven. Es kommt zu Verstümmelungen.

Therapie

Es ist eine medikamentöse Behandlung möglich.

26.13 Gonorrhö (Tripper)

Die Gonorrhö gehört zu den Geschlechtskrankheiten. Das sind Infektionskrankheiten, die durch engen körperlichen (Schleimhaut)kontakt übertragen werden. Andere Übertragungswege sind möglich, aber seltener, z.B. Benutzung desselben Duschtuches.

Erreger ist Neisseria gonorrhoeae, kurz Gonokokken. Die Gonokokken sind verwandt mit den Meningokokken. Die Inkubationszeit beträgt etwa 3 Tage. Die Erkrankung verläuft bei Frauen und Männern unterschiedlich.

Gonorrhö der Frau

Die häufig symptomarme untere Gonorrhö mit Ausfluß oder auch Brennen beim Wasserlassen entwickelt sich zur oberen Gonorrhö mit Befall der Uterusschleimhaut und der Eileiter. Dann bestehen in der Regel auch Fieber und Bauchschmerzen. Befall der Eileiter hat oft Unfruchtbarkeit zur Folge.

Gonorrhö des Mannes

Sie besteht zunächst als vordere Harnröhrenentzündung (vor dem Schließmuskel) mit heftigem Eiterfluß und Schmerzen, aber es sind auch symptomlose Verläufe möglich. Nach 2–3 Wochen kommt es zur hinteren Harnröhrenentzündung und zum Übergang in die chronische Gonorrhö. Der Eiterfluß geht zurück, meist tritt nur morgens etwas Eiter aus, sog. „Bonjour-Tropfen". Es kann zum Befall der Nebenhoden (Epididymitis) mit nachfolgender Verklebung und Unfruchtbarkeit kommen.

Septische Gonorrhö

Selten sind bei beiden Geschlechtern septische Verläufe. Es kommen Meningitis, Arthritis (meist nur 1 Gelenk, Monarthritis, besonders Knie) und Herzinnenhautentzündung (Endokarditis) vor.

Problematisch war früher die Konjunktivitis (Gonoblenorrhö) beim Neugeborenen bei unerkannter Gonorrhö der Mutter. Die Infektion erfolgt bei der Geburt. Die Erreger werden in die Augen gedrückt. Die Entzündung führt häufig zur Erblindung der Kinder.

Seit Einführung der Credé-Prophylaxe ist die Erkrankung selten geworden. Dabei wird nach der Geburt in jedes Auge ein Tropfen 1%ige Silbernitratlösung geträufelt. Diese führt oft zu einer Reizkonjunktivitis mit gräulichem Sekret.

Therapie

> Die Gonorrhö wird antibiotisch behandelt. Es muß immer bedacht werden, daß zeitgleich eine Syphilis übertragen worden sein könnte.

26.14 Syphilis (Lues)

Der Erreger der Syphilis gehört zu den Spirochäten (Treponema pallidum), geschlängelte längere Stäbchen. Die Übertragung erfolgt bei Erwachsenen in aller Regel durch Geschlechtsverkehr, zumindest ist sehr enger Kontakt erforderlich. Bei Kindern ist die Infektion in der Regel angeboren.

Syphilis bei Erwachsenen

Bei Erwachsenen unterscheidet man 3 Stadien:

Primäraffekt:
So wird das Geschwür bezeichnet, das sich an der Eintrittsstelle nach etwa 3 Wochen bildet. Es ist flach, hat einen leicht erhabenen Rand und ist typischerweise unempfindlich/schmerzlos.

Dieses Geschwür findet man meist an der Vorhaut oder der Glans penis, an den Schamlippen oder dem Muttermund. Die Erreger wandern zu den regionalen Lymphknoten, die anschwellen.

Generalisation:
Etwa 6–8 Wochen nach der Infektion kommt es zur Aussaat über das Blut in den Organismus. Dieses 2. Krankheitsstadium nennt man deshalb auch Generalisation. Es treten jetzt an der Haut Roseolen auf (linsengroße hellrote Flecken), besonders auch an den Handinnenflächen und den Fußsohlen. Bis sich das 3. Krankheitsstadium zeigt, können Monate bis Jahre vergehen.

Organmanifestation:
Die Spätsyphilis ist gekennzeichnet durch die Organmanifestation, d.h. daß sich die Infektion an einem Organ festsetzt und es dort zu spezifischen Krankheitszeichen kommt.
Befallene Organe: Leber, Lunge, Knochen, Blutgefäße (v.a. die Aorta, später entwickelt sich durch die Schädigung ein Aneurysma), Augen und besonders Gehirn und Rückenmark. Der Befall des ZNS führt zur Hirnerweichung (progressive Paralyse) mit entsprechenden Ausfallerscheinungen, speziell zu Lähmungserscheinungen mit auffälligem Gangbild (Tabes dorsalis).

Therapie

Einsatz von Antibiotika.

Syphilis bei Kindern

Von den Erscheinungen bei Kindern sollen nur die Symptome beim Neugeborenen genauer besprochen werden. Die Neugeborenen werden schon bei der Geburt oder kurz danach auffällig.

Symptome

Folgende Symptome kommen einzeln oder auch kombiniert vor:
Haut:
Bläschenausschlag an Handflächen und Fußsohlen. Später treten an verschiedenen Stellen derb infiltrierte Syphilide auf. Das sind glänzende, rötlich-violette Flecken, an denen die Haut verfestigt ist, so daß sie sich nicht zu Falten zusammenschieben läßt. Im Bereich des Mundes kommt es durch die Infiltrate zu typischen Einrissen mit nachfolgender Narbenbildung, die den Mund später verkniffen wirken läßt.

Nase:
Zunächst tritt trockenes Schniefen auf, dann eitrig-blutiger Schnupfen mit blutigen Borken an den Nasenlöchern. Diesen typischen Schnupfen nennt man auch Coryza syphilitica. Es kann durch entzündliche Zerstörung von Nasenknorpel und Nasenbein zu einer Sattelnase kommen.

Knochen:
Entzündungen können überall am Knochen vorkommen und führen wegen der starken Schmerzen zu einer Schonung, die eine Lähmung vortäuscht und dann auch Parrot-Scheinlähmung genannt wird.

ZNS:
Anfangs besteht eine seröse Meningitis, später kommt es zum Befall des Gehirns und zur Entwicklung eines zerebralen Schadens, oft mit Hydrozephalus.

Der Befall von Leber, Lungen, Herzmuskel, Nieren und Blutgefäßen kommt vor.

Im Kleinkindalter treten bei nicht oder nicht ausreichend behandelter Syphilis typischerweise sog. breite Kondylome im Anogenitalbereich auf.

Manchmal verursacht die Syphilis im Schulkindalter erneut oder sogar erstmalig Symptome. Es treten Geschwüre an der Haut auf, doppelseitige Kniegelenkentzündungen, es kommt zum Befall des Gehirns wie beim Erwachsenen und zusätzlich zur „Hutchinson-Trias". Das ist die Kombination aus Innenohrtaubheit, Hornhautveränderungen und Tonnenzähnen.

Therapie

Sie ist immer parenteral-antibiotisch.

26.15 Borreliose

Die Erreger der Borreliose ähneln denen der Syphilis sehr, es sind ebenfalls Spirochäten. Sie werden durch Zeckenbisse auf den Menschen übertragen.

Die Übertragung von Mensch zu Mensch ist unter normalen Bedingungen nicht möglich. Bis zu 40% der Zecken sind infiziert und können die Erkrankung übertragen. Wichtig ist dabei, daß das auch für die Zecken in ganz Deutschland gilt und nicht wie bei der Frühsommermeningoenzephalitis (FSME) nur für bestimmte Gebiete. Auch die Krankheitserscheinungen ähneln denen der Syphilis sehr.

Bei der Borreliose unterscheidet man 3 Stadien:
- Primäraffekt,
- Generalisation,
- Organmanifestation.

Primäraffekt:
Es entwickelt sich nach 5–29 Tagen an der Stichstelle eine rote Papel und von dieser ausgehend ein ringförmiges Erythem (Hautrötung), das sich vergrößert und in der Mitte wieder abblaßt.
Da es sich ausbreitet, nennt man es Erythema migrans (migrans = wandernd). Bleibt es länger als 1 Monat bestehen, so spricht man vom Erythema chronicum migrans.

Therapie

> Dieses Stadium läßt sich oral-antibiotisch mit Erythromycin behandeln.

Generalisation:
Meist zeitgleich mit oder im Anschluß an das Erythema migrans kann es zur Ausbreitung der Erreger kommen, dann treten allgemeine Symptome wie Fieber, Mattigkeit, Kopfschmerzen, Gliederschmerzen und Magen-Darm-Symptome auf. Die Stadien I und II (Primäraffekt und Generalisation) bezeichnet man zusammen auch als Frühstadium.

Therapie

> Man behandelt antibiotisch, am besten parenteral mit Penizillin oder einem Cephalosporin.

Organmanifestation:
Innerhalb eines Jahres nach dem Zeckenbiß kommt es bei einigen Patienten zur Organmanifestation. (Bei der Mehrzahl der Patienten heilt die Erkrankung aus.) Die Organmanifestationen bezeichnet man auch als Spätstadium.

Nach mehr als 1 Jahr kann sich ein chronisches Stadium mit fortschreitender Entzündung von Gehirn und Rückenmark, chronischer Arthritis oder einer Akrodermatitis chronica atrophicans entwickeln, letztere oft erst nach vielen Jahren.

Als Organmanifestation kommen vor:

Seröse Meningitis bei Borreliose

Oft zeigt sich die Erkrankung mit einseitiger Gesichtsnervenlähmung (Fazialisparese). Die Diagnose wird aus dem Liquor gestellt.

Therapie

> Die Antibiotikatherapie erfolgt immer parenteral, in der Regel mit einem Cephalosporin.

Arthritis bei Borreliose

Die selten auftretenden Gelenkentzündungen stellen meist ein diagnostisches Problem dar, da sie wie eine rheumatische Gelenkschwellung aussehen.

Therapie

> Die Behandlung wird wie bei der Borrelien-Meningitis durchgeführt.

26.16 Frühsommermeningoenzephalitis (FSME)

Auch die FSME wird durch Zeckenbisse übertragen. In Deutschland sind aber überwiegend Zecken südlich des Maintals und in Teilen Sachsens und Thüringens Keimträger. Und auch in diesen Endemiegebieten ist meist nur 1 von 1000 Zecken befallen.

Symptome

Meist 7–14 Tage nach dem Biß treten unspezifische grippale (katarrhalische) Krankheitszeichen auf, die sich bald wieder zurückbilden. Nach einem beschwerdefreien Intervall kann sich dann eine Meningoenzephalitis entwickeln, die mit bleibenden oder vorübergehenden Lähmungen einhergehen kann. Viele Infizierte machen eine stille Feiung durch. Kinder < 6 Jahren zeigen höchst selten neurologische Symptome.

Therapie

Nach Ausbruch der Erkrankung sind nur symptomatische Maßnahmen möglich.

Prophylaxe

Es gibt die aktive FSME-Schutzimpfung, die man einige Zeit vor der Reise in ein Endemiegebiet durchführen kann (3 Injektionen). Bei Zeckenbiß reicht aber auch die nachträgliche passive Immunisierung aus. Diese muß aber innerhalb von 96 Stunden erfolgen.

26.17 Masern

Erreger der Masern ist ein Virus, das durch Tröpfcheninfektion, Kontaktinfektion und über geringe Strecken auch über die Luft als sog. fliegende Infektion übertragen werden kann. Eine Übertragung durch Gegenstände gibt es nicht.

Das Virus ist hochkontagiös, d.h. daß fast alle Infizierten, die nicht immun sind, auch erkranken. Die Ansteckungsfähigkeit beginnt 2 Tage vor Beginn der Vorkrankheit und endet, wenn das Exanthem die Füße erreicht hat.

Symptome

Nach einer Inkubationszeit von 9–11 Tagen tritt das Prodromalstadium (Vorkrankheit) mit katarrhalischen Erscheinungen auf. Dabei ist der Husten heftig, teils bellend, eine Bindehautentzündung führt zu Lichtscheu, und die Kinder haben Schnupfen. Der Gaumen ist fleckig gerötet, bei mehr als der Hälfte der Kinder finden sich am 2.–3. Tag weiße Flecken an der Wangenschleimhaut: die Koplik-Flecken. Diese treten nur bei Masern auf und sind einige Tage zu sehen. Es kommt zunächst zu einem Fieberrückgang. Mit der Hauptkrankheit kommt es zu erneutem Fieberanstieg, es tritt der typische Hautausschlag (Exanthem) auf. Dieses Exanthem besteht aus großen (Größe ca.1 cm), leicht erhabenen, dunkelroten Flecken, die zunächst hinter den Ohren auftreten und sich von dort aus über den gesamten Körper bis hin zu den Füßen ausbreiten. Die Flecken neigen dazu, zusammenzufließen, so daß nur noch kleine Hautbezirke hell bleiben. Zeitgleich tritt eine allgemeine Lymphknotenschwellung auf. Ab dem 3. Tag verschwindet der Ausschlag in der Reihenfolge, in der er gekommen ist, und das Fieber geht zurück. Es kann dann eine kleieförmige Schuppung der Haut auftreten, die jedoch im Unterschied zum Scharlach die Handflächen· und Fußsohlen frei läßt.

Hämorrhagische Masern

Wenn es zu Einblutungen in das Exanthem kommt, spricht man von hämorrhagischen Masern.

Toxische Masern

Toxische Masern sind eine besonders schwere Verlaufsform, die mit Bewußtlosigkeit und Kreislaufversagen einhergehen kann. Sie endet häufig tödlich.

Weitere Komplikationen der Masern

Als Komplikationen treten bakterielle Superinfektionen auf den geschädigten Schleimhäuten auf. Häufig sind dabei Pneumonie, Otitis media und Bronchiolitis. Diese Erkrankungen zeigen meist auch einen erneuten Fieberanstieg.

Der *Masernkrupp* tritt im Unterschied dazu in der Frühphase auf und ist durch die katarrhalischen Schleimhautschäden mit Schwellung der Schleimhautpolster unterhalb der Stimmritze bedingt.

Gefürchtet ist auch die *Masernenzephalitis.* Sie tritt bei jüngeren Kindern mit einer Häufigkeit von 1 : 10 000, bei älteren von 1 : 2000 auf. 25% der Kinder sterben, $^1/_3$ trägt Dauerschäden wie geistige Retardierung davon. Bei den Verbleibenden heilt die Enzephalitis weitgehend aus.

Ein ungünstiger Verlauf der Masern ist zu erwarten, wenn sie zusammen mit Pertussis, Scharlach, Diphtherie oder Tuberkulose auftreten, da die Masernerkrankung die Abwehr zeitweilig schwächt.

Therapie

> Die Therapie muß sich auf symptomatische Maßnahmen beschränken. Die bakteriellen Komplikationen bedürfen aber der antibiotischen Therapie. Bei Masernkontakt können tuberkulöse oder widerstandsgeschwächte Patienten passiv immunisiert werden. Besser ist jedoch die aktive Immunisierung, die auch als sog. Inkubationsimpfung durchgeführt werden kann, d.h. daß zeitgleich mit der Inkubation geimpft wird. Es kommt dann nicht oder nur zu einer leichten Erkrankung, da das Impfvirus schneller zu einer Immunreaktion führt als das Wildvirus.

26.18 Röteln

Die Übertragung dieser Viren erfolgt als Tröpfcheninfektion, eine sog. fliegende Infektion wird nicht beobachtet. Die Ansteckungsfähigkeit beginnt 1 Woche vor Auftreten des Exanthems und ist auch noch 5–7 Tage nach Abblassen des Ausschlages vorhanden. Die Inkubationszeit beträgt 14–21 Tage.

Symptome

Röteln ähneln einer leichten Erkrankung an Masern. Die Vorkrankheit kann gering sein oder fehlen. Die Temperaturerhöhungen sind allenfalls mäßig. Das Exanthem beginnt hinter den Ohren, ist aber weniger stark ausgeprägt als bei Masern. Die einzelnen Flecken sind kleiner und fließen nicht zusammen. Lymphknotenschwellungen sind besonders im Nacken typisch (nuchal). Es kommen aber auch generalisierte Lymphknotenschwellungen vor. Bei jungen Frauen treten mitunter Gelenkbeschwerden auf. Ernsthafte Komplikationen sind selten.

Die Rötelnembryopathie wird in 1.3.1 beschrieben.

26.19 Ringelröteln

Diese Infektionskrankheit ähnelt nur dem Namen nach den Röteln, sie kommt selten vor und verläuft harmlos.

Symptome

Die Ringelröteln haben ein eindrucksvolles Erscheinungsbild. Ohne wesentliche Krankheitssymptome tritt ein schmetterlingsförmiges Erythem an Wangen und Nasenrücken auf, der Mund wird ausgespart. Später treten girlandenförmig angeordnete Flecken an den Extremitäten und dem Gesäß auf, der Rumpf bleibt frei. Das Exanthem kann 1 bis mehrere Wochen in unterschiedlich starker Ausprägung bestehenbleiben.

26.20 Windpocken (Varizellen)

Windpocken sind sehr ansteckend (hochkontagiös), die Übertragung kann sogar über größere Strecken mit dem „Wind" erfolgen als sog. fliegende Infektion. Übertragung über Gegenstände gibt es aber nicht und über gesunde Kontaktpersonen nur im Ausnahmefall (unmittelbar aufeinanderfolgender Kontakt).

Die Inkubationszeit beträgt 10–21–(28) Tage. Die Ansteckungsfähigkeit beginnt 1–2 Tage vor dem Auftreten der ersten Bläschen und endet kurz nachdem keine neuen Bläschen mehr auftreten.

Symptome

Die Prodromalerscheinungen sind gering, wenige Stunden vor Auftreten der ersten Bläschen kann sich ein scharlachartiges Vorexanthem entwickeln.

Dann treten über etwa 1 Woche in Schüben stecknadelkopf- bis linsengroße Knötchen auf, die sich rasch vergrößern und in Bläschen übergehen. Diese jucken stark. Anschließend trocknen die Bläschen rasch ein, und es bilden sich bräunliche Borken. Typischerweise findet man durch das schubweise Auftreten bedingt stets alle Stadien nebeneinander vor: sog. Sternenhimmel. Befallen werden v.a. der gesamte Kopf, einschließlich der behaarten Stellen, und der Stamm. An den Extremitäten tritt das Exanthem spärlicher auf. An den Schleimhäuten (einschließlich der Bindehäute) kann ein Enanthem (Ausschlag an den Schleimhäuten) auftreten. Die Ausprägung ist von Kind zu Kind sehr unterschiedlich, manche Patienten sind dicht übersät, andere haben nur wenige Bläschen.

Therapie

> Juckreizstillende Lotionen (z.B. Tannosynt), Fingernägel kurz halten, Antibiotika bei Superinfektion. Durch Aufkratzen der Bläschen kommt es zur Superinfektion durch Bakterien mit nachfolgender Narbenbildung. Als Komplikation kann eine Enzephalitis mit vornehmlichem Befall des Kleinhirns (Zerebellitis) auftreten. Die Kinder fallen dann durch eine Ataxie auf, dabei bestehen Unsicherheiten bei der Körperkoordination. Immungeschwächte Patienten und solche, die über längere Zeit Kortison bekommen haben, neigen zu besonders schweren Verläufen mit hämorrhagischen Windpocken. d.h. daß es in die Bläschen einblutet. Diese Form verläuft häufig tödlich. Ähnlich problematisch ist die Infektion bei Neugeborenen, und zwar insbesondere dann, wenn das Exanthem wenige Tage vor oder wenige Tage nach der Geburt des Kindes bei der Mutter auftritt. Bildet es sich deutlich vor oder deutlich nach der Geburt des Kindes aus, so besteht für das Kind keine wesentliche Gefahr. Die beiden letztgenannten Patientengruppen müssen bald nach dem Kontakt bzw. nach der Geburt ein Varicella-Zoster-Immunglobulin injiziert bekommen, um sie passiv-postexpositionell zu schützen.

26.21 Gürtelrose (Zoster, Herpes zoster)

Diese Infektion stellt quasi die Zweitkrankheit der Windpocken dar, denn es müssen immer Windpocken vorausgegangen sein.

Verlauf und Symptome

Im Rahmen der Ersterkrankung setzen sich Viren in Ganglienzellen (Nervenzellen sensibler Nerven) fest und verbleiben da in einem Ruhezustand. Bei Nachlassen der Immunität können diese Viren reaktiviert werden. Sie machen dann aber nicht erneut generalisierte Windpocken, sondern breiten sich entlang der sensiblen Nervenfasern, die zu dem Ganglion gehören, aus. Sie erreichen das zugehörige Hautareal, dort kommt es zunächst zu Schmerzen. Dann tritt fast immer einseitig ein Ausschlag aus dichtstehenden Bläschen auf. Es können auch kleine Kinder betroffen sein. Bei einem Patienten mit einer Gürtelrose kann sich ein Nichtimmuner grundsätzlich anstecken; er erkrankt dann an Windpocken. Primäres Auftreten einer Gürtelrose gibt es nicht. Bei manchen Patienten kommt die Gürtelrose mehrfach vor, dann oft auch an verschiedenen Stellen.

Therapie

> Die Behandlung erfolgt lokal mit Tannosynt, evtl. mit Zovirax.

26.22 Mumps

Mumps ist eine Virusinfektion, die v.a. die Ohrspeicheldrüsen, aber auch die übrigen Speicheldrüsen und die Bauchspeicheldrüse befällt. Die Übertragung erfolgt durch Tröpfcheninfektion.

Die Inkubationszeit beträgt 8–35 Tage, meist etwa 3 Wochen. Die Ansteckungsfähigkeit beginnt 4 Tage vor der Schwellung der Ohrspeicheldrüse und endet erst 7–9 Tage danach.

Symptome

Das 1- bis 2tägige Prodromalstadium besteht aus uncharakteristischen katarrhalischen Symptomen. Dann kommt es zu einer ein- oder beidseitigen Schwellung der Ohrspeicheldrüsen, die sehr schmerzhaft ist. Auch die anderen Speicheldrüsen können anschwellen, die Bauchspeicheldrüse kann in den Entzündungsprozeß eingeschlossen sein. Bei rund einem Drittel aller Erkrankten entwickelt sich eine seröse Meningitis mit Zellzahl- und Eiweißerhöhung im Liquor. Klinische Zeichen der Meningitis können fehlen, können aber auch das einzige Symptom sein. Die Meningitis heilt in der Regel problemlos aus. Kommt es aber zu einer Mitbeteiligung des Gehirns (Meningoenzephalitis), so sind die Aussichten nicht so gut. Es treten Bewußtseinsstörungen, Krämpfe, Gleichgewichtsstörungen und Schwerhörigkeit auf bis hin zu einem bleibenden Hirnschaden.

Eine weitere Komplikation ist die Hodenentzündung (Orchitis), die v.a. während und nach der Pubertät auftritt. Sie betrifft dann etwa 30% der Jungen und kann, wenn sie beidseitig auftritt, zu Unfruchtbarkeit führen. Eierstockentzündungen kommen vor, sie heilen aber folgenlos aus.

Diagnose

Die Diagnose „Mumps" ergibt sich aus dem klinischen Erscheinungsbild und dem Nachweis einer Amylaseerhöhung (Enzym der Speicheldrüsen, spaltet

Stärke zu Zucker) sowohl im Serum als auch im Urin. Bei Befall der Bauch-speicheldrüse ist auch die Lipase im Serum erhöht.

Therapie

> Man beschränkt sich auf symptomatische Maßnahmen, wobei eine gute Mundpflege wichtig ist, um zu verhindern, daß es von der Mundhöhle aus zu einer bakteriellen Superinfektion der Speicheldrüsen kommt. Bei Hodenentzündung erfolgt Hochlagerung des Skrotums (evtl. mittels eines Suspensoriums) und Gabe von Kortison.

26.23 Pfeiffer-Drüsenfieber

Erreger ist das Epstein-Barr-Virus (kurz EBV). Es wird durch Tröpfchen-infektion, aber besonders auch durch engen Kontakt übertragen (Teenager-krankheit; „kissing disease").

Symptome

Wie bei Scharlach und Mumps findet sich auch beim Pfeiffer-Drüsenfieber (auch Infektiöse Mononukleose genannt) ein Schwellungsbefund im Bereich der Kieferwinkel. Hier sind die Lymphknoten symmetrisch stark geschwol-len. Aber auch andere Lymphknoten sind befallen.

Dabei besteht eine Tonsillitis mit Belägen. Die Kinder riechen aus dem Mund – nicht faulig wie beim Scharlach, sondern eher fruchtig nach Äpfeln. (Die Diagnose ist manchmal schon bei Eintritt ins Zimmer zu stellen.) Es be-steht oft hohes Fieber. Die Milz ist häufig vergrößert, auch eine Leberent-zündung mit Gelbsucht kommt vor (manchmal als einziges Symptom). In ei-nigen Fällen haben die Kinder auch ein Exanthem.

Je kleiner die Kinder sind, um so uncharakteristischer ist das Erschei-nungsbild der Erkrankung.

Therapie

> Man behandelt symptomatisch, bei bakterieller Superinfektion der Ton-sillitis auch antibiotisch. Es darf weder Ampicillin noch Amoxicillin verab-reicht werden, da diese beiden Medikamente beim Pfeiffer-Drüsenfieber regelmäßig zu einem Arzneimittelexanthem führen!

26.24 Dreitagefieber (Exanthema subitum)

Das sog. Dreitagefieber (auch kritisches Dreitagefieber) ist eine Infektionskrankheit, die wohl durch ein Virus der Herpesgruppe hervorgerufen wird. Es
tritt bei Kindern zwischen $^1/_2$ und 3 Jahren auf.

Symptome

Nach einer Inkubationszeit von 5–10 Tagen tritt plötzlich hohes Fieber auf,
oft als einziges Symptom. Manchmal kommt es zu Krämpfen, manchmal zu
etwas Durchfall. Nach 3–4 (–6) Tagen setzt ganz plötzlich eine völlige Entfieberung ein, zeitgleich tritt ein rötelnähnliches Exanthem auf, das oft nur
wenige Stunden bestehenbleibt. Es dauert längstens 2 Tage. Die Erkrankung
ist damit beendet.

Therapie

Es wird keine Behandlung durchgeführt.

26.25 Epidemische Grippe

Vom grippalen Infekt ist die Grippe als eigenständiges Krankheitsbild abzu-
grenzen. Erreger sind die Influenzaviren, von denen es die 3 Typen A, B und
C gibt. Diese führen zu Epidemien, teilweise auch zu weltweiter Ausbreitung
(Pandemie).

Symptome

Nach einer Inkubationszeit von 1–4 Tagen kommt es ohne Vorkrankheit zum
Ausbruch hohen Fiebers. Durch starke katarrhalische Erscheinungen ist das
Krankheitsbild im wesentlichen charakterisiert. Es bestehen Schnupfen, ein
heftiger Reizhusten, der pertussiform sein kann (wie Keuchhusten klingend),
Abgeschlagenheit, Kopf- und Gliederschmerzen.

Therapie

Bettruhe, Fiebersenkung, Schmerzmittel, Antibiotika bei bakterieller
Komplikation.
Problematisch ist die Erkrankung für ältere Patienten und solche mit
Grunderkrankungen, die Herz und Lunge betreffen. Die Sterblichkeit bei
Grippeepidemien betrifft ganz überwiegend Menschen > 55 Jahren.

26.26 Tollwut (Rabies/Lyssa)

Die Tollwut ist eine Viruserkrankung des Zentralnervensystems. Sie wird durch Biß infizierter Tiere übertragen (meist Hunde, selten Wolf, Fuchs, Katze). Der Speichel enthält das Virus in hoher Konzentration.

Die Inkubationszeit schwankt zwischen 10 Tagen bis zu 7 Monaten (bis zu 1 Jahr).

Da sich das Virus entlang der peripheren Nerven in Richtung des ZNS bewegt, sind die Schwankungen auch abhängig von der Distanz der Bißstelle zum ZNS.

Symptome

Die Erkrankung beginnt mit Schmerzen an der Bißstelle, dann kommt es zu zerebralen Reizerscheinungen wie Kopfschmerzen. Weiter treten Krämpfe im Bereich der Schlundmuskulatur auf, starker Speichelfluß zusammen mit starkem Durstgefühl und der Unmöglichkeit zu schlucken, Wasserscheu, Atemnot und letztlich Tod durch Herzlähmung.

Die ausgebrochene Tollwut ist fast immer tödlich, deshalb ist die *Prophylaxe* wichtig. Üblich ist die Impfung nach Biß durch ein tollwutverdächtiges Tier.

Therapie

> Desinfektion von Bißwunden, Simultanimpfung, anfangs evtl. Umspritzen der Bißstelle mit Hyperimmunserum.

26.27 Übertragbare Kinderlähmung (Poliomyelitis)

Die Poliomyelitis ist ebenfalls eine Viruserkankung des ZNS. Das Virus wird oral aufgenommen und gelangt über den Darm in das ZNS.

In gewissem Sinne handelt es sich um eine Zivilisationskrankheit. Das wird deutlich, wenn man sich die Situation in tropischen Gebieten mit schlechten hygienischen Verhältnissen ansieht. Die Poliomyelitis ist dort oft endemisch, d.h. daß das Virus eigentlich ständig in einer Population nachweisbar ist. Dadurch werden Säuglinge schon früh infiziert und machen die Infektion des Darmes noch unter Nestschutz durch. Sie bauen eine eigene Immunität auf, ohne daß das Virus die Möglichkeit hat, in das ZNS einzudringen. Folglich sind Erkrankungen mit Lähmungen selten. Bessern sich in solch einer Population nun die hygienischen Verhältnisse, so wird die frühe Infektion der Säuglinge immer unwahrscheinlicher. Die Infektion erfolgt später in einer Phase, in der der Nestschutz nicht mehr vorhanden ist. Es besteht dann die Gefahr der Ausbildung der ZNS-Erkrankung mit den gefürchteten Lähmungen.

Man kennt 3 verschiedene Stämme des Poliomyelitisvirus (Typen I, II + III, Impfstoffe deshalb „trivalent"). Der Typ I ist in 90% der Erkrankungen nachweisbar. Die Viren werden mit dem Stuhl ausgeschieden und oral aufgenommen (in der Regel durch Schmierinfektion). Primärer Infektionsort ist der Darm, meist wird die Erkrankung unbemerkt durchgemacht. Kommt es zur Erkrankung, werden 4 typische Stadien unterschieden (s. Übersicht).

Allgemeiner Verlauf

Der Verlauf der Erkrankung ist unberechenbar. Todesfälle sind durch Atemlähmung bedingt (ca.10% der Erkrankungen).

Die peripheren Lähmungen können anfangs zunehmen, bilden sich dann aber meist mehr oder weniger deutlich zurück. Es ist sogar möglich, daß die Funktionen vollständig wiedererlangt werden. Werden die Lähmungen durch ein Ödem der Ganglienzellen verursacht, so kann es zu einer relativ schnel-

---

Nach einer Inkubationszeit von 7–14 Tagen kommt es zu folgenden Stadien:

Prodromalstadium
2–3 Tage bestehen Fieber, katarrhalische Erscheinungen des Nasen-Rachen-Raumes, Kopf- und Gliederschmerzen, Durchfall und auffällig starkes Schwitzen.

Latenzstadium
Damit kann die Erkrankung vorüber sein. Es ist aber möglich, daß sich die Patienten nur vorübergehend gesund fühlen und fieberfrei sind. Es kann sich nach 1–3 Tagen mit erneutem Fieber (sog. Dromedarkurve des Fieberverlaufs) das nichtparalytische Stadium entwickeln (Abb. 26).

Nichtparalytisches Stadium
Es tritt wieder Fieber auf, und es gesellen sich meningitische Zeichen hinzu. Zellzahl und Eiweiß sind im Liquor leicht erhöht. Die Viren sind auf dem Blutweg in das ZNS gelangt. Die Erkrankung kann aus diesem Stadium in Heilung übergehen, ohne daß sich Lähmungen entwickeln, oder aber in das paralytische Stadium übergehen (bei etwa 1% der Kinder, überwiegend sind Kleinkinder betroffen).

Paralytisches Stadium
Die Lähmungen entwickeln sich allmählich oder treten abrupt auf. Je nach Lokalisation unterscheidet man 3 Formen des paralytischen Stadiums.

- Befall des Rückenmarks: Dabei kommt es zur Zerstörung der motorischen Vorderhornzellen. Die Folge sind schlaffe Lähmungen. Diese können einzelne Extremitäten betreffen oder aber in seltenen Fällen auch alle Extremitäten erfassen. Typischerweise sind die Lähmungen asymmetrisch. Durch eine periphere Atemlähmung kann sich eine vitale Bedrohung ergeben, die dann eine Beatmung erforderlich macht.
- Befall des Atemzentrums und der Hirnnerven: Dabei kommt es zu einer zentralen Atemlähmung, oft kombiniert mit einer Schlucklähmung, und evtl. zu einer Fazialisparese oder einem Lähmungsschielen.
- Polioenzephalitis: Es treten Krämpfe und Bewußtlosigkeit auf, die Prognose ist gut, Dauerschäden kommen praktisch nicht vor.

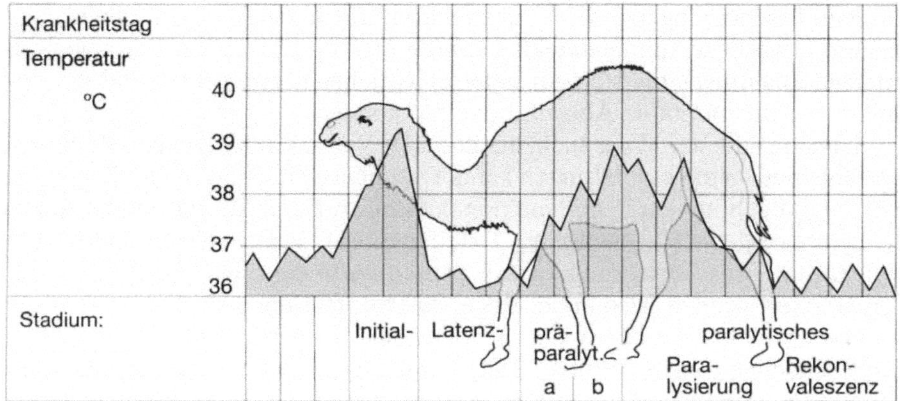

Abb. 26. Dromedarkurve des Fieberverlaufs bei Poliomyelitis (mit unter der Kurve stehendem Dromedar)

len Rückbildung der Lähmungen kommen, und zwar in dem Maße, wie das Ödem verschwindet.

Bei Zerstörung der Ganglienzellen muß die Funktion nach und nach von anderen Zellen übernommen werden. Die Rückbildung der Lähmungen dauert dann wesentlich länger. Sie kann Jahre dauern und ist oft unvollständig, so daß ein Restschaden bestehenbleibt.

Therapie

Eine ursächliche Behandlung gibt es nicht. Die Therapie kann sich daher nur auf die symptomatische Behandlung der Folgen erstrecken: Lagerung, Beatmung, Sondenernährung, parenterale Ernährung, Krankengymnastik, orthopädische Hilfen.

Prophylaxe

Schluckimpfung trivalent, Auffrischung alle 10 Jahre; besonders wichtig vor Reisen in tropische Länder, auch für Erwachsene.

26.28 Aids/(HIV-Infektion)

Aids ist die Abkürzung für „acquired immune deficiency syndrome", also ein erworbenes Immundefektsyndrom (in Unterscheidung zu angeborenen Erkrankungen, die mit Immunschwäche einhergehen). Es wird durch das „human immunodeficiency virus" (HIV) hervorgerufen, entspricht also den klinischen Erscheinungen einer Virusinfektion. Im Gegensatz dazu gibt es noch andere erworbene Immundefektsyndrome (bei zytostatischer Therapie oder Mangelernährung), die sich auf unterschiedlicher Ebene zeigen und die zelluläre wie die humorale Abwehr betreffen können.

Wie alle anderen Viren auch, hat das HIV Bezug zu bestimmten Zellen im Organismus, in die es eindringen kann. Es schleust sich dort in das Erbgut ein und beeinträchtigt somit die Funktion der Zellen. Diese Zellen sind bestimmte Lymphozyten (T_4-Zellen oder T-Helferzellen), Makrophagen und Monozyten. Zur Virusvermehrung kommt es erst, wenn diese entsprechenden Zellen aktiviert werden, also in der Regel durch Infektionen.

Das Virus konnte bisher u.a. in folgenden Körperflüssigkeiten bzw. Geweben nachgewiesen werden: Blut, lymphatischem Gewebe, Sperma, Vaginalsekret, Speichel, Muttermilch, Liquor, Aszites, Gelenkpunktaten etc.

Die Übertragung erfolgt durch parenterale Inokulation (Stich- oder Schnittverletzung, Übertragung von Blut/Blutprodukten), Geschlechtsverkehr oder durch Übertragung auf das ungeborene Kind über die Plazenta.

Frühestens 4–7 Wochen nach der Infektion kommt es zur Entwicklung von Antikörpern, die sich aber gegen Anteile aus dem Virusinneren richten und deshalb keine virusabtötende (neutralisierende) Wirkung haben. Die Strukturen auf der Virusoberfläche sind sehr variabel und unterliegen einem ständigen Wandel. Deshalb ist die Entwicklung von Impfstoffen auch so problematisch.

Symptome

Bei einem Teil der Patienten tritt einige Tage bis wenige Wochen nach der Infektion ein der Mononukleose ähnliches Krankheitsbild mit Fieber, allgemeinem Krankheitsgefühl, Kopf- und Gliederschmerzen, Lymphknotenschwellungen, Halsschmerzen, Exanthemen u.ä. auf. Diese Symptome fehlen bei vielen Patienten. Antikörper sind nicht nachweisbar. Die Ansteckungsfähigkeit ist hoch. (Im Verlauf der Erkrankung geht der Antigengehalt und damit die Ansteckungsfähigkeit zurück.) Es folgt eine Latenzzeit von Monaten bis Jahren, in denen sich die Patienten wohl fühlen, gesund erscheinen, aber ansteckend sind. Bei manchen Patienten bleiben in dieser Latenzzeit die Lymphknotenschwellungen an mindestens zwei verschiedenen Körperabschnitten bestehen. Man nennt das Stadium dann auch Lymphadenopathiesyndrom.

Monate bis teilweise Jahre nach der HIV-Infektion entwickelt sich die Krankheit Aids. Die Inkubationszeit nach Infektion beträgt $^1/_2$–8 Jahre. Es beginnt meist mit der HIV-assoziierten Symptomatik. Unter diesem Begriff versteht man die mit Aids verknüpften Allgemeinsymptome. Das sind z.B. länger als 1 Monat anhaltendes Fieber, Nachtschweiß, starke Gewichtsabnahme, länger als 1 Monat anhaltender Durchfall ohne Erregernachweis, Hautveränderungen, Juckreiz, Haarausfall.

Allmählich treten dann die für Aids typischen Erscheinungen in den Vordergrund, und zwar als Zeichen der Immunschwäche Infektionen mit sog. op-

portunistischen Erregern. Das sind solche, die üblicherweise keine Krankheitserscheinungen machen, sondern einvernehmlich mit dem Makroorganismus Mensch auf dessen Schleimhäuten leben. Bei geschwächter Abwehrlage ändert sich das Erregerverhalten und es treten Infektionen durch sie auf:
- Pneumocystis-carinii-Pneumonie,
- verschiedene Pilzinfektionen,
- Tuberkulose,
- Toxoplasmose,
- Zytomegalie,
- Herpes,
- wiederkehrende Salmonellabakteriämien u.a.

Alle Patienten werden neurologisch auffällig. Das Virus kann direkt oder durch Vermittlung von Makrophagen in das ZNS eindringen. Die Symptome betreffen das ZNS und das periphere Nervensystem. Es treten auf:
- Demenz,
- Wesensveränderungen,
- Krampfanfälle,
- Lähmungen,
- Inkontinenz,
- Polyneuropathie.

Aus der Insuffizienz des Immunsystems ergibt sich auch das vermehrte Auftreten von Tumoren. Häufig finden sich Kaposi-Sarkome (von Blutgefäßen ausgehend), des weiteren Non-Hodgkin-Lymphome und Hirnlymphome.

Prognose

Bei allen HIV-Infizierten ist damit zu rechnen, daß sich das Vollbild der Aids-Krankheit entwickelt. Nach Ausbruch von Aids tritt der Tod nach Monaten bis wenigen Jahren ein. Bei Erwachsenen werden Überlebenszeiten von bis zu 5 Jahren berichtet. Kinder überleben meist weniger als 2 Jahre nach Auftreten der ersten Symptome von Aids.

Therapie

> Eine ursächliche Therapie gibt es nicht.
> Das Ziel ist es, den Verlauf hinauszuzögern und Infektionen zu behandeln. Wesentlich ist die psychologische Betreuung.

Prophylaxe

Der Prophylaxe kommt eine entscheidende Rolle zu, insbesondere in bezug auf sexuelle Kontakte.
Im Krankenhaus wird grundsätzlich das gleiche Verhalten wie für die Hepatitis-B-Prophylaxe empfohlen.

26.29 Virushepatitis

Die Virushepatitis wird in 24.1 beschrieben.

26.30 Erkrankungen durch Pilze

Pilzerkrankungen sind ausgesprochen häufig. Sie betreffen in den meisten Fällen die Haut und die Schleimhäute, auf denen sie zur normalen Flora gehören und dann Infektionen verursachen, wenn das Gleichgewicht gestört wird oder die Lebensbedingungen der Pilze sich verbessern: z.B. in sog. feuchten Kammern (Zwischenzehenräume), Hautfalten (besonders bei Adipösen) o.ä.

Diese Pilzerkrankungen stellen in der Regel kein wesentliches Problem dar. Sie lassen sich durch lokale Anwendung von Antimykotika behandeln. In der Klinik sind sie in der Regel Nebendiagnosen.

Viel problematischer sind ausgedehntere (oder gar generalisierte) Pilzinfektionen, die sich auf dem Boden anderer Erkrankungen oder aber durch Veränderung der Abwehr bei Tumortherapie, antibiotischer Therapie oder Immundefekten ergeben. Häufig ist dann die Candidasepsis.

Von besonderer Bedeutung sind Soormykosen und Aspergillosen.

26.30.1 Soor

Erreger des Soors ist ein Hefepilz: Candida albicans. Er gehört zur Haut- und Schleimhautflora des Erwachsenen, ohne daß sich eine Erkrankung zeigt. Diese ergibt sich dann, wenn die Haut vorgeschädigt wird oder wenn das Gleichgewicht der Flora durcheinandergerät. Häufige Orte der Vorschädigung sind Hautfalten und bei Säuglingen der Windelbereich.

Dort kommt es dann zu den typischen Effloreszenzen. Das sind kleine runde Herde, an denen das Korium offenliegt und die von einem weißen Saum aus Hornschichtfetzen umgeben sind. Diese sprechen gut auf lokale Nystatinbehandlung an. Im Rahmen einer Breitbandantibiotikatherapie treten auch ausgedehnte Soorinfektionen der Schleimhäute auf, die intensiver behandelt werden müssen.

Grundsätzlich sind auch Organmykosen möglich. Sie treten im Rahmen einer Soor-(Candida-)sepsis auf und sind durch viele kleine Abszesse gekennzeichnet. Die klinischen Erscheinungen sind häufig wenig eindeutig, so daß oft längere Zeit vergeht, bis die Diagnose gestellt wird.

Therapie

> Es stehen parenteral anwendbare Antimykotika, wie z.B. Amphotericin B, zur Verfügung.

26.30.2 Aspergillose

Der Pilz Aspergillus fumigatus ist besonders als Erreger einer Pneumonie bei abwehrgeschwächten Patienten sehr gefürchtet. Er kommt überall vor, besonders auch in Erde (Blumentöpfen), daher sind Topfblumen in Krankenzimmern verboten!

Ausgehend von der Lunge kann es zu Absiedelungen der Infektion im Gehirn oder anderen Organen kommen.

Therapie

Die Behandlung erfolgt systemisch mit Amphotericin B.

26.31 Erkrankungen durch Protozoen (Urtierchen)

Von den Protozoenkrankheiten sind in unseren Breiten die Toxoplasmose und die Malaria (eingeschleppt) relevant.

26.31.1 Toxoplasmose

Toxoplasma Gondii befällt alle Warmblüter, dabei treten 3 Entwicklungsformen auf:

● **Proliferative Form im nichtimmunen Wirt:**
Es besteht eine Entzündung und Parasitämie (d.h. die Parasiten kommen im Blut vor).

● **Zyste im immunen Wirt:**
Bei Genuß rohen oder halbrohen Fleisches werden diese Zysten übertragen und gehen in die proliferative Form über.

● **Oozyste:**
Die geschlechtliche Vermehrung erfolgt im Katzendarm (junges Tier), die Ausscheidung über den Kot. Bei Infektion eines nichtimmunen Wirtes (durch Schmierinfektion) kommt es zum Übergang in die proliferative Form.

Die Infektion erfolgt in der Regel nach der Geburt und verläuft bei $2/3$ der Betroffenen symptomlos. Wenn Symptome auftreten, dann sind sie meist unspezifisch. Mitunter ähnelt das Krankheitsbild dem Pfeiffer-Drüsenfieber. Auch eine ausschließliche generalisierte Lymphknotenschwellung ist möglich, diese heilt problemlos aus.

Ein Problem dieser Erkrankung stellt die pränatale Infektion dar. Sie ist nur möglich bei Parasitämie im Rahmen der Erstinfektion. 50% der Erstinfektionen während der Schwangerschaft führen zur Infektion der Frucht.

Man geht davon aus, daß sich ca. 1% der Schwangeren erstmals während einer Schwangerschaft infizieren. Durch Toxoplasmose schwergeschädigte Kinder sieht man aber nur etwa 1 auf 10 000. Die Inkubationszeit in der Frühschwangerschaft ist wohl sehr lang, in der Spätschwangerschaft eher kurz. Die Toxoplasmose ist immer eine Fetalkrankheit. Die Infektion des Embryos führt zum Abort.

Auch nach Infektion des Fetus kann die Infektion bei diesem folgenlos ausheilen. Es können sich aber auch folgende Zeichen der Infektion zeigen:

- Entzündung der Ader- und Netzhaut am Auge (Chorioretinitis),
- Meningoenzephalitis mit späterer Ausbildung eines Hydrozephalus und Verkalkungen im Gehirn.

Therapie

Bei nachgewiesener Infektion ist die Behandlung mit Daraprim und Sulfonamiden möglich.

26.31.2 Malaria

Die Malaria ist immer noch eine der verbreitetsten Infektionskrankheiten. Jährlich werden 100 Mio. Menschen infiziert, und es sterben mehr als 1 Mio. Menschen daran. Dabei betreffen die meisten Todesfälle Kinder < 5 Jahren. Malaria kam bis zum Anfang dieses Jahrhunderts auch bei uns vor (z.B. Gebiet um Emden). Wenn wir heute mit der Erkrankung zu tun haben, so sind es meist Patienten, die sich vorübergehend in sog. Endemiegebieten aufgehalten haben. In Europa kommt die Malaria eigentlich nur noch in der Türkei vor.

Erreger sind die Malariaplasmodien, von denen es 4 verschiedene Arten gibt Sie führen zu unterschiedlichen Krankheitsverläufen. Die Erreger werden durch den Stich der Anophelesmücke übertragen.

Symptome

Die Erreger befallen die Erythrozyten und verursachen ihrem Entwicklungsrhythmus entsprechend in bestimmten Abständen einen Zerfall von Erythrozyten. Dadurch wird eine Fieberreaktion ausgelöst, die klinisch zunächst im Vordergrund steht. Diese Fieberschübe treten bei der Malaria tertiana alle 3 Tage auf (Erreger: Plasmodium ovale und vivax), bei der Malaria quartana alle 4 Tage (Plasmodium malariae) und bei der Malaria tropica, dem gefährlichsten Typ, in unregelmäßigen Abständen. Es kommen allgemeine Symptome hinzu wie grippale Erscheinungen, Bauchschmerzen, Erbrechen, Durchfälle. Es entwickelt sich eine Anämie, und man findet regelmäßig eine Milzvergrößerung. Bei der Malaria tropica kommt es bei Säuglingen und

Kleinkindern zu einer neurologischen Symptomatik mit Meningitis, Krampfanfällen, Koma, Lähmungen u.a.

Auch eine angeborene Malaria kommt vor, sie zeigt sich meist während der ersten Lebenstage mit Fieber und Appetitlosigkeit.

Die Malaria tropica kann binnen 1–2 Wochen zum Tode führen.

Diagnose

Die Diagnose ergibt sich aus der Klinik, dem Untersuchungsbefund, natürlich aus dem gefärbten Blutausstrich und der Mikroskopie des „dicken Tropfens", in dem man die Plasmodien sehen kann.

Therapie

Die Erkrankung läßt sich mit verschiedenen Medikamenten behandeln. Gebräuchlich sind: Resochin, Fansidar, Lariam u.a..

Prophylaxe

Problematisch ist die zunehmende Resistenzentwicklung, die auch hinsichtlich der Malariaprophylaxe relevant ist. Man sollte sich auf jeden Fall vor der Reise in ein Malariagebiet aktuell informieren, mit welchem Präparat die Prophylaxe erfolgen sollte. Sicherlich sollten althergebrachte Maßnahmen zur Stichvermeidung ebenfalls angewendet werden.

26.32 Erkrankungen durch Eingeweidewürmer

26.32.1 Madenwürmer (Oxyuren)

Der Madenwurmbefall wird relativ häufig festgestellt, macht aber meist keine Beschwerden von seiten des Bauches, wohl aber kommt es zu einem mitunter sehr stark ausgeprägten Juckreiz am After.

Die fadenförmigen, weißen Würmer leben im Dickdarm. Die weiblichen Tiere sind etwa 10 mm lang, die männlichen 5 mm. Die Weibchen wandern nachts zum After hinaus und legen ihre Eier ab. Dadurch verursachen sie Juckreiz, es wird gekratzt, und wenn die Finger anschließend wieder in den Mund genommen werden, erfolgt die erneute Selbstinfektion. Die Übertragung von Mensch zu Mensch erfolgt durch mangelnde Hygiene, auch Badewasser oder Staub können Oxyureneier enthalten. Die früher übliche Kopfdüngung von Gemüse mit menschlichen Fäkalien war eine häufige Infektionsquelle.

Diagnose

Die Diagnose ergibt sich dadurch, daß die Würmer bemerkt werden, meist auf dem Stuhl oder aber auch in der Wäsche. Der mikroskopische Nachweis der Eier ist möglich.

Therapie

> Man führt eine Wurmkur mit Molevac durch (1 Dragee/10 kg Körpergewicht), die nach 14 Tagen wiederholt und auch bei anderen evtl. infizierten Familienmitgliedern angewendet werden sollte. Der Stuhl färbt sich durch das Medikament rot. Wenn eine erneute Infektion verhindert werden kann (durch enganliegende Nachtwäsche, kurze Fingernägel, Sitzbäder etc.), sterben die Würmer nach maximal 3 Monaten von selbst ab.

26.32.2 Spulwürmer

Diese Würmer ähneln Regenwürmern. Ihre Farbe variiert von gelblich bis rosa. Die äußere Haut ist glatt.

Die Weibchen erreichen eine Länge von 20–40 cm und sind gut bleistiftdick, die Männchen sind etwa halb so groß. Die ausgewachsenen Würmer leben im Dünndarm des Wirtes. Hier legen die Weibchen die Eier ab (bis zu 20 Mio./Tier), die dann mit dem Stuhl ausgeschieden werden. Die frisch ausgeschiedenen Eier sind noch nicht infektiös. Es muß sich unter feuchten Bedingungen an der Außenwelt zunächst das sog. 1. Larvenstadium entwickeln. Dieser Vorgang nimmt etwa 4–6 Wochen in Anspruch, erst dann sind die Eier infektiös. Werden sie aufgenommen, so kann sich daraus im Dünndarm das 2. Larvenstadium entwickeln. Diese Larven bleiben aber noch nicht im Darm, sie durchbohren vielmehr die Darmwand, werden mit dem Venenblut in die Pfortader geschwemmt und gelangen so in die Leber. Dort verweilen sie einige Zeit, werden dann mit dem Blutstrom über das rechte Herz in die Lunge gespült, durchbohren die Wände der Lungenbläschen (Alveolen) und wandern die Luftwege hinauf. In dieser Phase kann eine Lungenentzündung mit Fieber und Husten mit blutigem Auswurf auftreten. Die Larven werden bei Erreichen der Trachea ausgehustet, zum großen Teil mit dem Auswurf verschluckt und gelangen ein 2. Mal in den Dünndarm, wo sie sich nun zu den geschlechtsreifen Würmern entwickeln. Der Wurmbefall verursacht meist keine Symptome, kann aber auch zu Bauchschmerzen, Übelkeit und Appetitmangel führen. Selten kommen bei massivem Befall Perforation der Darmwand, Ileus oder Invagination vor. Die Würmer verlassen den Darm mit dem Stuhl. Bei massivem Befall können sie auch erbrochen werden. Abb. 27 zeigt Madenwürmer und Spulwürmer im Schema sowie die entsprechenden Eier.

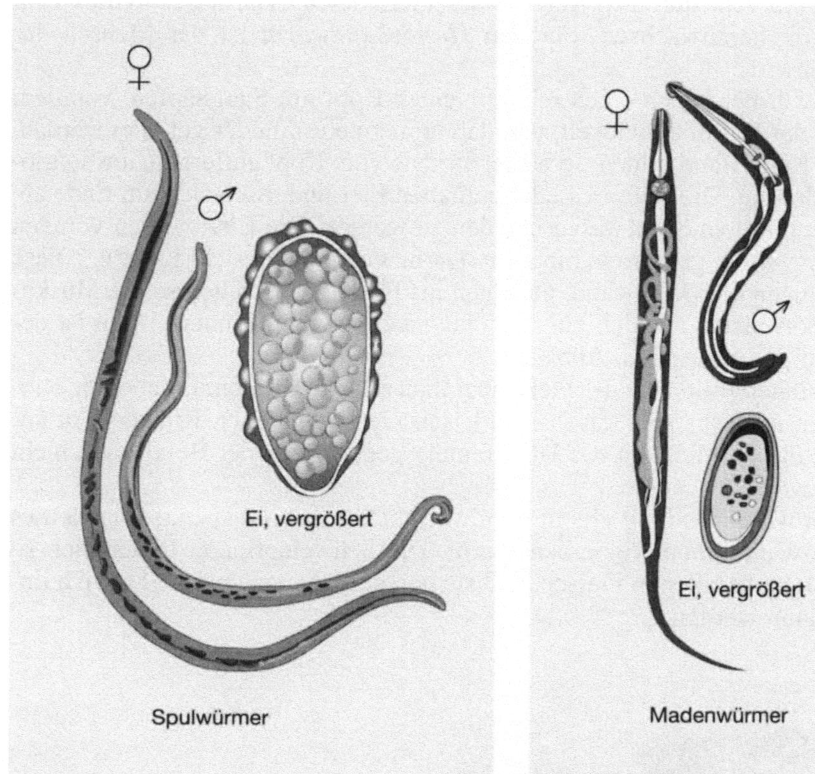

Abb. 27. Spul- und Madenwürmer im Schema sowie die entsprechenden vergrößerten Eier

Diagnose

Durch direkten Wurmnachweis oder durch mikroskopischen Nachweis der Eier ist die Diagnose zu stellen.

Therapie

Es stehen verschiedene wurmabtötende Mittel zur Verfügung (Helmex oder Vermox).

26.32.3 Bandwürmer

Unter den vielen verschiedenen Bandwurmarten gibt es nur wenige, die bei uns Bedeutung für den Menschen haben. Bandwürmer machen einen Wirtswechsel durch. Für den **Schweine-,** den **Rinder-** und den **Fischbandwurm** ist der Mensch Endwirt, d.h. der Bandwurm lebt in seinem Darm. Im sog. Zwischenwirt findet sich das Finnenstadium. Das sind im Gewebe in Kapseln liegende Larven, die nach Verzehr des Fleisches im Darm des Wirtes zum Bandwurm heranwachsen. Für den *Hundebandwurm* ist der Mensch der Zwischenwirt.

Bandwürmer haben einen relativ kleinen Kopf mit Saugnäpfen, von dem aus sich der Wurm entwickelt, d.h. daß immer neue Glieder gebildet werden, die eine Kette/Band bilden. Je weiter sie sich vom Kopf entfernen, um so größer werden sie. Die reifen Glieder enthalten Eier und lösen sich am Ende ab, um dann mit dem Stuhl ausgeschieden zu werden. Die Eier werden von den Zwischenwirten gefressen, und im Darm entwickeln sich Larven. Diese durchdringen die Darmwand, gelangen ins Blut und erreichen so die Muskulatur. Dort nisten sie sich ein und entwickeln sich zu Finnen. Dann ist der Kreislauf geschlossen (s. Abb. 28).

Die Finnen sollen bei der Fleischbeschau erkannt werden. Da aber die Rinderfinnen nur sehr sporadisch im Fleisch eines befallenen Rindes vorkommen, ist die Möglichkeit der Übertragung gegeben, da der Befall evtl. nicht erkannt wird.

Wenn wir es also mit einem Bandwurmbefall zu tun haben, so handelt es sich meist um einen Rinderbandwurm. Die Schweinefinnen finden sich so zahlreich im befallenen Fleisch, daß sie bei der Untersuchung eigentlich immer erkannt werden.

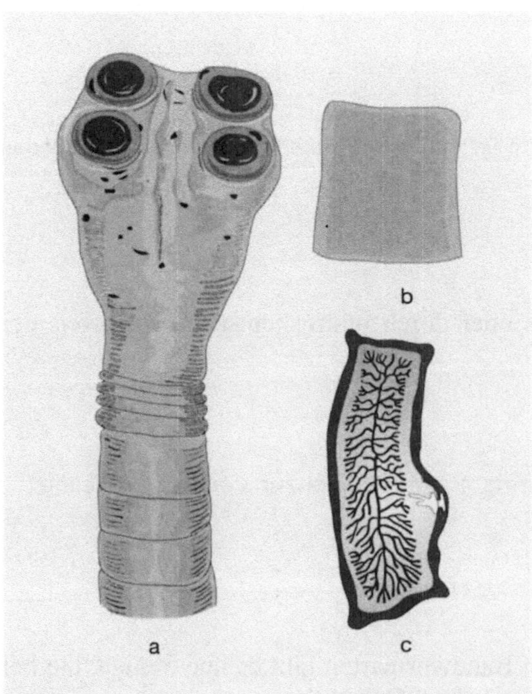

Abb. 28 a–c. Bandwurm **a** Rinderbandwurmkopf mit ersten Gliedern (deutlich vergrößert). **b** Unreife Glieder aus dem mittleren Bereich des Wurmes. **c** Reife Glieder lösen sich am Ende ab. Sie enthalten in einem Gangsystem (Uterus) die Eier

Therapie

> Bei der Therapie kommen Wurmmittel zum Einsatz, die letztlich zu einer Auflösung des Wurmes führen. Das ist beim Schweinebandwurm problematisch, da die Eier durch die Wurmmittel im Darm des Menschen freigesetzt werden, und es zu einem Finnenbefall des Menschen kommen kann. Deshalb soll man Patienten mit Schweinebandwurm kurze Zeit nach dem Wurmmittel ein starkes Abführmittel geben.

Durch die Finnen des Hundebandwurms (auch Fuchsbandwurms) werden bei befallenen Menschen große Zysten gebildet, v.a. in der Leber, aber auch in Lunge und Gehirn. Diese können infiltrativ wachsen und dadurch lebensbedrohlich sein, besonders bei Befall mit Echinococcus multilocularis. Die durch die Finnen dieser Bandwürmer hervorgerufenen Zysten müssen operativ entfernt werden. Man bezeichnet die Erkrankung als Echinokokkose (Echinokokkuszysten). Hier wiederum unterscheiden wir 2 Typen:

- Echinococcus cysticus (durch Hundebandwurm hervorgerufen),
- Echinococcus alveolaris (durch Fuchsbandwurm hervorgerufen).

27 Erkrankungen der Haut

Sehr viele Erkrankungen gehen mit Veränderungen an der Haut einher. Oft stellen diese Hautveränderungen ein Symptom dar, ohne daß eine Erkrankung der Haut im eigentlichen Sinne vorliegt. So ist es z.B. bei den Kinderkrankheiten, welche ein typisches Exanthem zeigen.

Die eigentlichen Hautkrankheiten können erblich, infektiös, durch Parasiten oder toxisch bedingt sein. Oft kennt man die Ursache aber auch nicht.

27.1 Hautkrankheiten des Säuglings

27.1.1 Erythema toxicum neonatorum

Sehr häufig ist das Erythema toxicum neonatorum, ein sich in den ersten Lebenstagen entwickelnder Hautausschlag aus hellen Pusteln mit rotem Hof.

Die Pusteln enthalten etwas Sekret, in dem sich typischerweise eosinophile Granulozyten finden. Selten kann ein Erythema toxicum auch angeboren sein. Die Ursache dieser Erkrankung ist unbekannt.

Therapie

Es gibt keine spezielle Behandlung. Der Ausschlag verschwindet von selbst.

27.1.2 Milien

Milien sind kleine Zysten in der äußersten Hautschicht, die mit Hornmaterial angefüllt sind. Bei manchen Säuglingen treten sie massenhaft, besonders im Gesicht, und dort besonders um die Nase, auf. Sie verschwinden nach einigen Wochen von selbst.

27.1.3 Windeldermatitis

Die Windeldermatitis ist die häufigste Hautkrankheit im Windelbereich. Sie wird ausgelöst durch Aufweichen der Haut durch langes Liegen in feuchten Windeln.

Oft besteht eine zusätzliche Soorinfektion.

Therapie

> Die Behandlung erfolgt durch häufiges Windelwechseln und Abdecken der Haut mit Zinkpaste, die in der Regel Nystatin als Antimycoticum enthalten sollte. Oft besteht gleichzeitig ein Mundsoor und Besiedelung des Darmes, deshalb muß das Kind auch oral mit einem Pilzmittel behandelt werden, da es sonst immer wieder zu einer Infektion des Windelbereiches kommt.

27.1.4 Seborrhoische Säuglingsdermatitis

(Seborrhö: übermäßiger Talgfluß)

Symptome

Bei dieser häufigen Erkrankung treten scharf begrenzte gerötete Herde mit fettiger Schuppung auf. Typischerweise am behaarten Kopf (Milchschorf) und in den großen Gelenkfalten. Dabei besteht geringer Juckreiz.

Therapie

> Normalerweise verschwindet diese Erkrankung während der ersten 3 Monate von selbst. Die Schuppen können insbesondere am Kopf mit Öl angeweicht und dann abgehoben werden.

27.2 Atopisches Ekzem (Neurodermitis)

Symptome

Diese Erkrankung beginnt häufig auch mit einem Milchschorf; typischerweise tritt dieser jedoch erst nach dem 3. Monat auf. Bei Säuglingen ist oft die gesamte Haut befallen. Später bezieht sich die Erkrankung im wesentlichen auf die großen Gelenkbeugen. Es kann jedoch immer wieder zu einem generalisierten Befall kommen. Die Symptome verstärken sich meist in der kalten Jahreshälfte. Oft bestehen gleichzeitig andere atopische Symptome wie allergisches Asthma oder Heuschnupfen. Nahrungsmittel spielen bei 10% der Kinder als Auslöser eine Rolle.

Bei den meisten Kindern verliert sich die Erkrankung bis zum Erwachsenenalter.

Therapie

> Sie richtet sich zum einen auf die Vermeidung des Kontaktes mit Allergenen wie Hausstaub und Tierhaare (Wolle). Zum anderen ist äußerliche Behandlung mit fettenden Salben wichtig, um eine Austrocknung

> der Haut zu vermeiden, und auf diesem Wege den Juckreiz zu mindern.
> In schweren Fällen wird man nicht umhinkönnen, kortisonhaltige Salben
> einzusetzen. Das sollte jedoch immer nur für wenige Tage geschehen.
> Ganz wichtig ist auch eine psychische Stabilisierung der Kinder, was in
> den meisten Fällen einer Stabilisierung der Familie gleichkommt. Einige
> Therapieansätze versuchen, allein auf diesem Weg, zu einer Besserung
> zu gelangen.

Komplikationen

Schwerwiegende Komplikation ist eine generalisierte Infektion mit dem Herpes-simplex-Virus. Es entwickelt sich das Eczema herpeticatum, welches für diese Kinder eine lebensbedrohliche Erkrankung darstellt.

27.3 Bakterielle Hauterkrankungen

Diese Gruppe von Erkrankungen wird auch in 26.4 beschrieben. Man bezeichnet sie auch als Pyodermien (Eiterungen der Haut).

27.3.1 Impetigo contagiosa

Diese Erkrankung ist häufig. Hervorgerufen durch Staphylokokken oder Streptokokken, entwickelt sich eine hochinfektiöse blasige Abhebung der oberen Hautschichten. Die Blasen eröffnen sich, und es bilden sich typische goldgelbe Krusten auf dem infizierten Areal.

Therapie

> Die Therapie erfolgt in der Regel antibiotisch.

27.3.2 Erysipel

Es handelt sich um eine Infektion der tieferen Hautschichten mit Streptokokken. Typisch ist eine diffuse Rötung und Schwellung des Areals, ferner besteht regelhaft hohes Fieber. Oft läßt sich eine Eintrittspforte wie ein Mückenstich oder eine Verletzung durch einen Dorn erkennen.

Therapie

> Man behandelt parenteral antibiotisch.

27.4 Virusinfektionen der Haut

27.4.1 Warzen

Warzen sind häufig. Sie können sich an unterschiedlichen Hautarealen ansiedeln. Häufig ist der Befall der Finger, der Hände und der Füße.

Therapie

> Warzen neigen zur spontanen Abheilung. Sie können auch chirurgisch entfernt werden. Die äußerliche Behandlung mit Warzenmitteln ist leider häufig nicht erfolgreich.
> Die sog. Dellwarzen (Molluscum contagiosum, auch Molluscen) findet man besonders bei Kindern mit Neurodermitis. Sie werden mit einer Lanzette eröffnet und der Inhalt ausgedrückt. Anschließend wird die Wunde antiseptisch behandelt.

27.5 Pilzinfektionen der Haut

Diese treten besonders dort auf, wo sich Feuchtigkeit halten kann, also in den Hautfalten und den Zehenzwischenräumen. Erreger sind Hefen (Soor) und auch Fadenpilze.

Manche Erreger dringen im Verlauf der Haare in die Haut ein, und es entwickeln sich runde Herde mit randbetonter Schuppung. Im Bereich der Herde sind meist die Haare ausgefallen oder brechen dicht über der Haut ab.

Therapie

> Die Behandlung erfolgt in der Regel äußerlich mit antimykotischen Salben oder Lösungen. In manchen Fällen muß der Wirkstoff oral angewendet werden.

27.6 Erkrankungen der Haut und Hautanhängsel durch Parasiten

27.6.1 Kopfläuse

Der Befall durch Läuse wird häufig erst durch sekundäre Erscheinungen wie Ekzem oder Hauteiterungen sichtbar. Läuse und ihre Eier (Nissen) findet man besonders hinter den Ohren.

Therapie

> Behandelt wird durch äußerliche Anwendung eines Giftes. Werden davon die Nissen nicht abgetötet, so muß nach 1 Woche nachbehandelt werden, um die dann ausgeschlüpften Läuse abzutöten, bevor sie wieder Eier abgelegt haben.

27.6.2 Skabies

Diese Erkrankung wird durch Milbenbefall der Haut hervorgerufen. Die weiblichen Tiere graben Gänge in die Hornschicht der Haut (gut zu sehen in den Fingerzwischenräumen) und legen dort Eier ab.

Durch die Tiere selbst und ihren Kot wird eine Ekzemreaktion der Haut ausgelöst. Es entstehen Pusteln, eitrige Krusten und Verdickungen der Hornschicht (Hyperkeratosen). Lästig ist besonders der Juckreiz, der vor allem nachts auftritt, wohl durch vermehrte Aktivität der Milben in der Bettwärme. Die Übertragung ist nur durch sehr engen Kontakt oder Tragen infizierter Kleidung möglich (z.B. Schlafen im selben Bett). Die Kleidung ist nach 4–5 Tagen Auslüftung nicht mehr infektiös.

Therapie

> Behandelt wird mehrfach durch Einreibung mit einem milbenwirksamen Gift. Dadurch werden die Milben abgetötet. Da aber die toten Milben und der Kot in der Haut verbleiben, kann die Symptomatik zunächst bestehenbleiben. Man nennt die Erkrankung dann postskabiöses Ekzem.

28 Immunologie/Allergologie

Aufgabe des Immunsystems ist der Schutz des Organismus vor schädigenden körperfremden und körpereigenen Einflüssen wie Infektionen, Fremdeiweißen oder Tumorzellen. Gewährleistet wird dieser Schutz durch 4 verschiedene Mechanismen.

28.1 Abwehrmechanismen

28.1.1 Unspezifische zelluläre Abwehr

Hierunter fallen Zellen, die undifferenziert alles Fremde bekämpfen. Im wesentlichen sind das Granulozyten und Monozyten.

28.1.2 Unspezifische humorale Abwehr

Humoral bedeutet, daß die Abwehr über in den Körperflüssigkeiten gelöste Stoffe bewerkstelligt wird, also nicht an Zellen gebunden ist. Hierzu gehört insbesondere das sog. Komplementsystem. Das ist ein System aus sich nacheinander aktivierenden Eiweißen (ähnlich der Gerinnungskaskade), welche in der Lage sind, z.B. Bakterien zu zerstören.

28.1.3 Spezifische zelluläre Abwehr

Im wesentlichen erbringen T-Lymphozyten diese Leistung. Sie sind in der Lage, nur ganz bestimmte Erreger oder Stoffe unschädlich zu machen, allerdings erst nach Stimulation (durch Erkrankung, Impfung oder Kontakt).

Die T-Lymphozyten sind besonders wichtig bei der Bekämpfung von Tuberkulose und Pilzinfektionen. Sie spielen eine Rolle bei Kontaktallergien. Häufig ist die Nickelallergie.

28.1.4 Spezifische humorale Abwehr

Das sind gezielt wirkende Antikörper, die erst entstehen, nachdem der Organismus sich mit einer Erkrankung oder einem Stoff auseinandergesetzt hat. Sie werden von den B-Lymphozyten gebildet. Man unterscheidet folgende Immunglobuline (Ig):

IgM

Der Nachweis dieser Frühantikörper im Blut beweist eine frische Infektion. Sie sind zu groß, um die Plazenta zu passieren; werden sie bei einem Neugeborenen nachgewiesen, so beweisen sie eine pränatale Infektion des Kindes.

IgG

Es handelt sich um Spätantikörper bei Infektionen. IgG-Antikörper machen die Immunität aus. Die Spiegel im Blut (Titer) steigen bei erneutem Kontakt sehr schnell wieder an, es kommt dann nicht zu einer IgM-Produktion. IgG-Antikörper können die Plazenta passieren und machen den Nestschutz aus.

IgA

IgA sind die auf den Schleimhäuten wirksamen Antikörper. Sie kommen auch in der Muttermilch vor.

IgE

IgE findet man auf Mastzellen und basophilen Granulozyten. Sie sind an allergischen Reaktionen beteiligt.

IgD

IgD wird auf der Oberfläche von B-Lymphozyten gefunden; über die Funktion ist nichts bekannt.

Die 4 Abwehrmechanismen sind eng miteinander verzahnt. Sie funktionieren häufig nicht allein, sondern bedürfen der gegenseitigen Hilfe.

Wesentlich für die Schutzfunktion ist natürlich, daß das Immunsystem den Organismus, den es schützen soll, erkennt. Diese Prägung erfolgt während der Schwangerschaft. Gegen Ende der Schwangerschaft ist das Immunsystem schon in der Lage, Antikörper zu produzieren. Dies macht man sich zur Diagnostik bei pränatal erworbenen Infektionen zunutze (IgM, s. oben).

28.2 Erkrankungen des Immunsystems

28.2.1 Immunschwächen

Problematisch sind sog. Immunschwächen. Diese können angeboren sein oder erworben werden (Chemotherapie, Aids). Auffällig werden die Kinder durch häufige schwere (meist bakterielle) Infektionen oder aber durch ungewöhnliche Infektionen durch Erreger, die normalerweise auf dem Menschen siedeln, ohne krank zu machen.

Zum anderen wird bei einigen Erkrankungen diskutiert, ob sie dadurch bedingt sind, daß das Immunsystem sich fälschlicherweise gegen den Organismus wendet, den es doch eigentlich schützen sollte. Das sind die sog. Autoimmunerkrankungen. Als Beispiele werden die rheumatischen Erkrankungen in Kap. 34 besprochen.

28.2.2 Allergologie

Bei der komplizierten Regulation der Immunantworten auf Kontakt mit einem Antigen können auch Störungen auftreten im Sinne einer überschießenden Reaktion, die dann den Organismus schädigt. Diese Reaktionsform nennt man Allergie. Man unterscheidet grundsätzlich 4 Formen der allergischen Reaktion.

Wir unterscheiden 4 allergische Reaktionsformen:

Typ I (anaphylaktischer Typ)

Dabei kommt es über eine vermehrte Besetzung der Mastzellen und basophilen Granulozyten mit spezifischem IgE bei Kontakt mit dem entsprechenden Antigen zur Freisetzung von Histamin und anderen, insbesondere gefäßwirksamen, Substanzen.

Dadurch bedingt entstehen Ödeme durch eine gesteigerte Gefäßdurchlässigkeit, Blutdruckabfall durch Weitstellung der Gefäße und Kontraktion der Bronchialmuskulatur.

Die Reaktion kann jeweils auf ein Organsystem begrenzt bleiben: z.B. Heuschnupfen, allergische Konjunktivitis, Asthma oder Urtikaria. Diese Symptome sind belastend für die Kinder, in der Regel aber nicht lebensbedrohlich.

Therapie

> Therapeutisch werden bei lokalisierter anaphylaktischer Reaktion Antihistaminika und evtl. Kortison eingesetzt, bei Asthma auch Bronchodilatatoren wie Sultanol. Zur Vorbeugung gibt man Präparate, die Chromoglycinsäure enthalten. Diese stabilisiert die Mastzellen, verhindert die Ausschüttung von Histamin und beugt so der allergischen Reaktion vor.

Breitet sich die Reaktion über den gesamten Organismus aus, so spricht man dann von der systemischen Form der Anaphylaxie. Dabei kommt es kurz nach Allergenkontakt (meist durch Medikamente, Nahrungsmittel oder Insektenstiche) histaminvermittelt zu Nesselsucht (Urtikaria), Heuschnupfen, also allergische Rhinitis, Larynxödem (das ist eine Schwellung der Schleimhaut des Kehlkopfes), Asthma, Bauchschmerzen, Durchfall und Schock.

Diagnose

Sie ergibt sich aus der Anamnese und dem klinischen Bild.

Therapie

> Bei systemischer anaphylaktischer Reaktion ist die sofortige Gabe von Adrenalin s.c. oder i.v., (i.v.-Gabe nur 1 : 10 verdünnt unter Blutdruckkontrolle) erforderlich. Flüssigkeit zur Kreislaufstabilisierung, evtl. Intubation und Beatmung. Antihistaminika und Kortison kommen erst in 2. Linie zur Anwendung.

Typ II

Es handelt sich um eine über IgG und IgM ausgelöste Schädigung von Zellen: z.B. manche hämolytischen Anämien und die Autoimmunerkrankungen.

Typ III

Dabei lagern sich pathologische Antigen-Antikörper-Komplexe besonders an den Gefäßen ab und führen über eine Entzündungsreaktion zu einer Schädigung. Der Typ III kommt bei Glomerulonephritiden und Gefäßerkrankungen vor.

Typ IV (zellulärer Typ)

Verzögerte allergische Reaktion, die – vermittelt über T-Lymphozyten – erst nach Tagen auftritt. Sie ist typisch für Kontaktallergien der Haut und die Tuberkulinreaktion.

Therapie

> Bei den allergischen Reaktionen vom Typ II bis IV gibt es keine spezifische Therapie. Es wird versuchsweise Kortison eingesetzt. Wichtig ist die Vermeidung der auslösenden Allergene.

Diagnose

Die Diagnose einer Allergie ergibt sich in der Regel aus der Anamnese, Hauttests und Bestimmung des spezifischen IgE.

Allgemeine Maßnahmen

> Vermeidung des Allergenkontaktes. Prophylaktische Gabe von Chromoglycinsäure, welche die Mastzellen stabilisiert und die Ausschüttung von Histamin bei Allergenkontakt unterbindet. Antihistaminika (vermindern die Wirkung des ausgeschütteten Histamins an den Rezeptoren), evtl. Hyposensibilisierung (funktioniert bei Insektengiften gut, bei Pollen mäßig und bei Hausstaub schlecht).
> Eine Hyposensibilisierung ist bei jeder Injektion mit der Gefahr einer akuten allergischen Reaktion belastet. Die Patienten müssen daher nach jeder Injektion gut überwacht werden.

29 Erkrankungen des Herzens

Bei gut 90% der Herzerkrankungen im Kindesalter handelt es sich um angeborene Herzfehler oder Fehlbildungen der großen Gefäße. Nur 10% entfallen auf erworbene Erkrankungen oder Herzrhythmusstörungen.

29.1 Angeborene Herzfehler (Herzvitien)

Man unterscheidet solche Herzfehler, die primär mit einer Zyanose einhergehen, und Herzfehler ohne Zyanose. Als Zyanose wird die Blaufärbung der Haut bei niedrigem Sauerstoffgehalt des Blutes bezeichnet. (Sprachgebrauch: zyanotisches Vitium cordis oder nichtzyanotisches Vitium cordis.)

Die wichtigen Herzfehler und ihre Häufigkeit bei Neugeborenen sind in Tabelle 11 aufgelistet.

Tabelle 11. Angeborene Herzfehler

Herzfehler	Häufigkeit [%]
Primär nichtzyanotische Herzfehler:	
Ventrikelseptumdefekt (VSD)	23
Persistierender Ductus arteriosus (PDA)	4–5
Vorhofseptumdefekt (ASD)	3
Aortenisthmusstenose (ISTA)	3
Pulmonalstenose (PST)	3
Primär zyanotische Herzfehler:	
Transposition der großen Gefäße (TGA)	10
Fallotsche Tetralogie	8
Truncus arteriosus communis	3
Trikuspidalatresie	2

Früher starben von den Kindern mit angeborenen Herzfehlern 85% im 1. Lebensjahr. Durch verbesserte Operationstechniken konnte der Prozentsatz auf <15% gesenkt werden. Ursachen für das Auftreten sind schwer zu klären. Man weiß, daß Herzfehler bei Embryopathien vorkommen (z.B. Röteln, s. 1.3.1). Auch Alkohol und Strahlenexposition können auslösend wirken. Mitunter scheinen genetische Faktoren möglich. Häufig ist aber die Ursache nicht zu klären.

29.2 Diagnostik bei Verdacht auf Erkrankungen des Herzens

Klinischer Befund: Vergrößerung der Leber, Zyanose, Herzgeräusch, Pulse, Blutdruck (Unterschied an Armen und Beinen), Auffälligkeiten der Atmung, besonders Tachypnoe.

Labor: Blutgasanalyse (pO_2, pCO_2), Blutbild (Hb erhöht?).

Röntgen: Herzform und Herzgröße, Lungendurchblutung.

EKG: Zeichen der Belastung, Rhythmusstörung.

Echokardiogramm (Sonographie): Herzgröße, Dicke der Muskulatur, Beweglichkeit bei der Kontraktion, Beurteilung der Scheidewände von Vorhöfen und Kammern, Abgang der Gefäße, Durchgängigkeit der Gefäße, Anatomie und Funktion der Herzklappen. Mit Farbdoppler: Aussage zum Blutfluß möglich.

Herzkatheteruntersuchung: Mittels Kontrastmittel erfolgt die genaue Darstellung der Herzinnenräume, der Gefäße und des Blutflusses. Über den Katheter sind auch Druckmessungen in den Kammern und dadurch Aussagen zu Belastung und Ausmaß des Herzfehlers möglich. Katheteruntersuchungen dürfen nur bei entsprechender Indikation durchgeführt werden, d.h. wenn die Diagnose durch andere Untersuchungen nicht ausreichend zu erhärten ist. Bis zu 16% der Kinder sterben infolge von Komplikationen der Untersuchung innerhalb von 24 h, und zwar um so häufiger je jünger die Kinder sind.

29.3 Ventrikelseptumdefekt (VSD)

Beim VSD liegt ein Loch in der Scheidewand der Ventrikel vor. In Abhängigkeit von der Größe fließt in der Systole mehr oder weniger sauerstofffreiches Blut aus der linken Kammer dem Druckgefälle folgend in die rechte Kammer und von dort wieder in die Lunge. Die Kinder haben keine Zyanose (Abb. 29).

Grundsätzlich ist es so, daß Ventrikelseptumdefekte, auch die großen, sich in bis zu 50% der Fälle spontan verschließen. 60% dieser Verschlüsse erfolgen im Verlauf des ersten Lebensjahres.

Es kommt bei großen Defekten zunächst zu einer Überlastung der linken Kammer, denn diese muß größere Blutmengen fördern. Wird die Lunge längere Zeit mit einer deutlich zu hohen Blutmenge belastet, kann sich als Reaktion eine Engstellung der Lungengefäße ergeben. Es ist dann immer mehr Druck erforderlich, um die Lunge zu durchbluten. Es kann sich die Situation einstellen, daß nur noch sehr wenig Blut durch die Lunge fließen kann. Das Blut aus der rechten Herzkammer fließt dann durch den VSD in die linke Herzkammer. Da dann sauerstoffarmes Blut in den Körperkreislauf gepumpt wird, entsteht eine sekundäre Zyanose. Man nennt dieses Phänomen Eisenmenger-Reaktion.

Diagnose

Man hört meist ein lautes Herzgeräusch (Systolikum). Durch Ultraschall wird die Diagnose gestellt.

Therapie

Bei chronischer oder rezidivierender Herzinsuffizienz, Lungenproblemen durch die Überflutung oder Nichtgedeihen muß der Defekt operativ verschlossen werden. Eine Eisenmenger-Reaktion läßt sich nicht rückgängig machen, eine operative Behandlung ist dann nicht mehr möglich.

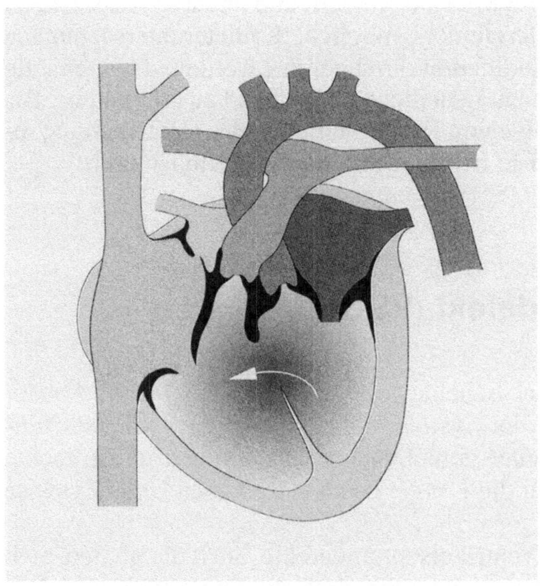

Abb. 29. Ventrikelseptumdefekt (VSD)

29.4 Persistierender Ductus arteriosus Botalli (PDA)

Hierbei verschließt sich die im fetalen Kreislauf (s. 2.1.6) bestehende Verbindung zwischen Aorta und Arteria pulmonalis nicht.

In Abhängigkeit von der Größe fließt Blut von links nach rechts, es kommt zu einer Überflutung der Lunge und Volumenbelastung der linken Herzkammer (Abb. 30). Es kann sich eine Herzinsuffizienz ausbilden, sollte deshalb frühzeitig operiert werden.

Der PDA ist auch eine Komplikation bei beatmeten Frühgeborenen. Ohne daß ein weiterer Herzfehler besteht, bleibt die Verbindung konstant oder wechselhaft offen. Die Folgen sind Herzinsuffizienz, wechselnder Sauerstoffbedarf, Ödeme, Lebervergrößerung, sehr kräftige Pulse und hohe Blutdruckamplitude (großer Unterschied zwischen systolischem und diastolischem Wert).

Therapie

Zunächst Verringerung des Flüssigkeitsangebots, und ausreichende Sauerstoffversorgung. Wenn keine Besserung eintritt, kann ein Versuch mit Indometacin erfolgen. Dieses, die Prostaglandinsynthese hemmende Medikament, kann den Verschluß bewirken. Bei ausbleibendem Erfolg sollte auch bei Frühgeborenen frühzeitig operiert werden. Der Eingriff ist (im Vergleich zu den anderen Herzoperationen) relativ einfach.

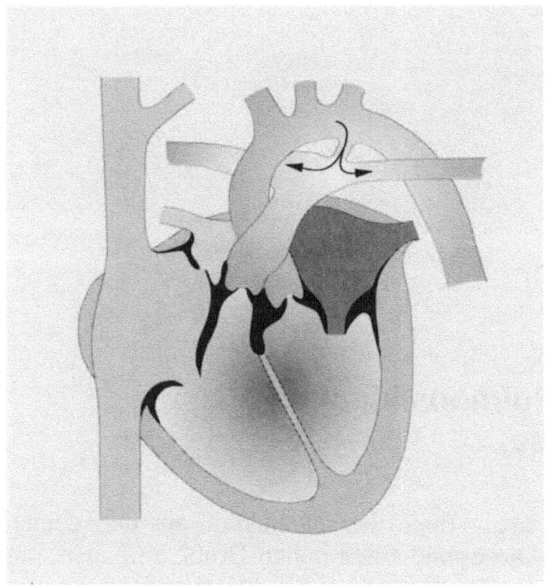

Abb. 30. Persistierender Ductus arteriosus (Ductus Botalli)

29.5 Vorhofseptumdefekt (ASD)

Bei einem ASD liegt ein Loch in der Vorhofscheidewand vor. Es kann wenige Millimeter groß sein, die Vorhofscheidewand (Septum) kann aber auch ganz fehlen.

Das Blut fließt auf Vorhofebene von links nach rechts. Es kommt zu einer Überlastung des rechten Herzens und des Lungenkreislaufs (Abb. 31). Auffällig werden die Kinder frühestens ab dem 2. Lebensjahr. Körperliche Einschränkungen ergeben sich nur bei sehr großen Defekten.

Therapie

Operativer Verschluß, in der Regel vor der Einschulung.

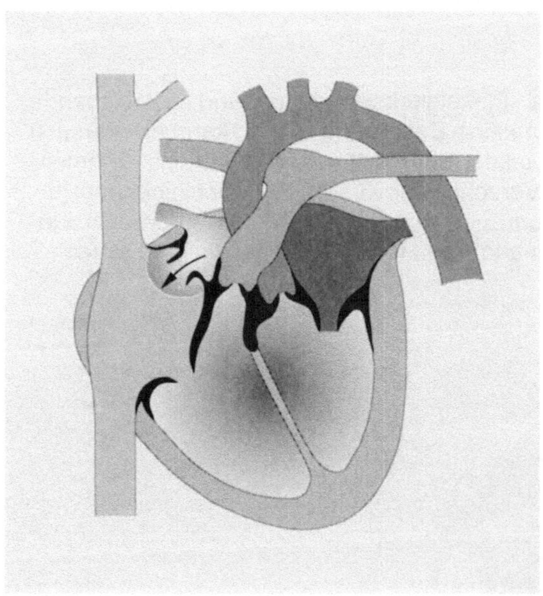

Abb. 31. Vorhofseptumdefekt (ASD)

29.6 Verengung der Pulmonalklappe
(Pulmonalstenose)

Bei der Pulmonalstenose (Stenose = Enge) ist der Ausfluß aus der rechten Kammer behindert (Abb. 32). Diese muß einen hohen Druck aufbauen, um eine ausreichende Durchblutung der Lunge zu gewährleisten. Steigt der Druck sehr stark, kann sich eine Zyanose entwickeln.

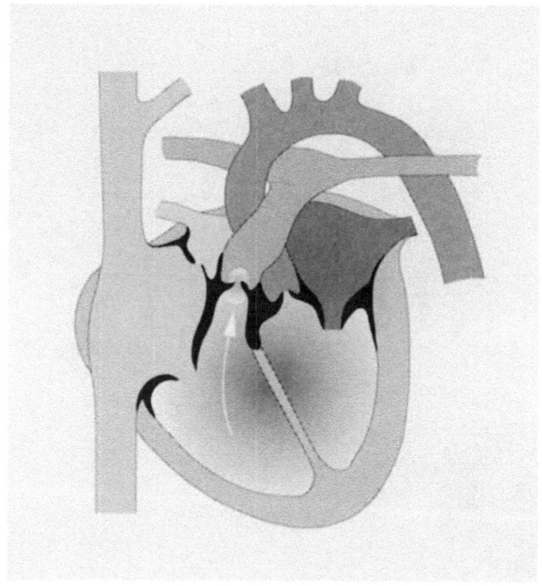

Abb. 32. Verengung der Pulmonalklappe (Pulmonalstenose)

Therapie

> Es gibt 2 Operationsmöglichkeiten:
> – Sprengung der Stenose mit einem Ballonkatheter,
> – Operation mit Erweiterung des Klappenringes.

29.7 Aortenisthmusstenose

Hier liegt eine Enge (Stenose) im Bereich der Aorta nach Abgang der Arterien, die den Kopf und die oberen Extremitäten versorgen, vor. Die Enge kann vor (präduktal) oder hinter (postduktal) dem Ductus arteriosus Botalli liegen (Abb. 33). Problem dieses Fehlers ist es, daß die untere Körperhälfte nicht ausreichend auf normalem Wege versorgt wird. Mündet der Ductus arteriosus Botalli vor der Stenose, so besteht diese Minderdurchblutung schon während der Fetalperiode, und es bilden sich Umgehungskreisläufe aus, die die Versorgung sichern. Die Kinder können sich normal entwickeln. Der Blutdruck ist aber dennoch an den Beinen niedriger als an den Armen (typischer Befund). Wenn der Ductus arteriosus Botalli hinter der Stenose mündet, so wird die Versorgung der unteren Körperhälfte während der Schwangerschaft über ihn ausreichend gewährleistet. Schließt sich der Ductus arteriosus Botalli dann nach der Geburt, kommt es akut zu einer Unterversorgung, besonders

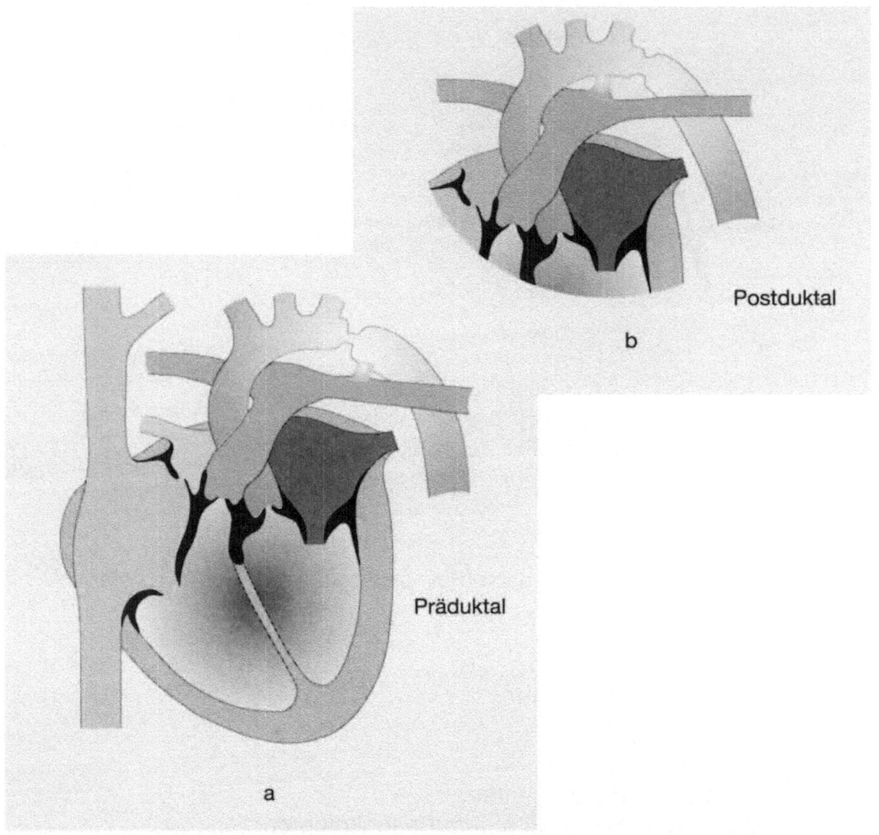

Abb. 33 a, b. Aortenisthmusstenose. **a** Präduktal, **b** postduktal

der Nieren, aber natürlich aller Gewebe, die von der unteren Aorta versorgt werden. Die Kinder sind dann in einem schlechten Zustand, der Blutdruck ist an den Beinen niedrig oder nicht meßbar.

Therapie

> Stabilisierung durch medikamentöse Therapie, dann operative Korrektur, möglichst im frühen Kindesalter.

29.8 Transposition der großen Arterien (TGA)

Bei der TGA ist der Ursprung der beiden großen Arterien am Herzen ist vertauscht. Die Pulmonalarterie entspringt aus dem linken Ventrikel, die Aorta aus dem rechten Ventrikel.

Damit ist die Überkreuzung der beiden Kreisläufe aufgehoben, d.h. sie sind völlig getrennt (Abb. 34). Lebensfähig sind diese Kinder nur, wenn in irgendeiner Form eine Querverbindung besteht. Möglich sind: Vorhofseptumdefekt, Ventrikelseptumdefekt oder eine Verbindung zwischen den großen Gefäßen, z.B. ein PDA. Es mischen sich dann arterielles und venöses Blut, da Mischblut in den Körperkreislauf gelangt, besteht eine Zyanose.

Da der rechte Ventrikel den Körperkreislauf versorgt, kommt es zu einer Überlastung, denn er ist nicht für die hohen Drücke, die zur Durchblutung der Peripherie nötig sind, vorgesehen. Es droht früh die Herzinsuffizienz.

Therapie

Bei Kindern, die keinen Vorhofseptumdefekt haben, wird, da man weiß, daß es den Kindern bei diesem Herzfehler mit einem großen Vorhofseptumdefekt am besten geht, mittels Ballonkatheter ein möglichst großes Loch in das Vorhofseptum gerissen. Es geht ihnen dann meist deutlich besser. Im 2. Lebenshalbjahr wird dann die Korrekturoperation durchgeführt. Aorta und Pulmonalarterie werden dem richtigen Ventrikel zugeordnet (Switchoperation). Bei diesem Eingriff wird dann auch die bis dahin lebenswichtige Querverbindung verschlossen.

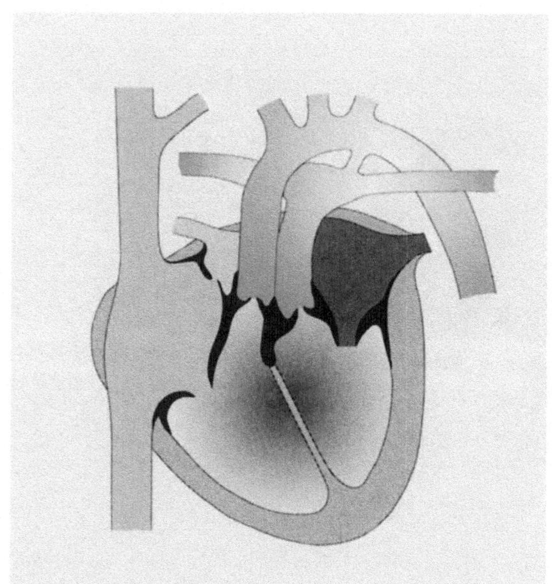

Abb. 34. Transposition der großen Gefäße

29.9 Fallot-Tetralogie

Dieser komplexe Herzfehler setzt sich wie folgt zusammen:

- hochgelegener Ventrikelseptumdefekt,
- Stenose in der Ausflußbahn des rechten Ventrikels/Pulmonalstenose,
- eine über dem VSD „reitende" Aorta,
- Hypertrophie des rechten Ventrikels als Folge der Stenose.

Abbildung 35 zeigt die schematische Darstellung der Fallot-Tetralogie. In Abhängigkeit der Größenverhältnisse der Pulmonalstenose und des Ventrikelseptumdefektes kann eine tiefe Zyanose bestehen oder aber auch keine Zyanose vorliegen. Das Auftreten der Zyanose ist abhängig von der Lungendurchblutung. Die Kinder sind zart, durch die Zyanose entwickeln sich Uhrglasnägel und Trommelschlägelfinger. Eine Herzinsuffizienz entwickelt sich *NICHT*.

Therapie

Akut im hypoxämischen Anfall Seitenlagerung im Bett und Hochdrücken der Beine vor die Brust, Gabe von Morphium. Die operative Korrektur muß zügig erfolgen.

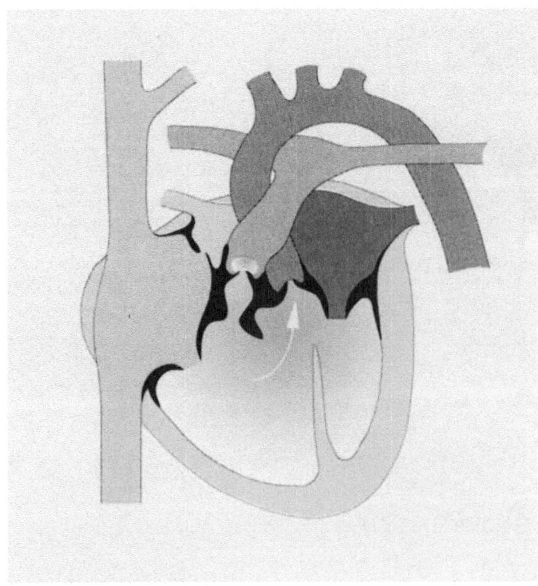

Abb. 35. Fallot-Tetralogie

29.10 Herzrhythmusstörungen

29.10.1 Anatomisch-physiologische Vorbemerkungen und Grundlagen des EKG

Das Herz hat ein eigenes Reizbildungssystem, das aber von außen beeinfluß-bar ist. Das Reizleitungssystem stellt sicher, daß die Herzaktionen koordiniert ablaufen. „Hauptschrittmacher" ist der Sinusknoten, der an der Mündungs-stelle der oberen Hohlvene in den rechten Vorhof liegt. Er gibt in bestimm-tem Rhythmus einen Impuls an das Gewebe der Vorhöfe ab. Die Muskulatur wird erregt, der Impuls breitet sich über die beiden Vorhöfe aus und erreicht den Atrioventrikularknoten (AV-Knoten). Dieser stellt eine Schaltzentrale dar. Er nimmt den Impuls auf, verarbeitet ihn und gibt ihn dann mit einer gewis-sen Verzögerung an die Kammern weiter. Er stellt durch diese Verzögerung sicher, daß die Kammern erst dann erregt werden, wenn die Vorhoferregung abgeschlossen ist. Das ist wichtig für die Koordination der Aktionen.

Bei der Kontraktion der Vorhöfe und der Kammern und bei der Wieder-herstellung des Grundzustandes entstehen elektrische Ladungsunterschiede, die sich an der Körperoberfläche messen lassen. Die entstehende Kurve nennt man Elektrokardiogramm (EKG). Je nachdem, wo man am Körper die Elek-troden anbringt, ergibt sich ein etwas anderes Bild der Kurve. Aus dem Ver-gleich der verschiedenen Kurven lassen sich dann spezielle Rückschlüsse zie-hen, z.B. ob eine Hypertrophie, eine Entzündung oder ein Infarkt vorliegt.

Ausgehend von einer Nullinie werden positive und negative Ausschläge aufgezeichnet. Positive nach oben, negative nach unten. Wenn eine Nullinie aufgezeichnet wird findet keine Erregungsaktivität statt. Die elektrische Ak-tivität des Reizleitungssystems, z.B. Sinusknoten, kann mit Elektroden auf der Haut nicht gemessen werden, da die Ströme zu klein sind.

Für das Erkennen von Herzrhythmusstörungen reicht zunächst die Zuord-nung der einzelnen Aktivitäten des Herzens zu einer typischen EKG-Kurve aus (Abb. 36).

Was passiert?
1. Erregung der Vorhöfe.
2. Erregungsverzögerung durch den AV-Knoten = Pause= Nullinie.
3. Erregung der Kammern. Zeitgleich werden die Vorhöfe wieder in den Grundzustand gebracht (repolarisiert).
4. Repolarisation der Kammern.

Den einzelnen Wellen und Zacken in der Kurve wurden die Buchstaben P, Q, R, S, und T zugeordnet.

P-Welle = Vorhöfe: in der Regel positiver Ausschlag nach oben.

QRS-Zacken = QRS-Komplex = Kammern,
– Q in der Regel negativer Ausschlag (nach unten),
– R in der Regel positiver Ausschlag,
– S in der Regel negativer Ausschlag.

T-Welle = Repolarisation der Kammern, in der Regel positiver Ausschlag.

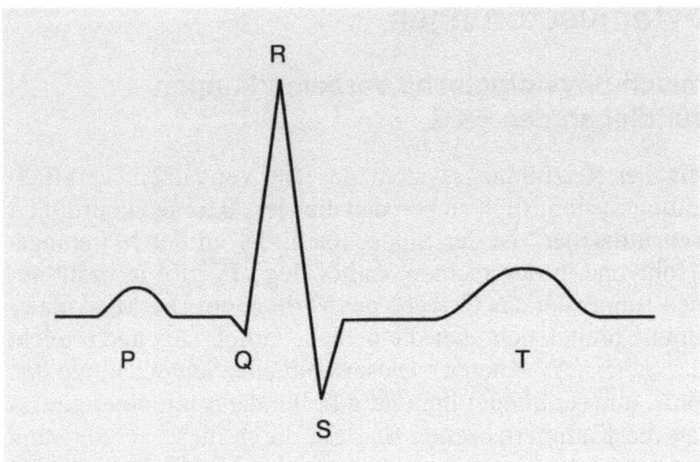

Abb. 36. EKG-Kurve

29.10.2 Extrasystolen

Extrasystolen sind Extraschläge, die sich aus dem normalen Rhythmus abheben. Am Monitor kann man sie als „Stolpern" hören. Diese Extraschläge können ihren Ursprung in den Vorhöfen nehmen und heißen dann Supraventrikuläre Extrasystolen (SVES), (Ursprung oberhalb der Kammern), oder sie entstehen in den Kammern: Ventrikuläre Extrasystolen (VES). Im EKG-Bild sind sie dadurch auseinanderzuhalten, daß die SVES eine P-Welle hat, die bei der VES fehlt. Außerdem sieht bei der VES der QRS-Komplex deutlich anders aus als bei den „Normalschlägen". Auf eine Extrasystole folgt oft eine Pause. Abbildung 37 zeigt eine SVES.

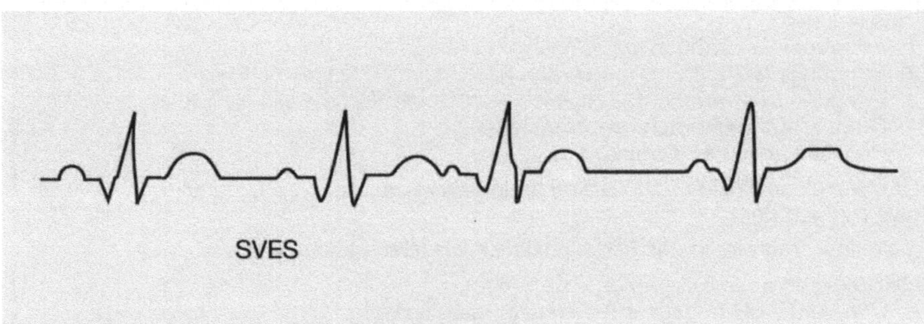

Abb. 37. Supraventrikuläre Extrasystole (SVES)

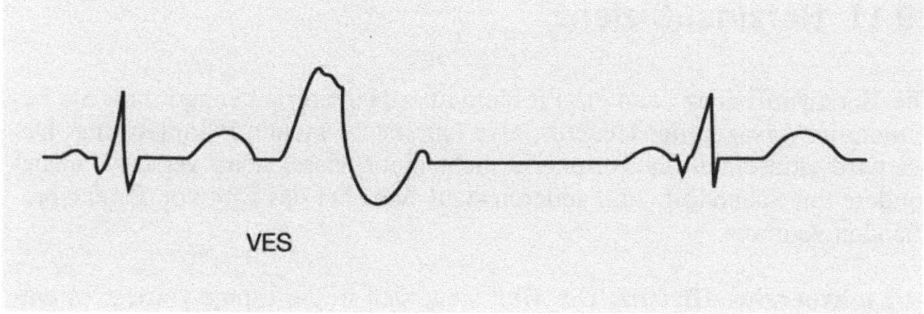

Abb. 38. Ventrikuläre Extrasystole (VES)

Abbildung 38 zeigt ein Beispiel für eine VES. Einzelne oder auch gehäuft auftretende Extrasystolen sind im Kindesalter häufig und in der Regel ohne besondere Bedeutung. Es erfolgt meistens keine Therapie. Sie treten jedoch auch als Symptom bei entzündlichen Herzerkrankungen und Herzfehlern auf.

29.10.3 Paroxysmale supraventrikuläre Tachykardie

Bei dieser Erkrankung treten anfallsartig Vorhoferregungen mit nachfolgender Kammeraktion mit Frequenzen zwischen 180 und 300/min auf. Sie kommen bei Herzfehlern und entzündlichen Erkrankungen in Brustraum vor.

Therapie

Vagusreize wie Brechreiz auslösen. Wenn kein Erfolg eintritt, wird Digitalis gegeben, Verapamil ist ebenfalls möglich.

29.10.4 Vorhofflattern

Beim Vorhofflattern schlägt der Vorhof mit einer Frequenz von 200–400/min. Es wird aber nur jeder 2. oder 3. Schlag auf die Kammern übergeleitet, so daß die Kammerfrequenz niedriger ist.

Es droht aber dennoch die Herzinsuffizienz und deshalb muß eine Elektroschocktherapie (Kardioversion) durchgeführt werden, um einen Normalrhythmus zu erreichen.

29.11 Herzinsuffizienz

Die Herzinsuffizienz kann ein Problem aller Herzerkrankungen sein. Sie bedeutet ein Versagen des Herzens, also eine nachlassende Pumpleistung. Dabei wird zum einen die Peripherie nicht mehr ausreichend versorgt, insbesondere mit Sauerstoff, zum anderen staut sich aber das Blut vor der entsprechenden Kammer.

- **Linksherzinsuffizienz:** Das Blut staut sich in die Lunge zurück; es entsteht ein Lungenödem.
- **Rechtsherzversagen:** Das Blut staut sich in den Körper zurück; es entwickeln sich eine große Leber, Aszites und periphere Ödeme.

Therapie

> Behandlung der Grundkrankheit, wenn möglich, Bettruhe, Sondenernährung, evtl. parenterale Ernährung, Sauerstoffgabe, Digitalisierung zur Steigerung der Herzleistung, Förderung der Urinausscheidung (Diuretika).

29.12 Erworbene Herzerkrankungen

29.12.1 Herzmuskelentzündung (Myokarditis)

Diese kommt im Rahmen rheumatischer Erkrankungen und besonders bei Infektionskrankheiten vor. Ein großer Teil der Todesfälle bei Infektionen ist durch begleitende Myokarditiden bedingt.

Symptome

Tachykardie, sog. Galopprhythmus, Herzgeräusch bei Herzvergrößerung, Herzinsuffizienz.

Therapie

> Absolute Bettruhe über 8–12 Wochen, evtl. antibiotische Behandlung, Sauerstoffgabe, Diuretika bei Ödemen. Vorsichtig bei Digitalis!
> Trotz aller Maßnahmen hohe Sterblichkeit (ca. 50%).

29.12.2 Herzinnenhautentzündung (Endokarditis)

Im Rahmen des rheumatischen Fiebers kann eine Endokarditis entstehen, wobei es besonders zur Zerstörung der Klappen mit nachfolgender Insuffizienz oder Stenose kommt.

Die bakterielle Entzündung durch Staphylokokken, Streptokokken, Pneumokokken etc. ist sehr selten.

Die Symptome ähneln denen der Myokarditis.

Therapie

> Nach Abnahme von Blutkulturen wird eine antibiotische Therapie über 3–4 Wochen durchgeführt. Die Sterblichkeit liegt bei 40%.

29.13 Krankheiten des peripheren Kreislaufs

Die arterielle Hypertonie wurde schon bei den Nierenerkrankungen (s. 22.5.4) besprochen.

29.13.1 Niedriger Blutdruck (Orthostase und Hypotonie)

Herz, Kreislauf und Nervensystem wirken zusammen.

Symptome

Bei vegetativ-labilen Kindern, besonders Mädchen vor oder in der Pubertät, kommt häufig eine gewisse Regulationsschwäche des Kreislaufs vor.

Nach längerem Stehen oder bei plötzlichem Aufstehen treten Blässe, Schwindel, Ohrensausen, Übelkeit und auch Ohnmacht auf. Es kommen auch kurzandauernde Krampferscheinungen vor, ohne daß eine Epilepsie im eigentlichen Sinn vorliegt. Bei der Blutdruckmessung im Liegen werden niedrige oder normale Werte festgestellt. Läßt man die Patienten aufstehen, so kommt es zu einem Abfall des systolischen und Anstieg des diastolischen Blutdruckes bei steigender Pulsfrequenz (Schellong-Test). Die übrigen Untersuchungen ergeben normale Befunde (EKG, Röntgen, Herzecho).

Therapie

> Kräftigung der Muskulatur, Sport, Wechselduschen, Hautbürstungen. Nur in schweren Fällen sollte für einige Tage ein Medikament zur Anhebung des Blutdrucks gegeben werden.

30 Stoffwechselerkrankungen

Unter diesen Begriff fallen alle Erkrankungen, bei denen die Abläufe im Umsatz von Fetten, Aminosäuren, Kohlenhydraten und sehr vielen anderen Zellbestandteilen gestört sind.

Die *Ursache* ist in der Regel die angeborene Fehlfunktion eines Enzyms. Enzyme sind Eiweißstoffe, die Stoffwechselvorgänge steuern. Es kann der Abbau oder der Aufbau von Stoffen gestört sein.

- Bei gestörtem Abbau steigt die Konzentration eines Stoffwechselproduktes im Blut an und kann evtl. toxisch wirken; oder es lagert sich der Stoff in Organen ab und führt dort zu Funktionsstörungen.
- Bei gestörtem Aufbau fehlt das Produkt, und die Vorstufen können möglicherweise in ihrer Konzentration ansteigen und Probleme verursachen.

Häufig sind Störungen im Stoffwechsel der Aminosäuren und der Kohlenhydrate. Eine Auswahl soll besprochen werden.

30.1 Aminosäuren

30.1.1 Phenylketonurie (PKU)

Diese angeborene Erkrankung, bei der ein erhöhter Spiegel der Aminosäure Phenylalanin im Blut zu finden ist, wird mit dem Guthrie-Test nachgewiesen. Der Enzymdefekt betrifft den Aufbau der Aminosäure Tyrosin, diese kann nicht aus Phenylalanin hergestellt werden. Die Häufigkeit beträgt 1 : 10 000.

Erhalten Kinder mit einer PKU eine normale Ernährung, d.h. Nahrung mit normalem Phenylalaningehalt, steigt Phenylalanin im Blut an. Wenn hohe Konzentrationen vorliegen, werden auf Umwegen aus dem Phenylalanin Phenylketon (s. Krankheitsname) und andere Säuren wie Phenylessigsäure (Geruch nach Mäusen) hergestellt. Die hohe Blutkonzentration dieser Säuren führt zu einer Störung der Entwicklung der Nervenfasern und dadurch zu einer schweren Schädigung des Gehirns, so daß sich Schwachsinn mit nichtmeßbarem Intelligenzquotienten ausbildet.

Die Schädigung beginnt mit der ersten phenylalaninhaltigen Mahlzeit. Erste Symptome sind aber frühestens mit 4–6 Monaten zu erkennen in Form eines Entwicklungsrückstandes, evtl. Geruch nach Mäusen. Einmal aufgetretene Schäden sind nicht reparabel. Wichtig ist es deshalb, diese Kinder frühzeitig herauszufinden. Dazu wurde der Guthrie-Test als routinemäßiger Suchtest eingeführt. Damit kann man erhöhte Phenylalaninkonzentrationen im Blut erkennen. Es ist wichtig zu bedenken, daß, auch wenn diese Erkrankung vorliegt, der Phenylalaninspiegel nur dann ansteigen kann, wenn das Kind Eiweiß mit der Nahrung bekommen hat (mindestens etwa 10 g). Konnte ein Kind wegen Stillschwierigkeiten oder aus sonstigen Gründen in den ersten Tagen keine Milch bekommen, so sollte dieser Test nicht am 5. Lebenstag, sondern eher etwas später abgenommen werden (s. auch 9.2).

Ein auffälliger Guthrie-Test (PKU-Test) beweist aber noch nicht die Erkrankung, diese muß dann noch durch Nachweis erhöhter Blutspiegel gesichert werden. Beim gesunden Kind beträgt er meist nicht > 2 mg/dl, beim PKU-Kind meist > 30 mg/dl.

Therapie

Es muß diätetisch behandelt werden. Durch verminderte Zufuhr von Phenylalanin mit der Nahrung wird der Blutspiegel auf Werte zwischen 2 und 6 mg/dl gesenkt. Ganz weglassen darf man Phenylalanin aber nicht, da es eine lebensnotwendige (essentielle) Aminosäure ist und für den Aufbau von Körpereiweißen in gewisser Menge gebraucht wird. Der Erfolg der Therapie ist abhängig vom Zeitpunkt der Diagnosestellung und somit des Behandlungsbeginns. Wenn innerhalb der ersten 3 Lebensmonate begonnen wird, sind die Aussichten auf eine normale Entwicklung gut. Ein späterer Beginn birgt die Gefahr von Dauerschäden. Deren Ausmaß wiederum ist abhängig von der Zeit, die erhöhte Phenylalaninspiegel bereits gewirkt haben. Für die Diät gibt es Fertigpräparate, die bei reduziertem Phenylalaningehalt die ausreichende Versorgung mit allen anderen Nährstoffen sichern. Die Diät kann nach dem 10. Lebensjahr gelockert, aber nicht beendet werden. Im Rahmen fieberhafter Infekte kann es zu einem starken Anstieg des Phenylalanins kommen. Wichtig ist zu bedenken, daß bei geplanter Schwangerschaft einer an PKU erkrankten Frau, schon vor Konzeption wieder eine strenge Stoffwechseleinstellung erfolgen muß, da es sonst zu einer Schädigung des Fetus kommt.

Andere Störungen im Aminosäurestoffwechsel sind selten, sie sind meist auch durch Diät oder aber durch hochdosierte Vitamine zu behandeln. Im Blut lassen sich dabei häufig eine metabolische Azidose oder erhöhte Ammoniakspiegel feststellen.

30.2 Kohlenhydrate

30.2.1 Galaktosämie

Bei der Galaktosämie ist durch einen angeborenen Enzymdefekt der Abbau der Galaktose (entsteht bei Spaltung des mit der Milch zugeführten Milchzuckers) gestört. Die Konzentration der Galaktose steigt im Blut an (Galaktosämie). Die Häufigkeit beträgt 1 : 40 000.

Liegt dieser Defekt bei einem Kind vor, so kommt es nach der ersten Milchfütterung rasch zu Erbrechen, Durchfall, Lebervergrößerung und Ikterus. Werden die Symptome verkannt und wird das Kind weiter mit Milch gefüttert, so kann es rasch an einem Leberversagen versterben. Überlebt es die Säuglingszeit, ohne daß die Diagnose gestellt wurde, so fällt es später durch Linsentrübung (Katarakt), Leberzirrhose und geistige Retardierung auf.

Bei Verdacht auf diese Stoffwechselstörung darf keine Milch mehr gefüttert werden, auch Milchprodukte dürfen lebenslang nicht gegessen werden.

Es muß auf die Zusammensetzung aller Nahrungsmittel geachtet werden, da viele Produkte Milch oder Milchzucker enthalten, z.B. auch Wurst, Konserven, Kekse, Süßigkeiten etc. Auch viele Medikamente enthalten Milchzucker als Grundsubstanz z.B. für Tabletten. Die Kinder entwickeln sich unter Diät normal. Es fällt jedoch auf, daß sie als Jugendliche leichte Hirnfunktionsstörungen haben können. Außerdem kommt es bei den Mädchen zu Störungen der Ovarialfunktion.

Die Galaktosämie wird im Stoffwechselscreening am 5. Lebenstag („Guthrie-Test") miterfaßt (s.14.1). Bewiesen wird die Diagnose aber erst durch den Nachweis des Enzymdefektes in den Erythrozyten.

30.2.2 Angeborene Fruchtzuckerunverträglichkeit (hereditäre Fruktoseintoleranz)

Bei der Fruchtzuckerunverträglichkeit verhindert ein Enzymdefekt den Abbau des Fruchtzuckers, der in allen Obst- und Gemüsesorten enthalten ist. Auch der normale Haushaltszucker (Disaccharid) enthält zur Hälfte Fruchtzucker.

Dieser wird im Körper an Phosphat gebunden, es entsteht Fruktose-1-Phosphat. Diese Substanz reichert sich in den Zellen an und hat v.a. toxische Wirkungen auf die Leber. Die Anhäufung in der Leber verhindert die Freisetzung von Glukose aus Glykogen, so daß sich die Symptome einer Unterzuckerung (Hypoglykämie) einstellen. Das sind Tachykardie, Zittern, Schwitzen und Bewußtseinstrübung bis hin zu Krämpfen. Diese Symptome treten auf, wenn das Kind Zucker mit der Nahrung bekommt; erstmals evtl. mit der ersten Flaschenmahlzeit nach anfänglicher Muttermilchernährung. Bei fortgesetzter Zuckerzufuhr kann sich ein Leberversagen einstellen. Wird Zucker längerfristig in kleinen Mengen gegeben, entsteht eine Leberzirrhose. Besonders problematisch ist die hochdosierte parenterale Zufuhr von Fruktose bei einem Kind, von dem man nicht weiß, ob es eine Fruktoseintoleranz hat. Es kann akut in einer Hypoglykämie versterben oder einen Hirnschaden davontragen.

Da das vielfach verwendete Sorbit der Fruktose sehr ähnlich ist, macht es die gleichen schweren Symptome. Deshalb dürfen Fruktose und Sorbit in Infusionslösungen für Kinder nicht enthalten sein.

Therapie

> Die Therapie ist schwierig. Ein vollständiger Verzicht auf Fruktose ist nicht möglich, da geringe Mengen auch in fruktosearmen Gemüsen enthalten sind. Obst und zuckerhaltige Nahrungsmittel müssen aber gemieden werden. Das machen die Kinder auch selbst, schon allein deshalb, weil sie aus Erfahrung bei Nahrungsmitteln, die zuviel Zucker enthalten, Bauchschmerzen bekommen.

30.2.3 Glykogenspeicherkrankheiten

Glykogen ist die Speichersubstanz im Kohlenhydratstoffwechsel (auch „tierische Stärke" genannt). Es entsteht durch Aneinanderkettung von Glukose. Es wird in der Leber, den Muskeln, dem Herzmuskel und den Nieren gespeichert. Bei Bedarf an Glukose als Energiespender wird diese normalerweise aus dem Glykogen freigesetzt. Bei den Glykogenspeicherkrankheiten ist diese Freisetzung aus einmal gespeichertem Glykogen nicht möglich. Es lagert sich folglich mit der Zeit in großen Mengen in den Organen ab und führt zu Problemen. Es gibt mehrere verschiedene Erkrankungen in dieser Gruppe, die sich durch das Ausmaß der Speicherung in den einzelnen Organen unterscheiden.

Als Beispiel soll die *Glykogenose Typ I* (Gierke-Krankheit) genauer beschrieben werden.

Symptome

Da aus Glykogen keine Glukose freigesetzt werden kann, treten bei Bedarf und ungenügender Glukosezufuhr aus dem Darm starke Hypoglykämien auf. Dadurch fallen schon die Neugeborenen auf. Sie zeigen nach kurzer Nahrungskarenz Zeichen der Hypoglykämie. Die Kinder werden meist minderwüchsig und haben ein Puppengesicht. Die Leber ist regelhaft stark vergrößert, so stark, daß die Kinder zum Gewichtsausgleich eine verstärkte Lendenlordose (Hohlkreuz) zeigen. Auch die Atmung wird durch die große Leber behindert. Die Kinder sind allgemein in ihrer körperlichen Leistungsfähigkeit eingeschränkt. Da der Energiebedarf auch stark aus der Glykolyse gedeckt wird, entsteht eine metabolische Azidose (Glykolyse: Ernergiegewinnung aus Glukose ohne Sauerstoffverbrauch, dabei entsteht Laktat = Milchsäure > Azidose). Harnsäure, Fette und Fettsäuren sind im Blut stark erhöht.

Diagnose

Die Diagnose kann letztlich nur durch eine Leberbiopsie gestellt werden.

Therapie

> Die Behandlung ist schwierig. Sie richtet sich zum einen auf die Vermeidung der Hypoglykämien, zum anderen darauf, die Speicherung möglichst gering zu halten. Dies wird erreicht durch häufige kleine, kohlenhydratreiche Mahlzeiten, alle 3 Stunden, nachts über eine Magensonde. Besonders gut sind Zulagen aus ungekochter Stärke, da daraus nur langsam Glukose freigesetzt wird. Erhöhte Harnsäurespiegel werden medikamentös gesenkt (Allopurinol).

Viele dieser Kinder erreichen das Erwachsenenalter. Sie neigen zu Harnsteinen, frühzeitiger Arteriosklerose und gutartigen Lebertumoren, die aber entarten können.

Bei der *Glykogenose Typ II* ist neben der Muskulatur v.a. der Herzmuskel betroffen. Die Kinder sterben in der Regel spätestens im 2. Lebensjahr.

Die Mukopolysacharidosen sollen nicht näher besprochen werden (z.B. Pfaundler-Hurler-Krankheit).

30.2.4 Diabetes mellitus (Zuckerharnruhr)

Der Diabetes mellitus ist eine sehr komplexe Störung des Kohlenhydrat-/Glukosestoffwechsels. Glukose dient als wichtiger Energielieferant. Die ständige Bereitstellung in ausreichender Menge wird von mehreren Mechanismen gesteuert. Dabei wird der Blutzuckerspiegel in einem bestimmten Bereich eingeregelt, der weder unter- noch überschritten wird, wenn alle Systeme funktionieren.

- Blutzuckeranstieg wird bewirkt durch Nahrungszufuhr, Glukagonausschüttung, Kortisonausschüttung und Adrenalinausschüttung.
- Blutzuckersenkung erfolgt durch Insulin, körperliche Aktivität und Hunger.

Insulin wird in den B-Zellen des Pankreas hergestellt und bei Bedarf ins Blut ausgeschüttet. Beim Diabetes mellitus produzieren diese Zellen kein oder zu wenig Insulin. Über die umfassenden Wirkungen des Hormons ergeben sich die Symptome der Erkrankung.

Insulinwirkungen

1. Senkung des Blutzuckers durch Steigerung des Verbrauchs in der Peripherie,
2. Bildung von Glykogen (= Stärke),
3. Bildung von Fett.

Die Punkte 1 und 2 führen bei Fehlen des Insulins gemeinsam zu einer Hyperglykämie. Daraus ergibt sich zunächst das erste Symptom, die Polyurie. Steigt der Blutzucker > 180 mg/dl an, so ist die Niere nicht mehr in der Lage, den Zucker vollständig aus dem Primärharn zurückzugewinnen (sog. Nierenschwelle). Zucker erscheint im Urin. Zucker „bindet" auf osmotischem Wege Wasser. Es kommt daher zu einer Erhöhung der Harnmenge (Polyurie). Parallel trinken die Patienten natürlich viel, weil sie versuchen, den Verlust auszugleichen (Polydipsie). Insgesamt ergibt sich aber ein Wasserdefizit, welches im Extremfall zu einer schweren Exsikkose führt. Diese wird auch deutlich durch Gewichtsverlust.

Ständig erhöhte Blutzuckerspiegel haben wohl einen wesentlichen Anteil an der Schädigung der kleinen Blutgefäße (Mikroangiopathie), die bei Diabetikern zu Netzhauterkrankungen (Retinopathie), Nierenerkrankungen, Störungen des Nervensystems (Neuropathie) und Durchblutungsstörungen i. allg. führt (z.B. Gangrän an den Füßen). Die chronische Hyperglykämie wird auch für eine gesteigerte Infektanfälligkeit und Kataraktbildung (Trübung der Augenlinse) verantwortlich gemacht. Durch die gesteigerte Verwertung von Fetten und Eiweißen kommt es zum Anstieg der Ketonkörper im Blut. Das sind Stoffwechselprodukte, die bei höherer Konzentration zur Übersäuerung des Blutes (Azidose) führen. Erhöhte Blutfette begünstigen auch die Arteriosklerose.

Insgesamt überwiegt bei Eiweißen und Fetten der Abbau, das trägt mit zum Gewichtsverlust bei. Durch die Störung der Glukoseaufnahme in die Zellen kommt es auch zu begleitenden Störungen bei den Elektrolyten. Wichtig ist dabei besonders der Kaliumverlust aus den Zellen.

Typ-I- und Typ-II-Diabetes

Man unterscheidet bei Diabetes mellitus 2 Formen:

- Jugendlichendiabetes (Typ I)
  Dieser beruht auf einem absoluten Insulinmangel; die Patienten sind insulinpflichtig. Sie neigen besonders zu Entgleisungen.
- Erwachsenendiabetes (Typ II)
  Es besteht ein relativer Insulinmangel. Die Patienten sind oft adipös. Die Insulinmenge, die noch vom Pankreas produziert werden kann, ist für die Körpermasse nicht ausreichend. Wichtig ist für diese Patienten die Gewichtsreduktion. Die Behandlung mit oralen Antidiabetika (Medikamente, die die Ausschüttung von Insulin stimulieren) ist möglich, evtl. besteht später Insulinpflicht.

In der Kinderheilkunde hat man es in der Regel mit dem Typ I des Diabetes mellitus zu tun. Es besteht also ein absoluter Insulinmangel. Damit fehlt das wichtigste aufbauende Hormon des Stoffwechsels. Es folgt eine Zuckerverwertungsstörung, die sich in hohen Blutzuckerwerten und Zuckerverlust über den Harn zeigt (Verlust: 300 g/d und mehr). Mit dem Zucker werden große

Mengen Wasser verloren. Es resultiert ein Gewichtsverlust bis hin zur Exsikkose.

Der Energiestoffwechsel wird zum großen Teil aus den Reserven an Eiweiß und Fett gedeckt, wobei zusätzlich auch wieder Glukose entsteht. Daraus folgt eine Azidose und ebenfalls ein Gewichtsverlust. Die Situation kann über Wochen stabil sein, die Kinder fallen allenfalls durch die Polyurie auf. Die Stoffwechsellage ist aber sehr empfindlich, sie neigt zu Entgleisungen. Dabei wirken sich die hohen Blutzuckerwerte, die Exsikkose, die Ketose/Azidose und der Elektrolytverlust auf die Hirnzellen aus und führen zum diabetischen Koma. Dabei kann die Betonung auf der Hyperglykämie liegen (hyperosmolares diabetisches Koma) oder aber auf der Ketoazidose (Ketoazidotisches diabetisches Koma). Kinder neigen mehr zur Ketoazidose.

30.2.5 Ketoazidotisches diabetisches Koma

10–20% der Kinder mit Diabetes mellitus fallen erstmals durch eine Ketoazidose auf. Erst im nachhinein erkennen die Eltern dann Auffälligkeiten bei dem Kind in der Zeit davor.

Typisches Erscheinungsbild

Verwirrt abgeschlagenes Kind bis hin zur Bewußtlosigkeit. Trockene schlaffe Haut als Zeichen der Exsikkose, das Kind ist mager. Tiefe Atmung (Kussmaul-Atmung) mit der die Patienten versuchen, die metabolische Azidose auszugleichen. Der Atem riecht nach Azeton (obstähnlich). Die im Blut angehäuften Ketone werden teilweise abgeatmet.

Laborwerte

Ausgeprägte Hyperglykämie, oft bis 800 mg/dl und mehr, starke metabolische Azidose, Harnstofferhöhung als Zeichen der Exsikkose, eventuelle Entgleisung der Elektrolyte, Erhöhung der Fette.

Therapie

> Ziele sind:
> – Ausgleich der Exsikkose,
> – Senkung des Blutzuckers,
> – Ausgleich der Azidose.
>
> Infusion mit Elektrolytlösung; 10–20 ml/kg KG in der 1. Stunde, insgesamt ca. 80–150 ml/kg KG während der ersten 24 Stunden.

- Normalinsulin (Altinsulin) i.v. (0,1 E/kg KG), anschließend 0,1 E/kg KG/ h. als Dauerinfusion. Der Blutzucker soll etwa um 100 mg/dl/h sinken.
- Eventuelle Pufferung mit Natriumbikarbonat nur bei schwerer Azidose (pH-Wert < 7,1),
- Hochlagerung des Kopfendes (Hirnödem),
- engmaschige Überwachung nach Glasgow-Komaskala,
- engmaschige Kontrollen des BZ, der BGA und der Elektrolyte; anfangs stündlich,
- Flüssigkeitsbilanz, evtl. Blasenkatheter.

Sobald der Blutzucker sinkt muß der Infusion Kalium zugesetzt werden! (Bei bestehendem Defizit der Zellen an Kalium kommt es unter Insulinbehandlung zu einem „Abfließen" des Kaliums in die Zellen, und es droht eine Hypokaliämie.)

Nach Absinken des BZ auf Werte um 250 mg/dl kann auf eine subkutane Behandlung mit Insulin übergegangen werden. Wenn der Patient dazu in der Lage ist, kann er auch anfangen zu essen.

Grundsätzliches Ziel der weiteren Therapie ist es, den Blutzucker im Normbereich einzustellen, und dem Kind bei einer altersentsprechenden Kost ein möglichst normales Leben zu ermöglichen. Dazu werden alters- und gewichtsbezogen Nahrungsmenge (unter besonderer Beachtung der Kohlenhydrate > kohlenhydratfixiert) und Insulinmenge aufeinander abgestimmt.

Man unterscheidet verschiedene Typen von Insulinen; wichtig für die Therapie bei Kindern sind:

- **Normalinsulin** (= Altinsulin)
  Es wirkt schnell und kann auch i.v. gegeben werden. Klare Lösung!
- **Verzögerungsinsulin,** eine trübe Kristallsuspension, aus der das Insulin langsamer freigesetzt wird. Dadurch setzt die Wirkung später ein, hält aber auch länger an. Verzögerungsinsulin muß subkutan gegeben werden. Es darf nicht i.v. gespritzt werden!

Meist werden Mischungen von Altinsulin und Verzögerungsinsulin eingesetzt (Häufiges Verhältnis 30% Altinsulin zu 70% Verzögerungsinsulin, z.B. „Mixtard"). Bei den Mischinsulinen überlappen sich die Wirkprofile der beiden Insuline. Es ergibt sich eine Kurve mit 2 relativen Wirkungsspitzen. Entsprechend werden die Mahlzeiten „unter der Kurve" verteilt, damit parallel zur Insulinwirkung auch Kohlenhydrate angeboten werden (Abb. 39).

Die erforderliche Insulinmenge wird anfangs meist in 2 Einzeldosen aufgeteilt:

$2/3$ morgens und $1/3$ abends. Gespritzt wird etwa 30 min vor der folgenden Mahlzeit (Frühstück oder Abendessen). Die Injektionsareale werden festgelegt, z.B. morgens in den Oberarm, abends in die Haut des Oberschenkels. Innerhalb dieser Areale muß die Injektionsstelle aber immer gewechselt werden.

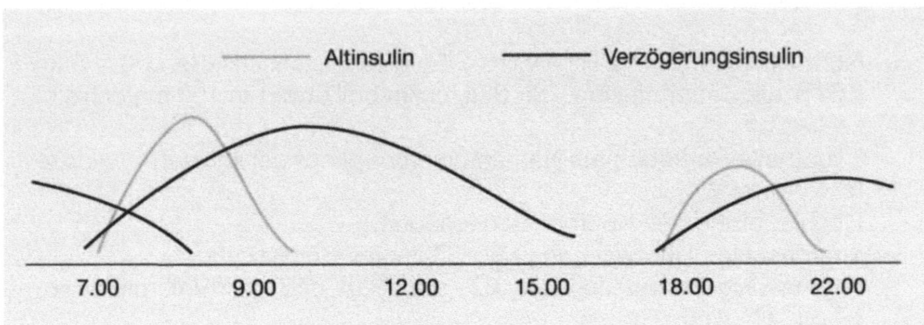

Abb. 39. Wirkungskurven bei 2 Injektionen eines Mischinsulins am Tag (um 6.30 Uhr und 17.30 Uhr)

Diät

Die Diät hat mehrere Prinzipien:
- ausgewogene Kost, die den altersentsprechenden Bedarf an Energie und Baustoffen deckt,
- Kohlenhydratfixierung (aber geringer Gehalt an Glukose oder Rohrzucker, die rasch den Blutzucker anheben),
- Verteilung dieser Diät auf 6–7 Mahlzeiten.

Recheneinheit ist die sog. „Broteinheit" (BE). Einer BE entsprechen 12 g Kohlenhydrate.

In den Austauschtabellen sind die Mengen eines Nahrungsmittels angegeben, die einer BE entsprechen. Dabei muß man auch beachten, daß man nicht langsamwirkende Kohlenhydrate innerhalb eines Diätplanes gegen schnellwirksame austauscht, also nicht z.B. 2 BE Vollkornbrot abends gegen 2 BE Obst. Eine Diabetesdiät stellt auch für Stoffwechselgesunde eine gute Dauernahrung dar. Aus pädagogischen Gründen sollte sie deshalb für die ganze Familie gelten.

Ein weiterer wichtiger Faktor im Rahmen der Behandlung ist die Steigerung des Energieverbrauchs durch körperliche Aktivität. Diät, Insulintherapie und körperliche Belastung stellen ein Ganzes dar. Alle Einzelfaktoren müssen gut aufeinander abgestimmt sein. Bei vorhersehbarer körperlicher Mehrbelastung sollte die Insulindosis verringert werden, um Unterzuckerungszustände zu vermeiden. Bei ungeplanten Mehrbelastungen sollte eine zusätzliche Mahlzeit vor dem Sport eingenommen werden.

Die Stoffwechseleinstellung kann auf verschiedene Weisen kontrolliert werden, durch
- regelmäßige Blutzuckerkontrollen,
- Messung der Urinzuckerausscheidung,
- Prüfung des Urins auf Keton,
- Messung des HbA_1.

Blutzuckerkontrollen geben aktuell Auskunft über die Einstellung. Bestimmung des Urinzuckers aus z.B. 6-h-Sammelurin gibt Auskunft darüber, ob während dieser Zeit die Nierenschwelle überschritten wurde. Der Nachweis von Keton im Urin kann auf eine drohende Entgleisung hinweisen. Das Hb-A$_1$ gibt Auskunft über einen Zeitraum von mehreren Wochen. Dabei macht man sich den Umstand nutzbar, daß sich Hämoglobin teilweise mit Glukose verbindet. Es entsteht Glykohämoglobin. Man kann den Spiegel im Blut messen. Liegt er im Normbereich, so war die Blutzuckereinstellung in den letzten 6–8 Wochen gut.

Patienten mit einem insulinabhängigen Diabetes mellitus sind besonders durch Unterzuckerungszustände (Hypoglykämien) gefährdet. Diese treten immer dann auf, wenn z.B. zu große körperliche Belastung bestand, zuwenig gegessen wurde oder zuviel Insulin gespritzt wurde.
Symptome sind: Blässe, Schweißausbruch, Unruhe, Hunger, Bauchschmerzen, Sprachstörungen, Änderung der Stimmungslage bis hin zu Bewußtlosigkeit und Krampfanfällen.

Glukosemangel ist für das Gehirn ebenso schlimm wie Sauerstoffmangel. Bei Auftreten von solchen Symptomen sollte der Diabetiker schnellresorbierbare Kohlenhydrate zu sich nehmen. Ist er dazu nicht mehr in der Lage, so muß der Blutzuckerspiegel durch i.v.-Gabe von 20%iger Glukoselösung angehoben werden. Möglich ist auch die s.c.- oder i.m.-Gabe von Glukagon, welches aus Glykogen Glukose freisetzt. Beim Erwachen aus der Bewußtlosigkeit ist dann aber eine weitere Nahrungszufuhr erforderlich, da die Glykogenreserven nur begrenzt sind (reichen für maximal 20 min).

Besonders problematisch sind Hypoglykämien, die nachts im Schlaf auftreten. Kommen die Kinder morgens mit hohen Blutzuckerwerten aus der Nacht, so ist wahrscheinlich eine Hypoglykämie während der frühen Morgenstunden aufgetreten. Diese führte dann zu einer Gegenregulation durch Adrenalin etc. Die Gegenregulationen erfolgen oft überschießend.

Die Prognose des Diabetes mellitus ist durch das Auftreten der Komplikationen bedingt. Besonders Komplikationen der Nieren und Blutgefäße wirken lebensverkürzend. Durch Dialysebehandlung und Nierentransplantation konnte die Prognose verbessert werden. Die mittlere Lebenserwartung liegt aber weiterhin um 15–20 Jahre unter der der Normalbevölkerung.

31 Unfälle/Vergiftungen

31.1 Verbrennungen

Bei Verbrennungen kommt es zu einer Gewebeschädigung durch Hitzeeinwirkung auf die Haut und die darunterliegenden Gewebeschichten, in 80% der Fälle durch eine Verbrühung mit heißen Flüssigkeiten, bei 20% durch offene Flammeneinwirkung. Letztere ist besonders problematisch, da höhere Temperaturen erreicht werden und evtl. auf der Haut befindliche Kleidung Feuer fangen könnte und zusätzliche Hitze erzeugt. Bei Verbrennungsverletzungen erfolgt die Einteilung nach dem Prozentanteil der verbrannten Haut und nach dem Schweregrad der Gewebezerstörung (s. Abb. 40 und Übersicht).

Verbrennungsgrade

Grad 1
Zerstörung der obersten Hornschichten, Ödem und Rötung der darunterliegenden Schichten, keine Narbenbildung, Abheilung in etwa 1 Woche, Beispiele: Sonnenbrand, leichte Verbrühung etc.

Grad 2a
Noch oberflächliche, aber in die Basalzellschicht hineinreichende Verbrennung, die hier zu Nekrosebezirken führt, Blasenbildung, Abheilung in ca. 2 Wochen, keine Narbenbildung.

Grad 2b
Tiefere Verbrennung der Haut mit Zerstörung der Schmerzrezeptoren. Bei erhaltener Vitalität der tiefsten Hautschichten kann es ausgehend von den Haarbälgen zu einer Regeneration der Basalzellschicht kommen. Dauer etwa 6 Wochen, in der Regel Narbenbildung, die jedoch oberflächlich ist und meist nicht zu Kontrakturen führt.

Grad 3
Vollständige Verbrennung der Haut. Eine Regeneration ist nicht mehr möglich. Es kommt zu starker, in die Tiefe reichender Narbenbildung mit nachfolgenden Kontrakturen, wenn Haut über den Gelenken betroffen ist.

Beim Stadium 2b kann, bei Stadium 3 wird in der Regel eine operative Deckung mit Hauttransplantaten erforderlich sein.
Die Relationen der Körperregionen sind in den Altersgruppen unterschiedlich. Die sog. Neunerregel gilt erst für Erwachsene (Abb. 40).

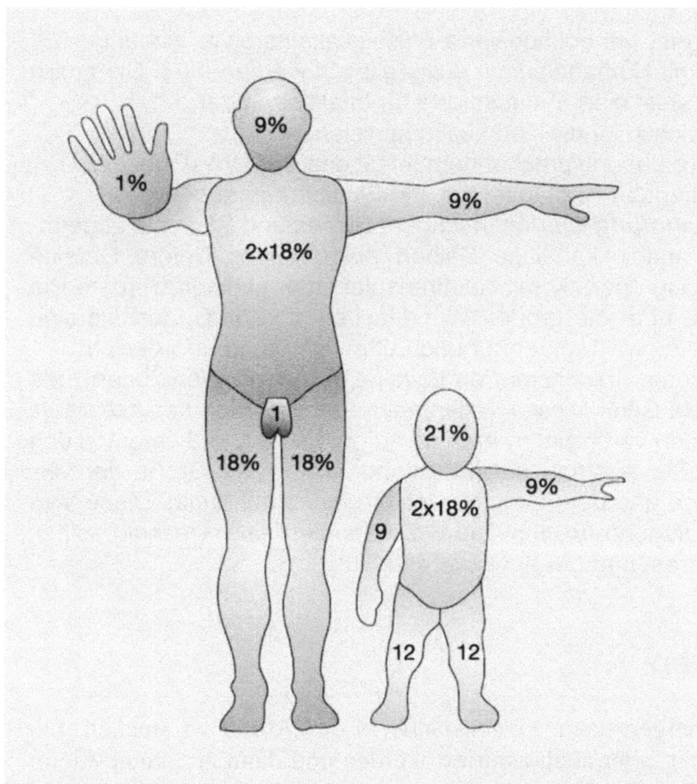

Abb. 40. Schemata zur Schätzung der Körperoberfläche bei Verbrennungen. Neuner-regel nach Wallace und Handflächenregel. (Nach Grabosch u. Günnewig 1991)

Therapie

- Nach dem Unfall sollte die Haut ausgiebig gekühlt werden (kaltes Was-ser für 30–45 min bzw. bis der Patient keine Schmerzen mehr angibt), um ein Fortschreiten der Gewebezerstörung zu verhindern. Anschließend sauberes Abdecken mit trockenen Tüchern.
- Auftragen von Butter, Mehl, Zahnpasta o.ä. sowie Salben und Puder ist falsch!
- Ausreichende Schmerztherapie!

Die initiale Lebensbedrohung ergibt sich aus dem Verbrennungsschock, der sich entwickeln kann. Dieser wird zunächst vegetativ-reflektorisch ausgelöst, d.h. daß wegen der großen Schmerzen die Blutgefäße durch das vegetative Nervensystem weitgestellt werden und der Blutdruck ab-sinkt. Unterhalten wird der Schock durch den Flüssigkeits-, Eiweiß und Elektrolytverlust über die Wundflächen. Die Höhe dieser Verluste ist natürlich direkt abhängig von der Größe der verbrannten Hautfläche. Ab 10–15% verbrannter Haut sollte eine stationäre Versorgung erfolgen.

- Ganz wichtig ist die hochdosierte Flüssigkeitstherapie, wobei der Eiweißverlust mit Humanalbumin ausgeglichen werden muß. Die große Wundfläche stellt eine Eintrittspforte für Infektionen dar.
- Besonders wichtig ist die Tetanusimmunisierung!
- Antibiotika nur bei entsprechendem Infektionsverdacht (Fieber etc.).
- Vor Antibiotikagabe Hautabstriche und Blutkulturen abnehmen!!

Zur *Lokalbehandlung* werden, nachdem Blasen und Schmutz abgetragen wurden, antibiotikahaltige Salben aufgetragen. Tiefere Defekte müssen frühzeitig operativ mit Hauttransplantaten gedeckt werden. Die Wärmeverluste über die großen Wundflächen sind groß, deshalb sind Anhebung der Zimmertemperatur und Luftanfeuchtung erforderlich.

Durch die Hitzeeinwirkung werden Eiweiße verändert (denaturiert). Sie wirken dann wie Gifte. Diese werden nach Stabilisierung des Kreislaufs vermehrt aus den verbrannten Arealen aufgenommen und vergiften den Organismus. Das Ausmaß der Vergiftung ist von der Größe der verbrannten Fläche und dem Grad der Verbrennung abhängig. Diese Vergiftung kann Ursache für den Tod des Patienten sein. Deshalb sollten großzügig Nekrosen abgetragen werden.

31.2 Ersticken

Jüngere Kinder neigen dazu, Gegenstände in den Mund zu stecken. Diese können verschluckt, aber auch aspiriert werden und dann zu akuter Atemnot oder Ersticken führen.

Größere Fremdkörper bleiben oft im Bereich des Kehlkopfes hängen, andere erreichen die Trachea oder die Hauptbronchien.

Therapie

Der Fremdkörper muß sofort entfernt werden. Im Akutfall soll man das Kind an den Beinen hochheben und durch Beklopfen des Rückens zwischen den Schulterblättern versuchen, den Fremdkörper herauszuschütteln. Gelingt das nicht, kann versucht werden, den Fremdkörper durch Druck auf den Bauch, herauszudrücken.

Im Extremfall kann ein Luftröhrenschnitt erforderlich werden. Rutscht der Fremdkörper tiefer, so bestehen Atemnot, Hustenreiz, Stridor und Zyanose. Letztlich ist dann die endoskopische Fremdkörperentfernung in der Klinik erforderlich.

Das *Ertrinken* ist eine Sonderform des Erstickens. Wasser gelangt in die Lunge und führt primär zu Sauerstoffmangel (Hypoxie), sekundär zum Lungenödem.

Problem bei allen Formen des Erstickens ist die mögliche Schädigung von Organen durch Sauerstoffmangel, die natürlich erst zum Tragen kommen kann, wenn die primäre Wiederbelebung (Reanimation) erfolgreich war.

Die Organe reagieren unterschiedlich empfindlich auf den Sauerstoffmangel. Das Gehirn wird schon nach wenigen Minuten geschädigt, es folgen Nieren, Lunge und die übrigen Organe. Kommt es beim Ertrinken zu einer starken Unterkühlung des Körpers, kann die Zeit, die die Organe einen Sauerstoffmangel schadenfrei überstehen, deutlich verlängert sein. Ertrinkt aber ein Kind z.B. im Hochsommer in einem kleinen Gartenteich, dessen Wasser gut aufgewärmt ist, so tritt schon nach 3–5 min ein nicht zu behebender (irreversibler) Hirnschaden ein.

31.3 Schädel-Hirn-Trauma (SHT)

Man unterscheidet im wesentlichen 3 Formen, wobei verschiedene Einteilungen und Benennungen zu finden sind:
- Gehirnerschütterung,
- Hirnprellung,
- Hirnquetschung.

31.3.1 Gehirnerschütterung (Commotio cerebri)

Bei einer Gehirnerschütterung tritt eine Bewußtlosigkeit bis maximal 30 min auf. Die Funktionen des Hirnstammes sind normal, folglich sind Atmung, Kreislauf und Temperaturregulation intakt. Nach dem Aufwachen sind eine retrograde und anterograde Amnesie (fehlende Erinnerung für die Zeit vor und nach der Verletzung), Übelkeit, Erbrechen und Kopfschmerzen typisch. Im EEG findet sich eine Verlangsamung der Aktivität, die sich aber rasch und vollständig wieder verliert.

31.3.2 Hirnprellung (Contusio cerebri)

Die Verletzung des Gehirns ist bei der Hirnprellung stärker als bei der Gehirnerschütterung. Im EEG bleiben die Veränderungen über längere Zeit bestehen. Es treten Ausfallserscheinungen auf.

Diese zusätzlichen Symptome sind vom Ort der Schädigung abhängig, z.B. Sehstörungen, wenn die Sehrinde im hinteren Gehirnanteil geprellt wurde.

31.3.3 „Hirnquetschung" (Compressio cerebri)

Hirnödem

Eine Komplikation des SHT ist die Entwicklung eines Hirnödems. Das Hirnödem kann sich lokal entwickeln und dann Krämpfe auslösen, oder aber es entwickelt sich allgemein.
Folgen des Hirnödems sind:
- Anstieg des Druckes im Schädelinneren;

● Beeinträchtigung der Durchblutung des Schädels/Gehirns;
● Unterversorgung mit Sauerstoff und Verstärkung der Ödemneigung.

Wenn der Hirndruck den arteriellen Blutdruck übersteigt, findet keine Durchblutung des Gehirns mehr statt; es droht der Hirntod.

Therapie

> – Flüssigkeitsrestriktion,
> – Ausschwemmung von Wasser,
> – Lagerung, Sedierung,
> – Verabreichung von Steroiden,
> – evtl. maschinelle Hyperventilation.

Symptome für gesteigerten Hirndruck

Bewußtseinstrübung bis zur Bewußtlosigkeit, Veränderungen der Pupillenreaktion, Atemstörungen, Bradykardie, Blutdrucksteigerung, aber auch neurogener Schock, Temperaturanstieg, Elektrolytentgleisung.

Um ein Hirnödem möglichst früh zu erfassen, werden die Kinder hinsichtlich der zu erwartenden Symptome überwacht. Ein systematisches Überwachungsschema ist die Glasgow-Koma-Skala. Je nach subjektiver Einschätzung der Wahrscheinlichkeit, mit der ein Hirnödem zu erwarten ist, ist das Kontrollintervall, in dem der Patient kontrolliert wird, zu wählen.

Blutung im Schädelinneren

Eine Hirnkompression kann auch auf einer Blutung im Schädelinnern beruhen. Die Ursache sind dabei Gefäßzerreißungen durch das Trauma. Liegt die Blutung im Ventrikelsystem oder im Hirngewebe, so kann in der akuten Phase nicht operiert werden, da das begleitende Hirnödem das Gehirn aus dem Schädel herausquellen ließe. Hier muß zunächst das Hirnödem bekämpft werden und evtl. anschließend das Hämatom ausgeräumt werden. Liegt die Blutung außerhalb des Gehirns, zwischen Gehirn und Schädelknochen, so kann sich sehr rasch ein gesteigerter Hirndruck entwickeln, insbesondere bei der epiduralen Blutung. Eine epidurale Blutung ist eine arterielle Blutung, die rasch zu einer fortschreitenden Bewußtseinstrübung führt, häufig nachdem das Kind schon wieder wach war (2zeitig). Typischerweise besteht dann eine Pupillendifferenz. Im Extremfall findet sich eine weite, lichtstarre Pupille auf der Seite der Blutung. Die Diagnose wird durch ein Computertomogramm (CT) gestellt. Zur Entlastung und Blutungsstillung muß sofort der Schädel eröffnet werden (Trepanation).

Das subdurale Hämatom ist durch eine venöse Blutung bedingt, die in der Regel langsam zu Symptomen führt und häufig nicht erkannt wird.

31.4 Einnahme von schädlichen Stoffen

Man muß natürlich grundsätzlich unterscheiden, ob ein schädlicher Stoff absichtlich oder unabsichtlich (akzidentiell) eingenommen wird.

Sicher spielen Selbstmordversuche bei Heranwachsenden eine Rolle, für uns sind aber die unabsichtlichen Einnahmen bedeutender, weil häufiger. Diese sog. Ingestionsunfälle sind insbesondere bei Kleinkindern sehr häufig.

Voraussetzungen dafür sind:

- Beim Kind: Neugier, Unwissenheit, Unerfahrenheit, Verwechslung.
- In der Umgebung: Unwissenheit (bezüglich der Giftigkeit einer Substanz/ Pflanze), Unvorsichtigkeit (nicht ausreichende Sicherung, Abfüllen problematischer Stoffe, z.B. in Limonadeflaschen).

Kinder sind durch Gift stärker bedroht als Erwachsene. Das liegt zum einen an den oft relativ großen Mengen, die eingenommen werden (in Relation zum Körpergewicht), zum anderen daran, daß die Entgiftungsfunktion der ausscheidenden Organe nicht so ausgereift ist wie bei Erwachsenen.

Vergiftungen machen 3% der Unfälle bei Kindern aus; die Sterblichkeit beträgt heute noch etwa 1%. In gut der Hälfte der Fälle werden Arzneimittel eingenommen, $1/3$ wird durch chemische Produkte wie Lösungsmittel, Pflanzenschutzmittel etc. verursacht und weniger als $1/4$ durch giftige Pflanzen, verdorbene Lebensmittel oder Genußgifte wie Alkohol und Nikotin. Nur etwa 5% aller Vergiftungsfälle werden dadurch auffällig, daß die Kinder Vergiftungserscheinungen zeigen.

> **Immer verdächtig auf Vergiftung sind:**
> - jede akut einsetzende Bewußtseinsstörung (Eintrübung oder auch Agitiertheit),
> - Gleichgewichtsstörungen,
> - Veränderungen der Pupillenreaktion,
> - Herzrhythmusstörungen,
> - Atemstörung,
> - besondere Blässe oder auch Röte der Haut oder auffällige Gerüche (besonders der Ausatemluft).

Bei Vergiftung oder Verdacht auf eine Vergiftung können 4 grundsätzliche Maßnahmen erforderlich sein:
- Aufrechterhaltung der vitalen Funktionen,
- primäre Giftentfernung,
- Giftbindung und Abführmaßnahmen,
- sekundäre Giftentfernung.

Aufrechterhaltung der vitalen Funktionen

> Hierzu sind die üblichen Maßnahmen erforderlich:
> - Freimachen der Atemwege, evtl. Beatmung,
> - Kreislaufstabilisierung

Primäre Giftentfernung

Primäre Giftentfernung bedeutet, daß die Entfernung vor der Aufnahme ins Blut erfolgt.
Das ist in der Regel die Magenentleerung, die bei Kleinkindern sinnvoll dadurch erreicht wird, daß man Erbrechen durch Gabe von Ipecacuanhasirup (Brechwurz) provoziert. Dieses Methode darf bei bewußtlosen Kindern nicht angewendet werden. Hier muß eine Magenspülung, evtl. nach Sicherung der Atemwege durch Intubation, erfolgen. Primäre Giftentfernung wäre auch die Dekontamination der Haut von Stoffen, die gut durch die Haut aufgenommen werden, z.B. bestimmte Pflanzenschutzmittel (Alkylphosphate wie E605).
Primäre Giftentfernung darf nicht nach Einnahme von ätzenden Substanzen (Gefahr einer 2. Verätzung der Speiseröhre und des Mundes) oder Seifen (Gefahr der Aspiration von Schaum) erfolgen.

Giftbindung und Abführmaßnahmen

Liegt die Einnahme schon längere Zeit zurück, so muß man annehmen, daß bereits größere Mengen Giftstoff in den Darm weitertransportiert wurden. Diese kann man durch Erbrechen nicht mehr entfernen. Es wird deshalb versucht, zum einen, Stoffe in den Darm zu bringen, die Giftstoffe binden können (Aktivkohle), zum anderen wird die Darmpassage durch salinische Abführmittel beschleunigt.
Es erfolgt die Gabe von medizinischer Kohle (1 g/kg KG) und Glaubersalz (= Natriumsulfat) (0,5 g/kg KG). Sulfat kann vom Darm nicht aufgenommen werden, es hält auf osmotischem Wege Flüssigkeit im Darm und wirkt dadurch abführend.
Oft benötigt man große Mengen Kohle. Es gibt dabei Probleme mit dem Auflösen, wenn man Kohlekompretten verwendet. Mit pulverisierter Kohle geht es leichter.
Die Gabe von Kohle und Glaubersalz muß evtl. mittels Magensonde erfolgen, insbesondere wegen des schlechten Geschmacks von Glaubersalz, das sehr bitter schmeckt.

Sekundäre Giftentfernung

Diese hat zum Ziel, schon aufgenommene Giftstoffe schnell wieder aus dem Körper zu entfernen. Das geschieht meist über eine gesteigerte Diurese (sog. „forcierte Diurese").
Möglich ist auch eine Dialyse.
Wichtig ist v.a. die gute Überwachung der Vitalparameter, evtl. mit Monitor und klinischer Beobachtung des Kindes. Auch hier hat sich die Glasgow-Koma-Skala bewährt.

32 Plötzlicher Kindstod/SIDS ("sudden infant death syndrome")

Unter einem plötzlichen (unerwarteten) Kindstod versteht man den tödlichen Herz-Atem-Stillstand, der in der Regel im Schlaf und ohne erkennbare Ursache auftritt. Er kommt vorwiegend während der ersten 6 Monate vor, aber auch im 2. Lebenshalbjahr und selten auch noch im 3. Lebenshalbjahr. Betroffen werden etwa 2 von 1000 Lebendgeborenen.

Die *Ursachen* sind nicht bekannt; man kennt gewisse Risikofaktoren, aber man weiß nicht eindeutig, warum die Kinder sterben.

Ein erhöhtes Risiko haben:

- Säuglinge mit intrauteriner Dystrophie,
- Frühgeborene,
- Säuglinge mit anderen perinatalen Problemen,
- Nachgeborene eines am SIDS gestorbenen Kindes.

Meist werden die Kinder nach einer längeren Schlafperiode tot im Bett aufgefunden. Häufig haben sie erbrochen. Es werden immer wieder Zusammenhänge hergestellt zwischen bestimmten Bedingungen und dem SIDS, z.B. aktuell: Bauchlage der Kinder. Aber eindeutig bewiesen sind die Zusammenhänge nicht.

Da man die Ursachen noch nicht kennt, gibt es auch keine eindeutige Empfehlung, auf welche Weise besonders gefährdete Kinder zu erkennen sind. Monitore zur Überwachung der Kinder mögen die Eltern beruhigen, sie schützen aber nicht vor dem plötzlichen Kindstod. Seit Einführung der Monitore hat sich an der Zahl der am SIDS gestorbenen Kinder nichts geändert.

33 Zerebrale Anfallsleiden

Zerebrale Krampfanfälle sind bei Kindern relativ häufig. 4–5% aller Kinder erleiden mindestens einmal einen solchen Anfall. Man muß den Anfall, d.h. die motorischen Symptome, als Symptom einer gesteigerten, synchronen Entladung von Hirnbezirken verstehen. Solche gesteigerten Entladungen und somit Krampfanfälle lassen sich bei jedem gesunden Menschen durch bestimmte Medikamente (z.B. Cardiazol, aber auch Penizillin in hohen Dosen) oder Elektroschocks auslösen.

Von einem Anfallsleiden (Epilepsie) spricht man, wenn durch eine besondere Ursache die Anfallsbereitschaft des Gehirns gesteigert ist. Liegt eine solche gesteigerte Bereitschaft vor, so können schon kleinste Unregelmäßigkeiten einen Anfall auslösen, z.B. Müdigkeit, Fieber, Menstruation, Streß oder psychische Belastung. Aber auch Flackerlicht (Fernseher).

Ursachen zerebraler Anfälle

- Angeborene Anfallsbereitschaft,
- hirnorganische Defekte,
- akute Erkrankungen wie Meningitis, Enzephalitis, Blutungen,
- Intoxikationen,
- akute Stoffwechsel- und Ernährungsstörungen wie Hypoglykämie, Urämie, Toxikose,
- angeborene Stoffwechselerkrankungen (Hypoglykämien, Hypokalzämien, PKU, Pyridoxinabhängigkeit,
- Chromosomenveränderungen,
- Tumoren,
- bestimmte Syndrome (Phakomatosen),
- Mißbildungen von Gehirn, Hirnhäuten und Gefäßen.

Einteilung

Unabhängig von den Ursachen unterscheidet man:
- klinisch-symptomatische Krampfanfälle,
- Gelegenheitskrämpfe (vor allem Fieberkrämpfe) und
- chronisch rezidivierenden Krampfanfälle; diese werden auch als epileptische Anfälle bezeichnet.

33.1 Fieberkrämpfe

Unter diesem Begriff werden alle Krampfanfälle zusammengefaßt, die bei älteren Säuglingen und Kleinkindern bei fieberhaften Infekten auftreten. Eine Häufung besteht im 2. und 3. Lebensjahr.

Die *Ursachen* sind nicht geklärt, man weiß aber, daß dem raschen Fieberanstieg eine besondere Bedeutung zukommt. Häufig besteht eine familiäre Belastung.

Bei Auftreten eines Fieberkrampfes, insbesondere wenn es der erste ist oder es sich um einen Säugling handelt, muß immer eine Meningitis ausgeschlossen werden.

Therapie

Ein Anfall läßt sich mit Diazepam (rektal gegeben) durchbrechen. Eine vorsorgliche Gabe von Diazepam bei Fieber ist nicht sinnvoll, da nur kurzfristig wirksame Spiegel im Blut erreicht werden. Ist bei einem Kind eine Bereitschaft zu Fieberkrämpfen bekannt, so muß darauf geachtet werden, daß die Körpertemperatur nur wenig über den Normbereich ansteigt, Antipyrese erfolgt bei fieberhaften Infekten ab 38,5 °C.

Das Risiko, daß ein Kind einen weiteren Fieberkrampf bekommt, beträgt etwa 30%. Das Risiko, daß sich später eine Epilepsie entwickelt beträgt 3–4% und ist erhöht, wenn besondere Faktoren gegeben sind, z.B. familiäre Belastung mit Epilepsie, Zerebralschaden, mehr als 3malige Wiederholung von Fieberkrämpfen, Fieberkrämpfe nach dem 5. Lebensjahr.

Da die häufigere Wiederholung einen Risikofaktor ausmacht, wird bei diesen Kindern eine antikonvulsive Therapie (krampfanfälleverhindernde Therapie) durchgeführt, wenn der 3. Anfall erlitten wurde. Die Behandlung erfolgt meist mit Primidon (Liskantin), wenn das Präparat nicht vertragen wird, kann Valproat (Orfiril) verwendet werden. Phenytoin und Carbamazepin sind nicht geeignet.

33.2 Epilepsie

Bei den Epilepsien teilt man insbesondere nach dem klinischen Erscheinungsbild ein:

- primär generalisierte Anfälle,
- Herdanfälle (fokal),
- generalisierte Anfälle, die von einem Herd ausgehen (fokale Genese).

Gegen die verbreitete Meinung, daß Epilepsie mit einer geistigen Behinderung gleichzusetzen ist, sprechen die Zahlen. 70% der Kinder zeigen eine normale Intelligenz. 30% zeigen eine Intelligenzminderung. Dabei ist aber zu bemerken, daß viele dieser Kinder sich schon vor Beginn der Epilepsie auf dem Boden eines Hirnschadens verzögert entwickelten. Es gibt aber natürlich auch Kinder, bei denen sich die Schädigung erst durch die Epilepsie entwickelt.

33.2.1 Primär generalisierte Anfälle

Bei diesen Anfällen beziehen sich die überschießenden Aktivitäten auf alle Hirnregionen, oft besteht eine genetische Disposition. 40% der Familienmitglieder haben im EEG ähnliche Veränderungen, ohne daß zwangsläufig Anfälle bei ihnen auftreten müssen.

Man unterscheidet große und kleine Anfälle (Grand-mal-Anfälle und Petit-mal-Anfälle).

Grand-mal-Anfall

Sie treten im Kleinkindalter und besonders bei Jungen vom 9. bis 16. Lebensjahr auf.

Symptome

Ohne Vorboten brechen die Kinder plötzlich bewußtlos zusammen. Im typischen Fall sind sie dann zunächst völlig steif (tonische Phase). Es folgen Zuckungen der Extremitäten (klonische Phase). Je jünger die Kinder sind, um so wechselhafter ist das Bild. Es können dann tonische und klonische Elemente abwechseln. Parallel steigen Herzfrequenz und Blutdruck, die Kinder schwitzen stark, Speicheln (Schaum vor dem Mund). Atemstillstand mit Zyanose, eventuelles Einnässen und Einkoten. Schließlich erschlafft die Muskulatur, und es folgt eine längere Schlafphase.

Wenn solche Anfälle sehr häufig hintereinander auftreten, spricht man von einem Grand-mal-Status (Status = Zustand).

Die Prognose dieser Anfälle ist recht gut. Bei Kleinkindern kommen langandauernde Anfälle mit längeren Atemstillständen vor, aus denen sich ein Hirnschaden ergeben kann. Die Aussichten sind dann natürlich schlechter.

Therapie

Die Behandlung wird mit Valproat oder Phenobarbital durchgeführt.

Myoklonisch-astatische Anfälle

Diese generalisierte Anfallsform gehört zu den kleinen Anfällen. Sie tritt bei Kleinkindern auf, dabei sind Jungen häufiger betroffen. Die Anfälle kommen gehäuft nach dem Erwachen morgens oder aus dem Mittagschlaf vor.

Symptome

Hauptsächlich besteht die Symptomatik aus einem Verlust der Kraft in der Haltemuskulatur (deshalb astatisch).

Die Kinder fallen plötzlich hin, erheben sich aber sofort wieder. Das Ereignis ist so kurz, daß man einen Bewußtseinsverlust nicht erkennen kann.

Therapie

> Es werden Valproat, Primidon und andere Arzneimittel eingesetzt.
> Leider bleiben aber die Anfälle bei 50% der Kinder trotz Therapie bestehen (Therapieresistenz). Es entwickelt sich dann eine sog. Demenz (Rückschritte auf früheres Entwicklungsniveau).

Absencen

Absencen sind Bewußtseinspausen, die ohne Vorboten auftreten und ca. 5–10 s dauern. Absencen kommen bei verschiedenen Epilepsieformen vor, am häufigsten bei der sog. Pyknolepsie. Diese betrifft meist normal intelligente Mädchen im Schulalter.

Sie erleiden bis zu 100 Absencen pro Tag, manche sogar mehr.

Symptome

Die Kinder verharren, fallen aber nicht hin.

Mitunter kommen auch leichte Zuckungen der Arme und der Gesichtsmuskulatur vor. Es kann auch sein, daß Tätigkeiten dabei fortgeführt werden, wenn sie in hohem Maß automatisch ablaufen; z.B. Gehen.

Therapie

> Die Behandlung wird meist mit Valproat durchgeführt.
> Dadurch kann meist auch verhindert werden, daß in der Pubertät noch Grand-mal-Anfälle hinzukommen, denn ohne Behandlung kommt es dazu bei etwa 40% der Kinder.

33.2.2 Herdanfälle (fokal)

Im Gegensatz zu den generalisierten Anfällen haben die Herdanfälle ihre Ursache in einem umschriebenen Hirnbezirk.

Sie können durch lokale Erkrankungen wie Tumoren, Abszesse etc. ausgelöst werden. Deshalb ist eine Klärung mittels Computertomographie oder Kernspintomographie erforderlich. Oft findet man aber keine Ursache.

Man unterscheidet bei den Herdanfällen motorische und sensible/sensorische Anfälle.

Motorische Herdanfälle

Die motorischen Herdanfälle zeigen sich meist in Zuckungen einer Extremität. Es tritt häufig das Phänomen des Marsches („march") auf, d.h. daß der Krampf an einer bestimmten Muskelgruppe beginnt und sich dann ausbreitet, z.B. vom Daumen über den Arm auf die gesamte Körperhälfte. Der Übergang in einen generalisierten Anfall ist möglich. Dann entwickelt sich auch eine Bewußtseinsstörung, die, solange der Anfall nur einseitig auftritt, nicht zu beobachten ist.

Sensible Herdanfälle

Sensible Anfälle beziehen sich auf Mißempfindungen, z.B. an einer Extremität.

Sensorische Herdanfälle

Sensorische Anfälle äußern sich als Veränderung der Wahrnehmung, z.B. Klein- oder Großsehen, verstärkte Geräuschempfindung, Empfindung von Gerüchen, für die kein Auslöser vorhanden ist o.ä. Kombinationen der Symptome sind möglich.

Therapie

Bei Herdanfällen wird zunächst eine ursächliche Therapie angestrebt, z.B. Tumorentfernung. Zusätzlich müssen aber meist auch Medikamente eingesetzt werden. Häufig sind Kombinationen verschiedener Medikamente erforderlich.

33.2.3 Generalisierte Anfälle, die von einem Herd ausgehen (fokale Genese)

Blitz-Nick-Salaam-Krämpfe/BNS-Krämpfe (West-Syndrom)

Diese Anfallsform betrifft überwiegend Säuglinge. Der Beginn ist gehäuft um den 4. Lebensmonat. Meist sind die Kinder zerebral geschädigt. Entweder durch vor oder während der Geburt bestehende Probleme oder aber durch eine angeborene Entwicklungsstörung.

Man unterscheidet bei den Anfällen folgende 3 Einzelkomponenten:

Blitz-Krämpfe:
Blitzartiges Zusammenfahren des gesamten Körpers. Die Arme und Beine werden dabei auch nach vorne und oben geschleudert.

Nick-Krämpfe:
Kurzdauernde Beugung des Kopfes.

Salaam-Krämpfe:
Tonische Beugung des Kopfes, des Rumpfes und der Extremitäten.

Die Einzelkomponenten treten oft gemeinsam und v.a. in Serien auf. Die Kinder weinen zwischendurch.

Therapie

Es wird z.B. Clonazepam eingesetzt, die wesentliche Therapiekomponente ist aber die Gabe von ACTH.

Die Aussichten dieser Erkrankung sind natürlich im wesentlichen von den vorbestehenden Schäden abhängig. Aber auch bei leichteren Vorschäden entwickelt sich bei Kindern mit BNS-Krämpfen sehr oft ein schwerer Entwicklungsrückstand. Auch der Übergang in eine Epilepsie mit großen Anfällen ist häufig.

Neugeborenenkrämpfe

Bei Neugeborenen kommen Krämpfe mit einer Häufigkeit von etwa 5 : 1000 in den ersten Lebenstagen vor. Diese sind manchmal schwer zu erkennen.

Verdächtige Symptome

Strecktonus, abrupter Tonusverlust der Muskulatur, abnorme Gesichts-, Mund- und Zungenbewegungen (z.B. Schmatzen), abnorme Augenbewegun-

gen, tonisch-klonische Zuckungen, Apnoeanfälle, vermehrte Atmung, Bradykardie bei beatmeten Kindern.

Ursachen

Die Ursachen für Neugeborenenkrämpfe sind sehr vielfältig, die wichtigsten
sind:

- hypoxischer Hirnschaden,
- Hirnblutungen,
- lokale Entzündungen,
- Sepsis,
- Hypoglykämie,
- Hypokalzämie.

Es gibt noch eine Reihe weiterer Stoffwechselstörungen und angeborener
Fehlbildungen oder Infektionen, die Krämpfe auslösen können; da sie aber
selten sind, werden sie hier nicht näher erwähnt.

Diagnose

Zunächst sollten folgende Untersuchungen durchgeführt werden:
    Blutbild, Blutzucker, Elektrolyte einschließlich Kalzium und Magnesium,
CRP, BGA.

Therapie

> Es ist wichtig, die Krämpfe möglichst rasch zu unterbrechen. Noch vor
> Eintreffen der Laborwerte sollte versuchsweise Glukose i.v. verabreicht
> werden.
> – wenn mit Glukose kein Erfolg: Kalzium i.v.,
> – wenn auch mit Kalzium kein Erfolg: Luminal i.v.

Weiterführende Diagnostik

Liquoruntersuchung, Stoffwechseltests (z.B. Aminosäurestoffwechselstörun-
gen), Serologie auf Röteln, Zytomegalie, Toxoplasmose, evtl. Drogen-
screening (Entzug), Ultraschall des Gehirns, EEG.

Prognose

Die Prognose ist abhängig von der Grundkrankheit. Etwa je ein Drittel der
Neugeborenen mit Krämpfen stirbt, oder es kommt zu Defektheilungen. Häufig folgt eine Epilepsie.
    Sind vorübergehende Stoffwechselentgleisungen als Ursache festgestellt
worden, so ist die Prognose als günstig anzusehen.

34 Rheumatische Erkrankungen

Bei den rheumatischen Erkrankungen handelt es sich allgemein um entzündliche Erkrankungen des Bindegewebes. Man spricht auch von Kollagenosen. Als Ursache werden immunologische Prozesse (Autoimmunkrankheiten) angenommen. Autoimmunkrankheiten sind Erkrankungen, bei denen das Immunsystem gegen körpereigene Substanzen aktiv wird.

Eindeutige diagnostische Tests gibt es nicht. Die unterschiedlichen Diagnosen werden aufgrund des klinischen Erscheinungsbildes gestellt.

34.1 Juvenile rheumatoide Polyarthritis

Diese nicht seltene Erkrankung betrifft Kinder < 16 Jahren. Die entzündlichen Prozesse finden überwiegend an der Gelenkinnenhaut (Synovia) statt. Diese verdickt sich und breitet sich bei längerem Verlauf über die Knorpelflächen der betroffenen Gelenke aus; der Knorpel wird mit der Zeit zerstört.

Die Entzündung ist meist begleitet von einem Gelenkerguß. Insgesamt ergibt sich eine Schwellung und schmerzhafte Bewegungseinschränkung des Gelenkes. Im Verlauf können leichte Entzündungen von Pleura, Perikard und Peritoneum hinzutreten.

Man unterscheidet nach dem klinischen Erscheinungsbild 3 Verlaufsformen:

- polyartikuläre Formen,
- oligoartikuläre Formen,
- Morbus Still.

34.1.1 Polyartikuläre Formen
(poly = viel)

Dabei sind mehrere, meist große Gelenke symmetrisch betroffen: Knie, Sprunggelenke, Hüften, Ellenbogen und Handgelenke. Symptome außerhalb der Gelenke sind hier selten anzutreffen.

34.1.2 Oligoartikuläre Formen
(oligo = wenig)

- Die erste dieser Formen betrifft v.a. Mädchen vor dem 4. Lebensjahr. Es sind ein Gelenk oder wenige der großen Gelenke betroffen, wobei die Hüfte ausgespart bleibt.
  Schwere Gelenkzerstörungen sind selten, aber die Patienten bekommen häufig eine Iridozyklitis (Entzündung der Iris des Auges, die bei chronischem Verlauf durch Trübung der Linse und des Glaskörpers zur Erblindung führen kann).
- Die 2. Form betrifft meist Jungen nach dem 8. Lebensjahr. Auch hier sind ein Gelenk oder mehrere Gelenke betroffen, die Hüften sind *nicht* ausgespart.
  Es sind häufig auch die Gelenke zwischen Kreuzbein und den Darmbeinen betroffen (Sakroiliakalgelenke/Sakroiliitis). Diese Patienten entwickeln später nicht selten einen Morbus Bechterew, dabei steift z.B. die Wirbelsäule in Beugung ein.

34.1.3 Morbus Still

Beim Morbus Still treten sofort bei Erkrankungsbeginn allgemeine *Symptome* wie septische Fieberschübe, Hautausschlag und Lymphknotenschwellung auf.

Dabei können anfangs die Gelenkentzündungen ganz im Hintergrund stehen. Es entwickelt sich dann aber ein polyartikuläres Erscheinungsbild, das durch schwere Gelenkzerstörungen zur Behinderung führen kann.

Die *Diagnose* ergibt sich aus dem klinischen Bild. Laborbefunde, wie z.B. die Rheumafaktoren, können bei der Differenzierung zwar hilfreich sein, sie erlauben aber weder eine Zuordnung zu einer bestimmten Form, wenn negativ, noch den Ausschluß einer Erkrankung aus diesem Formenkreis.

Therapie

Die Therapie zielt darauf, die Schmerzen zu lindern und Kontrakturen oder Deformierungen zu vermeiden. Ruhigstellung von Gelenken ist in der Regel falsch, vielmehr sollten aktive Übungen durchgeführt werden. Medikamentös werden entzündungshemmende Präparate eingesetzt, wie z.B. Salizylate (Aspirin). Bei nicht oder nicht mehr ausreichender Wirkung, stehen weitere Medikamentengruppen zur Verfügung. Mitunter, wenn auch selten, sind chirurgische Maßnahmen erforderlich.

34.2 Gelenkentzündungen anderer Ursache

Wichtig ist v.a. die bakterielle (septische) Infektion von Gelenken. Dabei sind häufig die großen Gelenke betroffen. Die Kinder sind schwerkrank mit Fieber.

Das betroffene Gelenk ist sehr schmerzhaft und dadurch in seiner Beweglichkeit eingeschränkt. In der Regel findet sich eine Schwellung und Rötung des Gelenkes.

Therapie

Nach Gelenkpunktion zur Erregerisolierung behandelt man parenteral antibiotisch.

Bei vielen Allgemeininfekten, insbesondere Darminfekten, kann es eine sog. reaktive Arthritis geben, die 1 oder wenige Gelenke befällt. Die Prognose ist günstig, die Symptome verschwinden in der Regel von selbst.

Bei den chronisch entzündlichen Darmerkrankungen (Morbus Crohn/ Colitis ulcerosa) sind Gelenkbeteiligungen auch häufig.

34.3 Rheumatisches Fieber

Das rheumatische Fieber wird ausführlich in 26.4.2 abgehandelt.

35 Erkrankungen der Muskulatur

Man unterscheidet mikroskopisch 3 Arten von Muskulatur:

- quergestreifte Muskulatur (Bewegungsapparat),
- glatte Muskulatur (in inneren Organen),
- Mischtyp (nur am Herzmuskel).

Wenn von Erkrankungen der Muskulatur die Rede ist, ist ausschließlich die quergestreifte Muskulatur gemeint. Diese ist als Gesamtmasse betrachtet das größte Organ des Organismus (ca. 40% der Körpermasse). Zwei Drittel aller Stoffwechselprozesse laufen dort ab. Für eine normale Funktion ist die Intaktheit von Gehirn, Rückenmark, Nerven und Muskulatur erforderlich.

Bei Erkrankungen der Muskulatur kommt es meist zu Muskelschwäche bzw. schlaffen Lähmungen.

Ursachen

- *Infektionen:* Mit Coxsackie-Viren, Gasbrand, Tetanus, Staphylokokken, Tuberkulose, Trichinen.
- *Immunologische Erkrankungen:* Diese können wie eine Muskeldystrophie verlaufen, aber auch wesentlich schneller. Es gibt keine strenge Gliedergürtelzuordnung. Der Muskelschwund ist meist asymmetrisch. Die Muskelschwäche wirkt dabei ausgeprägter, als in Relation zum Muskelschwund zu vermuten wäre. Es besteht Beteiligung der Nackenmuskeln.
- Muskeldystrophien.

35.1 Muskeldystrophien

Dabei handelt es sich um eine Gruppe von Erkrankungen, bei der es zum Abbau der Muskulatur und einer sich somit schleichend entwickelnden Muskelschwäche kommt.

Man unterscheidet verschiedene Formen nach Schweregrad, Ausprägung, Muskelgruppen, die zu Beginn betroffen sind, Fortschreiten der Muskelschwäche und Vererbungsmodus.

Symptome

● Fortschreitender, symmetrischer Schwund der Muskulatur an Rumpf und
  Extremitäten,
● symmetrische Muskelschwäche (Hypotonie) mit Funktionseinbußen bis
  zur vollständigen schlaffen Lähmung,
● Abnahme der elektrischen Muskelerregbarkeit,
● scheinbare Vergrößerung der Muskulatur durch Fetteinlagerung (Pseudo-
  hypertrophie).

Das Nervensystem ist nicht beteiligt, es bestehen keine Blasen- und Mast-
darmstörungen.

Labor

Erhöhung der CK (Kreatinkinase), Aldolase, LDH, GOT, GPT. Das sind Enzyme aus den Zellen der Muskulatur, die, wenn die Zellen zugrundegehen, in
das Blut abgegeben werden. Die Höhe der Enzyme im Blut geht mit fortschreitender Erkrankungsdauer zurück, da weniger Muskelgewebe kaputt-
geht, weil immer weniger Muskulatur vorhanden ist.

Eine Unterscheidung der einzelnen Erkrankungstypen ist z. T. auch histologisch (feingewebliche Untersuchung) möglich.

Therapie

Eine ursächliche Behandlung ist nicht möglich.
Zur Erhaltung der körperlichen Kraft und Beweglichkeit sollte kranken-
gymnastische Übungsbehandlung erfolgen. Möglichst wenig Hilfe!
Ernährung: kalorisch knapp, eiweißreich, fettarm.
Psychische Führung.

35.1.1 Duchenne-Muskeldystrophie

Von den sich erst längere Zeit nach der Geburt manifestierenden Muskeldystrophien ist der Typ Duchenne der schwerstverlaufende Typ, deshalb erfolgt
hier eine genauere Darstellung des Verlaufes. Die Duchenne-Muskeldystro-
phie ist zugleich die häufigste Form (1 : 3000–4000).

Die Erkrankung wird auf dem weiblichen Geschlechtschromosom vererbt
(X-chromosomal). Sie kommt deshalb nur bei Jungen vor.

Krankheitsverlauf

Die Kinder sind bei Geburt unauffällig, sie fangen erst spät an zu laufen
(nach dem 18. Lebensmonat) mit insgesamt verzögerter statomotorischer
Entwicklung. Im 3. bis 5. Lebensjahr zeigen sich dann die ersten Symptome.
Es kommt zum Verlust von schon erlernten Fähigkeiten. Die Intelligenz liegt
meist etwas unter dem Durchschnitt (IQ ca. 80). Es kommt zu häufigem Stol-

pern und Fallen, Watschelgang, erschwertem Aufstehen (Aufstehen über Vierfüßlerstand und Hochklettern an den eigenen Beinen), Lendenlordose (starke Betonung der Krümmung der Lendenwirbelsäule).

Im weiteren Verlauf kommt es zum Befall der Rumpfmuskulatur mit Deformierung der Wirbelsäule und zum Schultergürtelbefall. Dabei ist die Kraft in den Händen jedoch oft noch lange besser erhalten. Die Gesichtsmuskulatur ist meist nicht betroffen. Häufig ist die Zunge vergrößert.

Die Herzmuskelbeteiligung zeigt sich durch Rhythmusstörungen und Herzinsuffizienz. Gehunfähigkeit entwickelt sich zwischen dem 12.–15 Lebensjahr.

Die Kinder sterben meist vor dem 20. Lebensjahr durch kardiopulmonale Insuffizienz (Herz-Atem-Schwäche).

Die anderen sich erst nach der Geburt manifestierenden Muskeldystrophien zeigen sich meist später, haben ein anderes Befallsmuster, verlaufen meist nicht so schwer und werden anders vererbt.

35.1.2 Kongenitale Muskeldystrophien

Diese Erkrankungen sind angeboren.

Symptome

Im Gegensatz zu den oben genannten Muskeldystrophien ist die Symptomatik schon bei der Geburt in vollem Umfang vorhanden und nimmt im weiteren Verlauf nicht zu.

Die Kinder fallen durch die Muskelhypotonie auf. Die statomotorische Entwicklung verläuft verzögert. Viele Patienten erlernen nur spät und schlecht das Laufen, einige auch gar nicht.

35.2 Kongenitale Myopathien

Die kongenitalen Myopathien sind in der Symptomatik mit den Muskeldystrophien vergleichbar. Sie unterscheiden sich jedoch feingeweblich.

Eine dieser Erkrankungen, die *zentronukleäre Myopathie,* wird X-chromosomal vererbt, es werden also nur Jungen betroffen. Dabei ist die Muskelschwäche so stark ausgeprägt, daß die Kinder meist direkt nach der Geburt durch eine schwere Atemschwäche auffallen und sterben, wenn nicht sofort intensivmedizinische Maßnahmen ergriffen werden.

Muskelschwäche bei Stoffwechselerkrankungen, z.B. Glykogenosen, und bei Erkrankungen der Nerven können vom Bild der Erkrankung her genauso aussehen wie eine Muskeldystrophie. Bei entsprechendem Verdacht kann die Diagnose nur histologisch gestellt werden.

36 Kinderorthopädie

36.1 Angeborene Hüftdysplasie

Bei der Hüftdysplasie liegt eine Unterentwicklung der Hüftgelenkpfanne vor, die je nach Ausprägung dazu führen kann, daß der Hüftkopf aus der Gelenkpfanne herausrutscht.

- Ist die Pfanne schlecht entwickelt, so spricht man nur von der *Dysplasie.*
- Ist der Hüftkopf am Herausrutschen, hat aber noch Kontakt zur Pfanne, so spricht man von der *Subluxation.*
- Ist der Hüftkopf ganz herausgerutscht, so nennt man es *Luxation.*

2–3% der Neugeborenen haben eine Dysplasie, aber nur 2–3% von diesen eine echte Luxation,

Vor jeder Luxation steht natürlich die Dysplasie. Es ist bekannt, daß die Aussichten auf Ausheilung einer Dysplasie um so besser sind, je früher die Diagnose gestellt und eine entsprechende Behandlung eingeleitet wird. Eine Dysplasie fällt bei Fehlen einer Luxation nur durch Ultraschall auf. Deshalb sollte bei jedem Verdacht auf eine familiäre Belastung (besonders wenn die Mutter als Kind eine Hüftdysplasie hatte), bei regelwidrigen Geburtslagen (besonders Beckenendlage und Querlage) oder auffälligem Untersuchungsbefund (Abspreizhemmung, Gesäßfaltenasymmetrie, Fußfehlbildung) unbedingt eine Ultraschalluntersuchung der Hüften erfolgen. Dabei läßt sich die Ausbildung der Hüftpfanne beurteilen und auch eine Luxationsneigung erkennen. In Abb. 41 ist ein Normalbefund dargestellt (Originalbild und schematische Darstellung). Es werden die relevanten Strukturen benannt. Die Winkel α und β beschreiben das sog. Pfannendach und den Ausstellungwinkel der Kapsel. Eine Luxation oder Subluxation sollte direkt nach der Geburt auffallen.

Symptome

- Höherstehen einer Hüfte/Verkürzung eines Beines,
- deutliche Faltenasymmetrie.

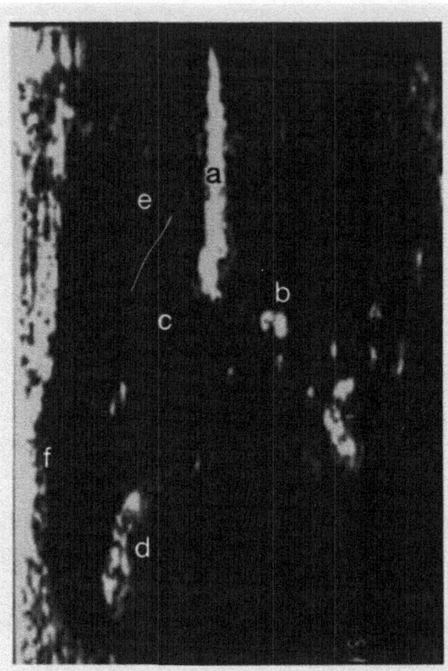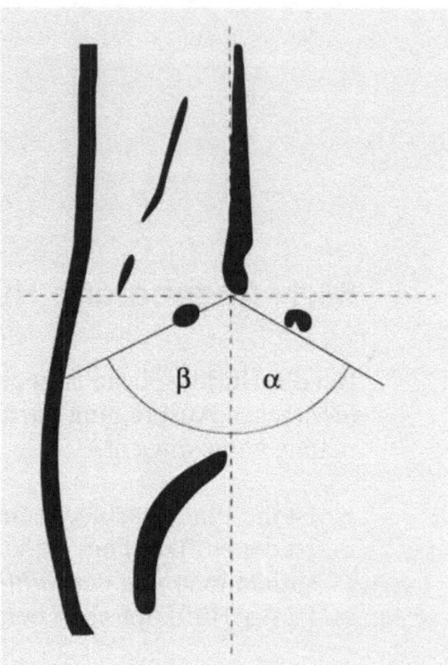

Abb. 41. Hüftsonographie. *a* Os ileum mit knöchernem Erker, *b* Unterrand des Os ileum, *c* Gelenkkapsel mit Labrum, *d* Knorpel-Knochen-Grenze im Oberschenkelknochen, *e* Muskulatur der Hüfte, *f* Haut, Fettgewebe und Faszien

Therapie

Die Therapie zielt darauf, den Hüftkopf gut in die Pfanne einzustellen, um damit die Voraussetzungen für eine Nachreifung zu schaffen. (Nachreifung bedeutet hier, daß der als Knorpel vorgeformten Hüftpfanne, ohne Druckbelastung durch einen herausrutschenden Hüftkopf, Zeit gegeben wird, in richtiger Weise zu verknöchern.)
Bei der Dysplasie ohne Luxation wird das durch eine Abspreizbehandlung erreicht. Ist der Hüftkopf luxiert, so muß er zunächst wieder in der Pfanne plaziert werden, meist über eine Extensionsbehandlung. Dann schließt sich eine Gips- oder Abspreizbehandlung an. Die Reposition gelingt um so leichter, je jünger das Kind ist, da Muskulatur und Bindegewebe lockerer sind.
In manchen Fällen muß operativ vorgegangen werden, insbesondere dann, wenn bei der Luxation Bindegewebeanteile in die Pfanne gerutscht sind und somit die Reposition behindern.

36.2 Angeborener Klumpfuß

Die Klumpverformung des Fußes ergibt sich aus einem Hochstand der Ferse, Innenwendung des Vorfußes und Drehung des Fußes mit Hebung des Fußinnenrandes (Supination). Jungen sind doppelt so häufig betroffen wie Mädchen (Abb. 42).

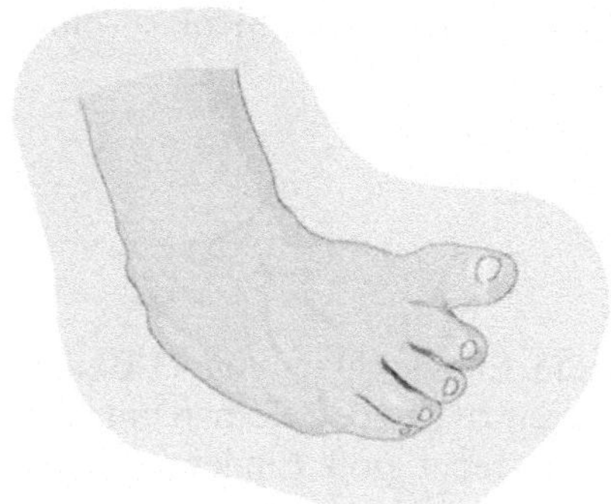

Abb. 42. Angeborener Klumpfuß. Hochstand der Ferse und Innenwendung des Vorfußes; Drehung des Fußes mit Hebung des Fußinnenrandes

Therapie

> Die Behandlung muß sofort nach der Geburt beginnen, da besonders das Bindegewebe dann noch sehr elastisch ist und eine manuelle Redression oft gelingt. Stabilisiert wird die erreichte Haltung durch Gipsverbände, die 1- bis 2tägig gewechselt werden müssen. Dennoch ist später meist noch eine ergänzende Operation, bei der die Achillessehne verlängert und somit der Fersenhochstand behoben wird, erforderlich.

36.3 Sichelfuß

Dabei handelt es sich um eine vermehrte Innenwendung des Vorfußes, die durch regelmäßige manuelle Redression und Gipsschalenbehandlung im Verlauf des 1. Lebensjahres zur Ausheilung gebracht werden kann (Abb. 43).

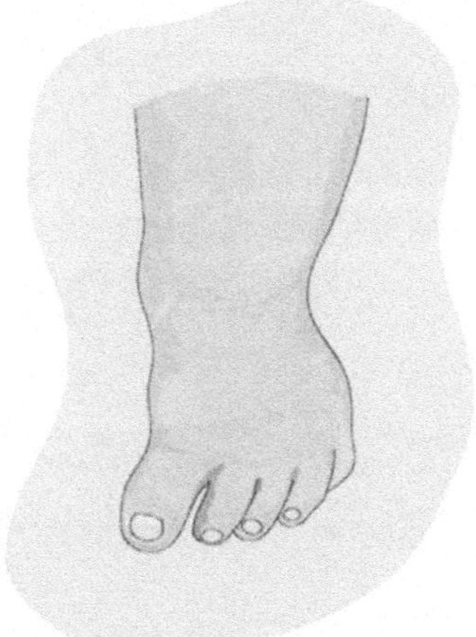

Abb. 43. Sichelfuß. Abknickung des Vorfußes nach medial

Auch eine unvollständige Ausheilung führt in der Regel nicht zu einer wesentlichen Gehbehinderung.

36.4 O-Beine/X-Beine

Jedes gesunde Kind macht physiologisch die Entwicklung von O-Beinen beim Laufbeginn über X-Beine mit etwa 4 Jahren zu geraden Beinen mit etwa 6 Jahren durch. Die Bandbreite des Normalen ist recht groß. Eindeutig pathologische Abweichungen kommen insbesondere bei der Rachitis vor, aber auch bei fehlverheilten Frakturen, die die Wachstumsfugen beeinträchtigt haben.

Literatur

Behrman RE (1992) Nelson Textbook of Pediatrics, 14. edn. Saunders, Philadelphia London Toronto Montreal Sydney

Berner Datenbuch der Pädiatrie (1992) 4. Aufl. Fischer, Stuttgart New York

Flehmig I (1993) Normale Entwicklung des Säuglings und ihre Abweichungen. 2. Aufl. Thieme, Stuttgart New York

Grabosch A, Günnewig M (1991) Die Pflege des Brandverletzten. Springer, Berlin Heidelberg New York Tokyo

Gupta D (1986) Endokrinologie der Kindheit und Adoleszens. Thieme, Stuttgart New York

Keller, Wiskott (1991) Lehrbuch der Kinderheilkunde 6. Aufl. Thieme, Stuttgart New York

Obladen M (1989) Neugeborenenintensivpflege Springer, Berlin Heidelberg New York Tokyo

Reinhardt D, Harnack G.-A von (1991) Therapie der Krankheiten des Kindesalters. 4. Aufl. Springer, Berlin Heidelberg New York Tokyo

Rossi E (1986) Pädiatrie. Thieme, Stuttgart New York

Schulte FJ, Spranger J (1988) Lehrbuch der Kinderheilkunde, 26. Aufl. Fischer, Stuttgart New York

Wachtel U (1990) Ernährung von gesunden Säuglingen und Kleinkindern. Thieme, Stuttgart New York

H

L

N

Springer-Verlag und Umwelt